Klaus M. Peters

Dietmar P. König

Fortbildung Osteologie

Band 3

Klaus M. Peters
Dietmar P. König

Fortbildung Osteologie

Band 3

Mit 110 Abbildungen und 19 Tabellen

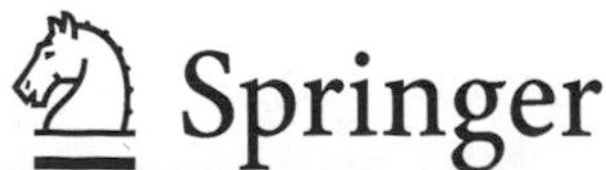

Springer

Prof. Dr. med. Klaus M. Peters
Dr. Becker Rhein-Sieg-Klinik
Abteilung für Orthopädie und Osteologie
Höhenstr. 30
D-51588 Nürmbrecht
kpeters@dbkg.de

Prof. Dr. Dietmar P. König
LVR-Klinik für Orthopädie Viersen
Horionstr. 2
D-41749 Viersen
DietmarPierre.Koenig@lvr.de

ISBN 978-3-642-05384-9 Springer-Verlag Berlin Heidelberg New York

Band 1 und 2 der »Fortbildung Osteologie« sind im Steinkopff-Verlag erschienen.

Bibliografische Information der Deutschen Nationalbibliothek
Die Deutsche Nationalbibliothek verzeichnet diese Publikation in der Deutschen Nationalbibliografie; detaillierte bibliografische Daten sind im Internet über http://dnb.d-nb.de abrufbar.

Springer Medizin
Springer-Verlag GmbH
Ein Unternehmen von Springer Science+Business Media
springer.de

Planung: Kathrin Nühse, Dr. Fritz Kraemer, Heidelberg
Projektmanagement: Barbara Knüchel, Heidelberg
Einbandgestaltung: Erich Kirchner, Heidelberg
Lektorat: Dr. Astrid Horlacher, Dielheim
Satz, Reproduktion und digitale Bearbeitung der Abbildungen:
Fotosatz-Service Köhler GmbH – Reinhold Schöberl, Würzburg

SPIN: 12707126

Gedruckt auf säurefreiem Papier 2111 – 5 4 3 2 1 0

Vorwort

Die Fortentwicklung der Osteologie als interdisziplinäres Fach geht unvermindert voran. Hierfür sind zahlreiche Faktoren verantwortlich. Hierzu zählt die vielfältige Arbeit des Dachverbandes Osteologie (DVO), insbesondere die von ihm in Auftrag gegebenen Leitlinien zur Prophylaxe, Diagnostik und Therapie der Osteoporose, die 2009 erneut aktualisiert wurden und die zunehmend sowohl national und auch international Beachtung und Anerkennung finden. Ebenso etablieren sich zunehmend IV-Verträge für Osteoporose-Patienten für eine flächendeckende Diagnostik und Therapie der Osteoporose. Aus der Forschung finden neue Therapieprinzipien in der Behandlung der Osteoporose ihren Weg in die Praxis. Entsprechend groß ist das Interesse der osteologisch tätigen Ärzte in Klinik und Praxis, sich zum Osteologen DVO zertifizieren zu lassen bzw. eine Rezertifizierung durchzuführen. Für diese inzwischen auf rund 2000 Ärzte allein in Deutschland angewachsene Gruppe ist es erforderlich, die Breite der Osteologie übersichtlich und aktuell darzustellen.

Deshalb freuen wir uns, dass der Band 3 der Fortbildung Osteologie pünktlich zum Kongress Osteologie 2010 erscheinen wird. Als Schwerpunktthemen haben wir Skelettwachstum und Skeletterkrankungen des Heranwachsenden, Knochenerkrankungen mit erhöhter Knochendichte, neurogene Osteoarthropathien des Erwachsenen, Knochentransplantation und den sich rasant entwickelnden Bereich der Osteoimmunologie und -onkologie ausgewählt.

Für die zeitgerechte Realisierung des Bandes 3 danken wir ganz herzlich dem Springer-Verlag und hier insbesondere Frau Barbara Knüchel und Herrn Dr. Fritz Kraemer sowie Frau Dr. Astrid Horlacher als Lektorin.

Nümbrecht und Viersen im Januar 2010
Klaus M. Peters
Dietmar P. König

Autorenverzeichnis

Babisch, Jürgen Dr. med
Orthopädische Klinik am Waldkrankenhaus
»Rudolf Elle« GmbH
Lehrstuhl für Orthopädie der
Friedrich-Schiller-Universität Jena
Klosterlausnitzer Straße 81
D-07607 Eisenberg
j.babisch@krankenhaus-eisenberg.de

Bertram, Christoph, Dr. med.
Orthopädie an der Alster
Hudtwalcker Straße 2–8
D-22299 Hamburg
bertram@orthopaedie-alster.de

Bode, Monika
Dr. Becker Rhein-Sieg-Klinik
Abteilung für Orthopädie und Osteologie
Höhenstraße 30
D-51588 Nümbrecht
mbode@dbkg.de

Bösebeck, Hans, Dr. rer. nat.
Heraeus Medical GmbH
Forschung und Entwicklung
Philipp-Reis-Straße 8/13
D-61273 Wehrheim
hans.boesebeck@heraeus.com

Büchner, Hubert, Dr. phil. nat.
Heraeus Medical GmbH
Forschung und Entwicklung
Philipp-Reis-Straße 8/13
D-61273 Wehrheim
hubert.buechner@heraeus.com

Delank, Karl-Stefan, Priv.-Doz. Dr. med.
Klinik für Orthopädie und Unfallchirurgie
Universität zu Köln
Joseph-Stelzmann-Straße 9
D-50924 Köln
stefan.delank@uk-koeln.de

Diel, Ingo J., Prof. Dr. med.
CGG Klinik GmbH
Quadrat P7, 16–18
D-68161 Mannheim
info@cgg-mannheim.de

Faßbender, Walter Josef, Prof. Dr. med.
Hospital zum Heiligen Geist
Abteilung für Innere Medizin
Von-Broichhausen-Allee 1
D-47906 Kempen
w.j.fassbender@krankenhaus-kempen.de

Fuhrmann, Renée, Priv.-Doz. Dr.
Orthopädische Klinik am Waldkrankenhaus
»Rudolf Elle« GmbH
Lehrstuhl für Orthopädie der
Friedrich-Schiller-Universität Jena
Klosterlausnitzer Straße 81
D-07607 Eisenberg
r.fuhrmann@krankenhaus-eisenberg.de

Hadji, Peyman, Prof. Dr. med.
Gynäkologische Endokrinologie, Reproduktionsmedizin
und Osteologie
Philipps Universität Marburg
Baldingerstraße
D-35033 Marburg
hadji@med.uni-marburg.de

Hofbauer, Lorenz, Prof. Dr. med.
Medizinische Klinik und Poliklinik III
Universitätsklinikum Dresden
Fetscherstraße 74
D-01307 Dresden
lorenz.hofbauer@uniklinikum-dresden.de

König, Dietmar P., Prof. Dr. med.
LVR-Klinik für Orthopädie Viersen
Horionstraße 2
D-41749 Viersen
DietmarPierre.Koenig@lvr.de

Lohmann, Christoph H., Prof. Dr. med.
Klinik und Poliklinik für Orthopädie
Universitätsklinikum Hamburg-Eppendorf
Martinistraße 52
D-20246 Hamburg
clohmann@uke.uni-hamburg.de

Maus, Uwe, Priv.-Doz. Dr. med.
Klinik für Orthopädie und Unfallchirurgie
Universitätsklinikum Aachen
Pauwelsstraße 30
D-52074 Aachen
umaus@ukaachen.de

Minas, Karl, Dr. med.
Hauptkanal rechts 26 A
D-26871 Papenburg
info@dr-minas.de

Niedhart, Christopher, Priv.-Doz. Dr. med.
Orthopädische Gemeinschaftspraxis
Lieckerstraße 23
D-52525 Heinsberg
cniedhart@gmx.de

Peters, Klaus M., Prof. Dr. med.
Dr. Becker Rhein-Sieg-Klinik
Abteilung für Orthopädie und Osteologie
Höhenstraße 30
D-51588 Nümbrecht
kpeters@dbkg.de

Pfeifer, Michael, Dr. med.
Institut für klinische Osteologie Gustav Pommer
Am Hylligen Born 7
D-31812 Bad Pyrmont
iko_pyrmont@t-online.de

Pollähne, Wolfgang, Dr. med. habil.
Klinik »Der Fürstenhof«
Am Hylligen Born 7
D-31812 Bad Pyrmont
drpollaehne@t-online.de

Rachner, Tilman, Dr. med.
Medizinische Klinik und Poliklinik III
Universitätsklinikum Dresden
Fetscherstraße 74
D-01307 Dresden
trachner@hotmail.com

Roth, Andreas, Priv.-Doz. Dr.
Orthopädische Klinik am Waldkrankenhaus
»Rudolf Elle« GmbH
Lehrstuhl für Orthopädie der
Friedrich-Schiller-Universität Jena
Klosterlausnitzer Straße 81
D-07607 Eisenberg
ajroth@gmx.de

Seidel, Jörg, Prof. Dr. med. habil.
Kinderendokrinologe,-diabetologe
Klinik für Kinder-und Jugendmedizin
SRH-Wald-Klinikum Gera GmbH
Straße des Friedens 122
D-07548 Gera
Joerg.Seidel@wkg.srh.de

Stenzl, Arnulf, Prof. Dr. med.
Ärztlicher Direktor der Klinik für Urologie
Eberhard-Karls-Universität Tübingen
Hoppe-Seyler-Straße 3
D-72076 Tübingen
zug@med.uni-tuebingen.de

Stumpf, Ulla, Dr. med.
Klinik für Unfall- und Handchirurgie
Universitätsklinikum Düsseldorf
Moorenstraße 5
D-40225 Düsseldorf
ulla.stumpf@med.uni-duesseldorf.de

Teichmüller, Hansjürgen, Dr. med.
Irenenstraße 20
D-10317 Berlin

Venbrocks, Rudolf Albert, Prof. Dr.
Orthopädische Klinik am Waldkrankenhaus
»Rudolf Elle« GmbH
Lehrstuhl für Orthopädie der
Friedrich-Schiller-Universität Jena
Klosterlausnitzer Straße 81
D-07607 Eisenberg
r.venbrocks@krankenhaus-eisenberg.de

Wagner, Andreas, Dr. med.
Orthopädische Klinik am Waldkrankenhaus
»Rudolf Elle« GmbH
Lehrstuhl für Orthopädie der
Friedrich-Schiller-Universität Jena
Klosterlausnitzer Straße 81
D-07607 Eisenberg
a.wagner@krankenhaus-eisenberg.de

Walther, Markus, Prof. Dr. med.
Zentrum für Fuß- und Sprunggelenkchirurgie
Orthopädische Klinik München-Harlaching
D-81547 München
info@markus-walther.com

Inhaltsverzeichnis

1 Skelettwachstum und Skeletterkrankungen des Heranwachsenden

1.1 Knochenalterbestimmung

K. Minas

Definition

Das Lebensalter eines Kindes weicht nicht selten vom Entwicklungsalter ab. Um den physischen Entwicklungsstand eines Kindes einzuschätzen, wird häufig das »Knochenalter« benutzt. Nach Tanner ist das Skelettalter der objektivste Parameter der physischen Reife eines Kindes, oft auch als »anatomisches Alter« bezeichnet. Bei allen Individuen vollzieht sich die Reifung des Skeletts in einer gesetzmäßigen Reihenfolge, lediglich das zeitliche Erreichen eines bestimmten Entwicklungsstandes kann zwischen einzelnen Individuen und Populationen unterschiedlich sein. Bereits in der Fetalzeit beginnt die Ossifikation der Dia- und Metaphysen sowie der Epiphysen des distalen Femurs, der proximalen Tibia, des Calcaneus und Talus. Sie sind daher unmittelbar nach der Geburt radiologisch sichtbar. Postnatal startet die Verknöcherung und Reifung der restlichen Epiphysen. Die radiologische Beurteilung der Epiphysen erlaubt Rückschlüsse auf das Knochenalter (= anatomisches Alter). Dabei werden im Wesentlichen der Beginn der Ossifikation, die Form- und Gestaltsänderung sowie die Verknöcherung mit der zugehörigen Metaphyse beurteilt. Prinzipiell können Epiphysen einer beliebigen Körperregion herangezogen werden, da sie in unterschiedlichen Lebensaltern verknöchern.

Wegen der Vielzahl von Epiphysen auf engstem Raum und nicht zuletzt aus strahlenhygienischen Gründen bevorzugen die meisten Methoden das Radiogramm der Hand. Entsprechend einer internationalen Übereinkunft, anthropometrische Untersuchungen an der linken Körperhälfte vorzunehmen, wird deshalb das Röntgenbild der linken Hand benutzt (◘ Abb. 1.1).

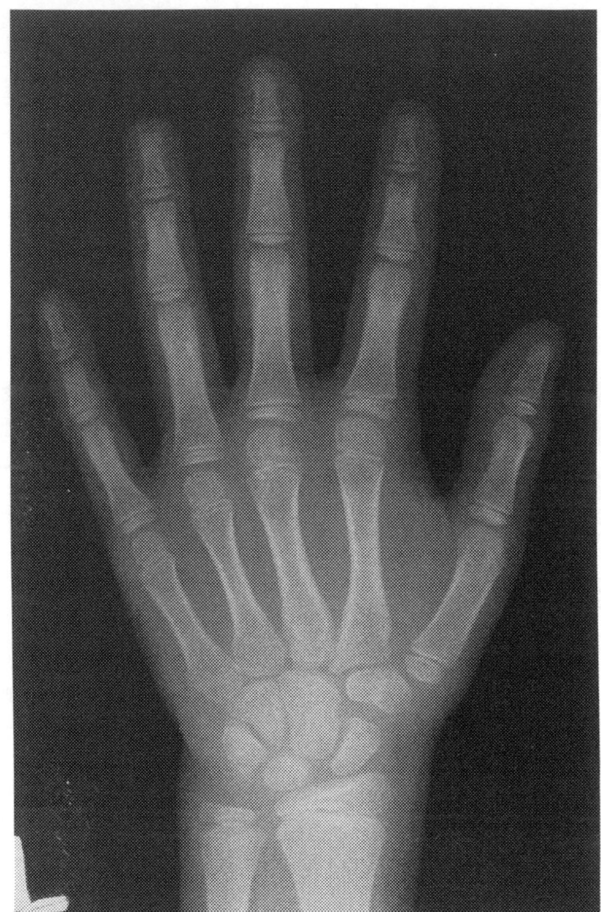

◘ Abb. 1.1. Röntgenbild der linken Hand. (Aus Minas u. Minas 2004)

Methoden

Bereits kurz nach der Entdeckung der Röntgenstrahlen wurden Methoden zur Knochenalterbestimmung vorgeschlagen. Erst 1935 brachte Todd einen brauchbaren Atlas zur Skelettalterbestimmung am Röntgenbild der linken Hand heraus. Er verwendete Daten aus longitudinalen Studien.

Methode nach Greulich u. Pyle

Greulich u. Pyle führten die Arbeiten Todds fort und gaben 1950 den heute noch meist verwendeten Atlas heraus [4]. In diesem Atlas finden sich Vergleichsröntgenaufnahmen (Standards) einzelner Lebensalter getrennt für Jungen und Mädchen. Zur Bestimmung des Knochenalters wird entsprechend dem Lebensalter des Kindes (zum Zeitpunkt der Fertigung des Röntgenbildes) der altersmäßig am nächsten gelegene Standard ausgesucht. Das zu bestimmende Röntgenbild wird mit diesem, dem vorhergehenden und nachfolgenden Standard verglichen. Das Alter des Standards, welches dem zu bestimmenden Röntgenbild am ähnlichsten ist, wird als Knochenalter angegeben. Diese Methode ist schnell, aber für den weniger Erfahrenen mit einer hohen Fehlerquote behaftet. Die Autoren haben daher im Anhang die sog. »Bone-by-bone«-Methode nachträglich angefügt. Dabei werden die wichtigsten Merkmale der Reifung jeder Epiphyse (insgesamt 29 Epiphysen) beschrieben und an Skizzen illustriert dargestellt. Bei jedem Entwicklungsstadium wird auf 2 Standards verwiesen, bei denen das beschriebene Merkmal auf dem Röntgenstandard zu erkennen sein sollte. Das Alter der Epiphysen wird aus dem Röntgenstandard übernommen. Der Durchschnitt (arithmetisches Mittel oder Median) der 29 Knochenkerne ergibt das Knochenalter. Diese »Bone-by-bone«-Methode ist sehr zeitaufwendig und wird daher im klinischen Alltag kaum praktiziert.

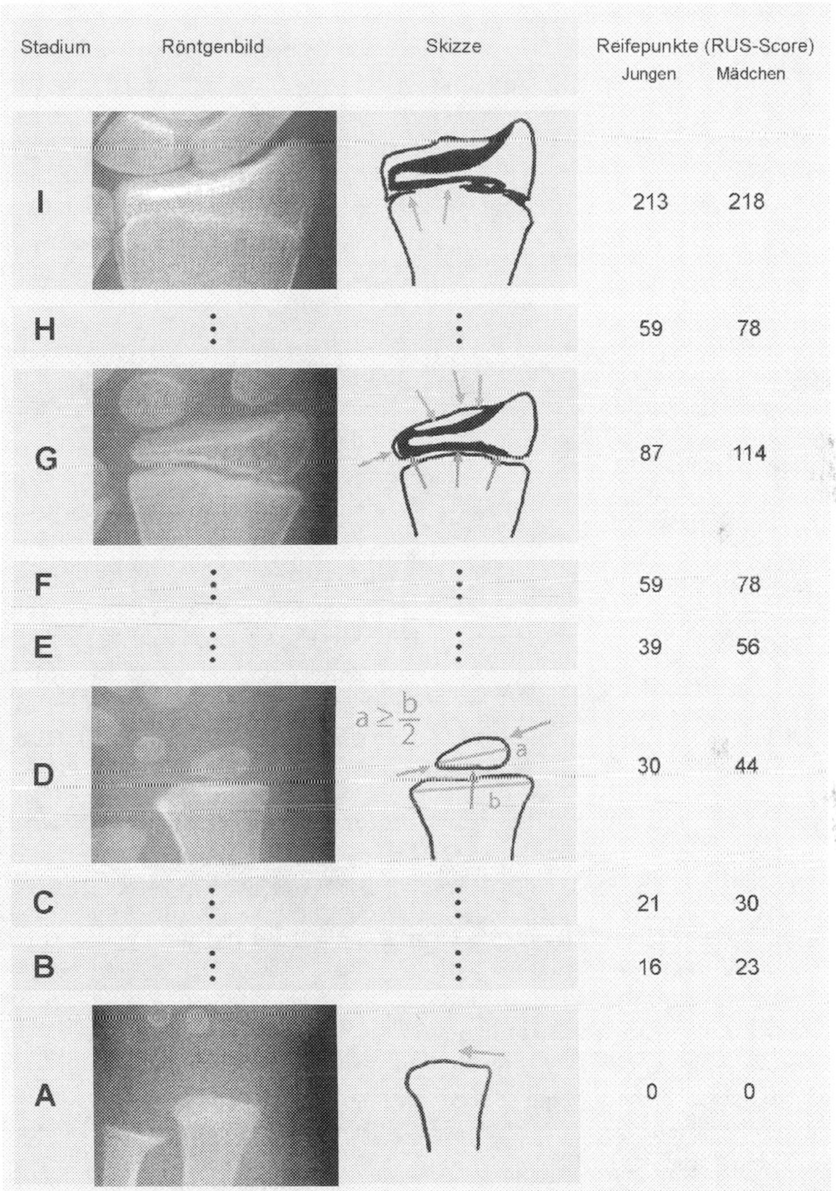

Stadium	Röntgenbild	Skizze	Reifepunkte (RUS-Score) Jungen	Mädchen
I			213	218
H	⋮	⋮	59	78
G			87	114
F	⋮	⋮	59	78
E	⋮	⋮	39	56
D		$a \geq \frac{b}{2}$	30	44
C	⋮	⋮	21	30
B	⋮	⋮	16	23
A			0	0

Abb. 1.2. Bewertungssystem für Reifestadien nach Tanner am Beispiel des Radius (Röntgenbilder und Skizzen unvollständig)

Tanner-Whitehouse-Methode

Ein weiteres heute weit verbreitetes und zunehmend an Bedeutung gewinnendes Verfahren wurde von Tanner u. Whitehouse eingeführt [5], [8] (Abb. 1.2).

Ähnlich der »Bone-by-bone«-Methode werden der radiologisch sichtbare Beginn der Ossifikation der Epiphyse, der Gestalts- und Größenwandel sowie die Verknöcherung mit der Metaphyse beurteilt. Charakteristische Merkmale einzelner Entwicklungsstadien sind (wie bei Greulich u. Pyle) ausführlich beschrieben und an Skizzen und Vergleichsröntgenbildausschnitten dargestellt. Anders als bei Greulich u. Pyle wird jedem Entwicklungsstadium nicht ein Alter, sondern ein Punktwert zugeordnet. Die Summe der Punkte ergibt den »maturity score«. Aus entsprechenden Tabellen für Jungen und Mädchen wird das Knochenalter des »maturity score« entnommen. Anders als bei Greulich u. Pyle wurden die Epiphysenkerne einer Wichtung unterzogen. Nur 13 Epiphysenkerne (**R**adius, **U**lna und »**s**hort-bones«, RUS = erster, dritter und fünfter Fingerstrahl) sind zu beurteilen (Abb. 1.3).

Dieses Verfahren gestattet auch dem Anfänger eine schnelle Einarbeitung. Um den Reifestand zu ermitteln, werden die 13 Epiphysenkerne anhand von Reifebeschreibungen, Skizzen und Vergleichsröntgenbildausschnitten einem Stadium von A bis I zugeordnet. Jedes Stadium hat einen festen Punktwert. Die Summe der Punktwerte er-

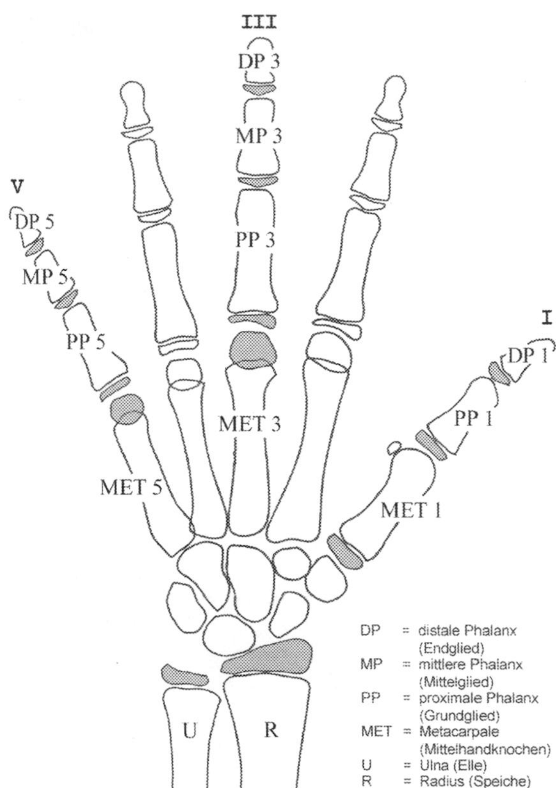

Abb. 1.3. Schematische Darstellung der zu bestimmenden Epiphysenkerne. (Aus Minas u. Minas 2004)

gibt aus Tabellen das RUS-Knochenalter. Das RUS-Alter wird zur Berechnung der prospektiven Endgröße nach Tanner verwendet. Mit der Tanner-Whitehouse-Methode ist neben dem RUS-Knochenalter auch eine Bestimmung allein an den Handwurzelknochen (ohne 1., 2. und 3. Strahl) möglich. In der Praxis wird überwiegend mit dem RUS-Knochenalter gearbeitet, nach Angaben von Tanner ist es ausreichend. Die den Tanner-Whitehouse-Methoden zugrunde liegenden statistischen Daten stammen aus longitudinalen und transversalen europäischen Multicenterstudien. Es sind jüngere Daten, sodass die Akzeleration besser erfasst wird. Der letzte Atlas von Tanner u. Whitehouse (TW 3) wurde 2001 herausgegeben. Mithilfe des Computers und geeigneter Software ist die Knochenalterbestimmung nach Tanner heute für den Anfänger genauso schnell und wahrscheinlich ohne die hohe Fehlerquote der Atlasmethode von Greulich u. Pyle durchzuführen.

Andere Verfahren

Die Methoden von Greulich-Pyle und Tanner-Whitehouse sind die weltweit am häufigsten angewandten Verfahren zur Knochenalterbestimmung. Zu nennen sind weiterhin Methoden von Roche [6] (am Röntgenbild der Hand und Röntgenbild des Kniegelenkes), das Verfahren von de Roo u. Schröder [1] (am Röntgenbild der Hand) und die Methode von Thiemann u. Nitz [9] (am Röntgenbild der Hand).

Im kieferorthopädischen Bereich hat sich eine Methode nach Grave u. Brown [3] etabliert. Sie ist rasch durchzuführen und erlaubt Aussagen zum puberalen Wachstumsspurt.

Im Säuglingsalter ist die Differenzierung der Handwurzelknochen begrenzt. In diesem Lebensalter wird auf andere Skelettabschnitte ausgewichen. Von Senecal [7] wird eine Methode am seitlichen Röntgenbild des Unterschenkels unter Einschluss des Knie- und Sprunggelenkes, von Erasmie und Ringertz [2] das seitliche Röntgenbild des Sprunggelenkes angeboten.

Bei der Angabe des Knochenalters sollte die Bestimmungsmethode mitgeteilt werden, da die Skelettalter der verschiedenen Methoden sich unterscheiden können.

Literatur

[1] de Roo T, Schröder HJ, (1976) Pocket atlas of skeletal age. The Hagua, Martinus Nijhoff medical division

[2] Erasmie U, Ringertz H (1980) A method for assessment of skeletal age in children below one year of age. Pediat Radiol 9: 225

[3] Grave KC, Brown T (1976) Skeletal ossification and the adolescent growth spurt. Am J Orthodont 69: 611–619

[4] Greulich WW, Pyle SI (1959) Radiographic atlas of skeletal development of the hand and wrist. Stanford University Press, 1950, 2 end ed 1959

[5] Minas K, Minas S (2004) Bestimmung der Skelettreife nach Tanner-Whitehouse (TW2 und TW3) und Berechnung der prospektiven Erwachsenengröße. Papenburg, Eigenverlag

[6] Roche AF, Chumlea WC, Thissen D (1988). Assessing the skeletal maturity of the hand-wrist:: Fels method. Springfield, C.C. Thomas

[7] Senecal J, Grosse M-C, Vincent A, Simon J, Lefreche J-N (1977). Maturation osseuse de foetus et de neuveau-ne. Arch Fr Pediatr 34:424

[8] Tanner JM, Healy MJR, Goldstein H, Cameron N, (2001). Assessment of skeletal maturity and prediction of adult height (TW3 method). W.B. Saunders, 2001.

[9] Thiemann HH, Nitz I, Schmeling A, (2006). Röntgenatlas der normalen Hand im Kindesalter. Thieme, Stuttgart-New York.

1.2 Skelettentwicklung des Heranwachsenden und ihre Bedeutung für die Spitzenknochenmasse (»peak bone mass«)

K. Minas

Einfluss des Lebensalters

»How far it can be said that senile osteoporosis is a pediatric disease, …« (»Es kann gesagt werden, dass man die altersbedingte Osteoporose als Kinderkrankheit bezeichnen könnte, …«). Dieses Statement des englischen Pädiaters Dent 1972 fand Anfangs kaum die wünschenswerte Beachtung der Osteologen. Der Schwerpunkt der osteologischen Forschung war auf Reduzierung des Knochenverlustes im Alter gerichtet. Erkenntnisse zur Reifung und Mineralisation des Skeletts des Heranwachsenden führten zu einer höheren Bewertung dieses Lebensabschnitts in der Pathogenese der Osteoporose. Del Rio fand bei seinen Untersuchungen (1994), dass die Knochenmineralisation im Kindesalter nicht kontinuierlich verläuft, sondern in bestimmten Altersabschnitten stärker ausgeprägt ist. So ist die Adoleszenz eine der kritischsten Lebensperioden der späteren Knochengesundheit [1], [6]. Etwa die Hälfte der Spitzenknochenmasse einer Frau wird im engen Fenster um die Pubertät angelegt [3]. Eine niedrige Spitzenknochenmasse ist einer der wesentlichen Risikofaktoren der Osteoporose. Der Aufbau einer möglichst hohen Spitzenknochenmasse senkt das Risiko, in den späteren Jahren eine Osteoporose zu entwickeln.

Wichtige Faktoren

Hormone

Die Mineralisation des Skeletts ist ein komplexes Geschehen. Neben genetischen und endogenen spielen auch exogene Faktoren, Ernährung und physische Aktivität eine Rolle [5]. Sowohl Sexualhormone [7] als auch das Wachstumshormon haben bei der Akquisition der Knochenmasse eine große Bedeutung. Untersuchungen haben ergeben, dass ein reduzierter Wachstumshormonspiegel im Kindesalter nicht nur zu vermindertem Wachstum führt, sondern zusätzlich eine niedrigere Spitzenknochenmasse nach sich zieht. Der Einfluss der Östrogene aus den Antikontrazeptiva auf die »peak bone mass« wird in der Literatur konträr beurteilt. Es gibt Untersuchungen bei denen junge Frauen durch die frühe Einnahme der Antibabypille eine niedrige Knochendichte entwickelten als auch Untersuchungen, die keinen Einfluss der Pille auf Knochendichte fanden. Offenbar wirken mehrere Faktoren zusammen.

Ernährung

Bei den exogenen Faktoren spielt die Ernährung eine zentrale Rolle. Dabei konzentrieren sich die Untersuchungen überwiegend auf den Kalziuminput und ausreichende Zufuhr von Vitamin D_3. Die meisten Untersuchungen bestätigen, dass niedrige Kalziumeinnahmen mit einer niedrigeren Spitzenknochenmasse korrelieren. Untersuchungen, inwieweit eine qualitativ schlechte Nahrung – heute im »Fast-Food-Zeitalter« beinahe die Regel – einen Einfluss auf die Spitzenknochenmasse hat, existieren nicht. Neuerdings wird der ausreichenden Zufuhr von Omega-3-Fettsäuren, wie sie z. B. in fetten Seefischen und Leinöl gegeben ist, eine positive Rolle bei der Ausbildung der Spitzenknochenmasse zugeschrieben [4], [8]. Die Beeinflussung des Knochenstoffwechsels und Knochenaufbaus durch die Nahrungszufuhr ist ein komplexer Vorgang und die Betrachtung eines einzelnen Parameters, z. B. Kalzium, ist unzureichend, der gesamte Stoffwechsel sollte beachtet werden.

Bewegung

Die Rolle des Sports beim Aufbau unserer Muskulatur ist unbestritten. Die Mechanostattheorie [2] von Frost spricht der Muskulatur den primären Einfluss auf unsere Knochenfestigkeit zu. Hormone, Mineralien und Medikamente spielen nur eine modulierende Rolle. Ein gutes Muskelsystem ist somit die Voraussetzung für stabile Knochen. Diese Erkenntnis korreliert gut mit der Beobachtung, dass die mit zunehmendem Alter abnehmende Knochendichte gleichzeitig mit einer Sarkopenie einhergeht. Im »multimedialen Zeitalter« dürften bei der überwiegenden Zahl unserer Jugendlichen keine optimalen Bedingungen zum Aufbau von Muskel- und damit Knochenmasse gegeben sein. Untersuchungen, die eine höhere Knochendichte bei sportlich Aktiven bestätigen, gibt es bereits zahlreich. Untersuchungen des Autors ergaben, dass bei 11- bis 13-jährigen Mädchen der Z-Score für »total body«-BMD bei 25% <-1 ist; bei Jungen sind die Unterschiede nicht so deutlich. Der Z-Score des BMD an der LWS (L 2 bis L 4) ist bei 12- bis 14-jährigen Jungen und 11- bis 14-jährigen Mädchen bei 40% <-1. Weitere Untersuchungen mit höheren Fallzahlen sind erforderlich. Doch bereits diese Zahlen sollten Anlass genug sein, die primäre Osteoporoseprophylaxe auf das Kindesalter auszudehnen.

Monitoring

Eine besonders gefährdete Gruppe sind Jugendliche mit chronischen Erkrankungen, wie Asthmatiker oder Allergiker, die nicht selten auf die Einahme von Steroiden angewiesen sind.

In Anbetracht der Bedeutung des Aufbaus der »peak-bone-mass« im jugendlichen Alter und deren Beeinflussung durch Änderung der Lebensweise, stellt sich die Frage des Herausfilterns gefährdeter Jugendlicher und das Monitoring neu. Eine generelle Screeninguntersuchung ist sicherlich nicht zu vertreten. Anders als bei Erwachsenen sollte bedacht werden, dass gerade im Fenster der Pubertät ein stürmischer Aufbau der Knochenmasse stattfindet. Vertretbar scheint, besonders gefährdete Jugendliche zu kontrollieren. Generell sollten alle Jugendlichen zur knochenprotektiven Lebensweise, Sport und vollwertige Ernährung, angehalten werden. Beim Monitoring wird über die Methode der Messung der Knochendichte im Kindesalter heftig gestritten. Die meisten Fachleute favorisieren die DXA-(»dual energy X-ray absorptiometry«-)Messung. Die geringe Strahlenexposition und das Vorhandensein pädiatrischer Referenzwerte sprechen dafür [5]. Die Beurteilung der Messwerte unterscheidet sich grundsätzlich von der bei Erwachsenen. Nicht der T-Score, sondern der Z-Score sollte herangezogen werden. Eine Adjustierung auf die Körperproportionen sollte erfolgen. Die Relation zum Muskelstatus ist wichtig, daher ist eine Ganzkörpermessung mit Körperzusammensetzungsmessung (»body composition«) von Vorteil. Um falsche Interpretationen zu vermeiden, sollte das Knochenalter bekannt sein, da die Knochendichte mehr mit dem Knochenalter (physisches Entwicklungsalter) als mit dem Lebensalter korreliert.

Literatur

[1] del Rio L et al. (1994) Bone mineral density of the lumbar spine in white mediterranean children and adolescents. Changes related to age and puberty. Research Foundation, Inc, Vol 35, No 3

[2] Frost HM (2004) The Utah paradigm of skeletal physiology, Vol. I and Vol. II. Interantional Society of Musculoskeletal and Neuronal Interactions

[3] Grimston SK et al. (1992) Bone mineral density during puberty in Western Canadian children. Bone Miner 19: 85–96

[4] Högström M et al. (2007) n-3 fatty acids positively associated with peak bone mineral density and bone accrual in healthy men: the NO2 study. Am J of Clin Nutr 85(3): 803–807

[5] Loud KJ, Gordon CM (2006) Adolescent bone health. Arch Pediatr Adolesc Med 160: 1026–1032

[6] Matkovic VJ et al. (1994) Timing of peak bone mass in Caucasien females and its implication for the prevention of osteoporosis. J Clin Invest 93: 799–808

[7] Riggs BL et al. (2002) Sex steroids and the construction and conservation of the adult skeleton. Endocrine Reviews 23: 279–302

[8] Vanek C, Connor WE (2007) Do n-3 fatty acids prevent osteoporosis? Am J of Clin Nutr 85(3): 647–648

1.3 Chemotherapieinduzierte Osteoporose und Osteonekrosen bei Kindern

K.M. Peters

Ursächliche Formen einer tumorassoziierten Osteoporose
- Tumorinduzierte Osteoporose
- Tumortherapieinduzierte Osteoporose
- Glukokortikoidinduzierte Osteoporose
- Transplantationsinduzierte Osteoporose

Leukämien sind die häufigsten malignen Erkrankungen im Kindesalter. Die absolute Inzidenz betrug 1986 in der Bundesrepublik 4,08 Neuerkrankungen pro Jahr/100.000 Kinder unter 15 Jahren. Leukämien stellen mit 36% den Hauptteil aller Neoplasien im Kindesalter dar, wovon 29% auf die akute lympathische Leukämie (ALL) und 7% auf die akute myeloische Leukämie (AML) entfallen.

Ätiologie

Akute Leukämien zeigen selbst relativ selten osteoporotische oder osteolytische Knochenveränderungen (<10% der Fälle). Legt man die Ergebnisse von Knochenmarkbiopsien zugrunde, zeigt sich in 23% der Fälle mit akuten Leukämien eine osteoporotische Knochenstruktur.

Viele Behandlungsprotokolle onkologischer Erkrankungen verursachen eine manifeste Osteoporose. Strahlentherapie führt über eine direkte Schädigung zu einer lokalen Atrophie des Knochens bzw. des Knochenmarksystems. Die systemische Chemo- und Hormontherapie führt zu einer Rarifizierung des Gesamtskeletts.

Ursachen für die Entstehung einer Osteoporose unter Tumortherapie
- Therapieinduzierter Hypogonadismus
- Hochdosierte Glukokortikoidtherapie
- Toxische Effekte der Zytostatika
- Strahlentherapie
- Immobilisation
- Mangelernährung
- Depressive Stimmungslage

Viele Zytostatika sind bisher nicht auf ihre mögliche knochenschädigende Wirkung hin untersucht worden. Eine Ausnahme stellt Methotrexat (MTX) dar. Studien haben eine erhöhte Knochenresorption bzw. eine verminderte Knochenneubildung unter einer MTX-Behandlung gezeigt, gemeinsam mit einer hohen renalen Ausscheidung von Kalzium. Eine der direkten Ursachen für eine Knochenmarkschädigung unter MTX scheint die Hemmung der Rekrutierung von Osteoblastenvorstufen zu sein. Kinder, die z. B. bei akuter lymphatischer Leukämie mit MTX behandelt werden, sind besonders gefährdet, eine schwere Osteoporose zu entwickeln. Nach Absetzen der MTX-Therapie ist die Osteopenie vor allem bei Kindern noch reversibel.

Die nachteiligen Auswirkungen von langfristigen Gaben von MTX auf den Knochenstoffwechsel werden als Methotrexat-Osteoporose bezeichnet. Im Vordergrund stehen dabei osteoporotische Veränderungen, besonders in den unteren Extremitäten mit Spontanfrakturen, Wirbelkörperfrakturen und Wachstumsstörungen ähnlich wie bei der Rachitis.

Eine noch weitaus bedeutendere Spätfolge der Polychemotherapie mit und ohne Kortisongaben bei Kindern mit Leukämien und Lymphomen stellen Osteonekrosen dar, die typischerweise 1–1,5 Jahre nach Beginn der Chemotherapie auftreten [16]. So konnten bei 38% der behandelten Kinder mit akuter lymphatischer Leukämie Osteonekrosen nachgewiesen werden, die meist asymptomatisch waren [13]. Die Inzidenz klinisch symptomatischer Osteonekrosen lag zwischen 4 und 23% [12], [14]. Bevorzugt sind die lasttragenden und gelenknahen Abschnitte der Röhrenknochen, insbesondere Hüft- und Kniegelenke, mit der Gefahr subchondraler Frakturen. Meistens treten die Osteonekrosen an verschiedenen Orten auf. Risikofaktor für das Auftreten von Osteonekrosen im Kindesalter ist ein Alter bei Therapiebeginn von über 10 Jahren.

Pathogenese

Bis zum jetzigen Zeitpunkt ist die Ätiologie der Osteonekrosen nach Chemotherapie noch nicht vollständig geklärt. Bestandteil zahlreicher Chemotherapieprotokolle zur Behandlung maligner Systemerkrankungen im Kindesalter sind Kortikosteroide, denen in der Genese der Osteonekrosen eine wesentliche Bedeutung zukommt. Die Dosierung von Methotrexat oder L-Asparaginase, die mit den Glukokortikoiden verabreicht werden, scheint ein zusätzlicher Faktor zu sein [11].

Die chemotherapiebegleitende Hyperthermie kann das Osteonekroserisiko am Femurkopf zusätzlich erhöhen.

Sind die Osteonekrosen symptomatisch, klagen die betroffenen Kinder über belastungsabhängige Beschwerden in den entsprechenden Regionen. Differenzialdiagnostisch sind eine chemotherapieinduzierte Neuropathie, insbesondere durch Vinkristin, eine ossäre Infektion oder ein Knochenmarkbefall im Rahmen der Primärerkrankung auszuschließen [15].

Zum Thema »Knochennekrose unter Chemotherapie« sei auf [1] verwiesen.

Literatur

[1] Drescher W, Kurth AA (2008) Knochennekrose unter Chemotherapie. In: Peters KM, König DP (Hrsg) Fortbildung Osteologie Bd 2. Steinkopff, Heidelberg, pp 22–27

[2] Hanada T, Horigome Y, Inudoh M, Takita H (1989) Osteonecrosis of vertebrae in a child with acute lymphocytic leukemia during L-asparaginase therapy. Eur J Pediatr 149: 162–163

[3] Mattano LA, Sather HN, Trigg ME, Nachmann JB (2000) Osteonecrosis as a complication of treating acute lymphoblastic leukemia in children: a report from the children's cancer group. J Clin Oncol 18: 3262–3272

[4] Ojala AE, Pääkkö E, Lanning FP, Lanning M (1999) Osteonecrosis during the treatment of childhood acute lymphoblastic leukemia: a prospective MRI study. Med Pediatr Oncol 32: 11–17

[5] Raab P, Kühl J, Krauspe R (1997) Multifokale Osteonekrosen bei Kindern und Jugendlichen nach Polychemotherapie. Z Orthop 135: 444–450

[6] Thornton MJ, O'Sullivan G, Williams MP, Hughes P (1997) Avascular necrosis of bone following an intensified chemotherapy regimen. Clin Radiol 52: 607–612

[7] Westhoff B, Jäger M, Krauspe R (2008) Osteonekrosen nach Chemotherapie im Kindesalter. Orthopäde 37: 56–62

1.4 Sekundäre juvenile Osteoporose

C. Niedhart, U. Maus

Die juvenile Osteoporose tritt im Verhältnis zur Osteoporose des älteren Menschen erheblich seltener auf. Eine Erkrankung stellt aber für das betroffene Kind und dessen Familie eine erhebliche Belastung dar. Die meisten juvenilen Osteoporosen sind sekundärer Form, ausgenommen die idiopathische juvenile Osteoporose, bei der es sich um eine nichthereditäre Form der erhöhten Knochenbrüchigkeit im Kindesalter handelt, für die keine auslösende Ursache verantwortlich gemacht werden kann. Die häufigsten Ursachen sind entweder durch eine entsprechende Grunderkrankung, z. B. rheumatoide Arthritis oder iatrogen durch osteokatabole Medikamente bedingt, an erster Stelle Kortison.

Definition

Die Definition der Osteoporose nach den Kriterien der WHO bezieht sich auf die erwachsene Normalbevölkerung. Für Kinder liegt keine verbindliche Definition vor, und es ist leicht verständlich, dass insbesondere die Auswertung von Knochendichtemessungen am wachsenden Skelett erheblich schwieriger zu beurteilen ist als beim Erwachsenen. Daher legt man am wachsenden Skelett der Diagnose einer Osteoporose neben der Anzahl pathologischer Frakturen vor allem die Knochendichtemessung in Relation zu altersentsprechenden knochengesunden Kindern zugrunde (T-Score <-2).

Diagnose

Die Diagnose einer juvenilen Osteoporose wird in der Regel entweder nach Auftreten einer Fraktur ohne adäquates Trauma oder aufgrund einer bekannten, osteoporoseassoziierten Vorerkrankung gestellt. Bei der Anamneseerhebung ist vor allem auf potenziell eine Osteoporose auslösende Krankheiten und Medikamente einzugehen (Übersicht ◘ Tab. 1.1).

Gerade am wachsenden Skelett ist die Abgrenzung der Osteoporose von anderen Knochenstoffwechselerkrankungen von erheblicher Bedeutung. An erster Stelle ist hier differenzialdiagnostisch die Rachitis/Osteomalazie zu nennen. Im Gegensatz zur Osteoporose, bei der die Gesamtmenge bzw. Mikroarchitektur des Knochens verändert sind, handelt es sich bei der Rachitis um eine Mineralisationsstörung der vorhandenen Knochenmatrix mit resultierender Akkumulation untermineralisierter Knochenmatrix. Über die Bestimmung des Vitamin-D-Spiegels ist die Osteomalazie/Rachitis leicht von der Osteoporose abzugrenzen. Erhöhte Knochenfragilität unklarer Genese könnte weiterhin durch Osteogenesis imperfecta, Hypophosphatasie (Mangel an alkalischer Phosphatase), renalem Kalziumverlust, der Phosphat-Diabetes oder dem Fanconi-Syndrom sowie andere Störungen der Vitamin-D- oder Parathormonsekretion oder -wirkung verursacht sein. Die letztgenannten Störungen führen in der Regel jedoch eher zu langfristigen Deformierungen als zu direkten Frakturen, sind jedoch bei Frakturen atypisch verformter Knochen zu berücksichtigen.

◘ Tab. 1.1. Ursachen einer sekundären Osteoporose

Grunderkrankung	Medikamente/Therapien
Cushing-Syndrom	Glukokortikoide
Thyreotoxikose	Methotrexat
Diabetes mellitus	Zyklosporin
Hypogonadismus	Heparin
Hepatitis	Antikonvulsiva
Malabsorption	GnRH-Analoga
Glykogenosen	Thyroxin
Stoffwechselerkrankungen (z. B. Homozystinurie, Tyrosinämie)	–
Leukämien	Radiotherapie
Zyanotische Herzfehler	–
Immobilisation	–
Anorexia nervosa	–

Diagnostik

Im Falle einer aufgetretenen Fraktur ohne adäquates Trauma sind zunächst auslösende Grunderkrankungen auszuschließen.

Sollte eine der in ◘ Tab. 1.1 genannten Erkrankungen bekannt sein oder die Gefahr einer medikamenteninduzierten Osteoporose bestehen, ist das Risiko für Fragilitätsfrakturen/Knochendichteverlust zu bestimmen.

Laborchemisch sollten als Basisuntersuchungen bei erhöhter knöcherner Fragilität unklarer Genese neben Kalzium, Phosphat und der alkalischen Phosphatase (AP) im Serum vor allem Parathormon (PTH) und Vitamin D sowie die Konzentration von Kalzium und Phosphat im 24-h-Sammelurin bestimmt werden. Weitere spezielle laborchemische Untersuchungen sollten dem Spezialisten überlassen werden. Bei der Bestimmung der Knochenstoffwechselparameter (sAP, P1NP, Hydroxyprolin, TRAP, Crosslinks) sind die entsprechenden alterstypischen Referenzwerte zu beachten.

Die Bestimmung der Knochendichte erfolgt in der Regel über DXA- oder QCT-Verfahren. Für beide Verfahren besteht bei Kindern keine Evidenz, dass durch densitometrische Daten tatsächlich Frakturen nur in einem für Erwachsene üblichen Risikorahmen vorhergesagt werden können. Bei der DXA-Messung ist zu beachten, dass es sich nicht um eine volumetrische, sondern plane, zweidimensionale Messung handelt. Der gemessene Knochenmineralgehalt pro Fläche (g/cm^2) wird daher üblicherweise als »arealBMD« oder »aBMD« bezeichnet. Die Bestimmung einer Flächen-BMD ist abhängig von der Größe. Kleinere Kinder bekommen daher im Vergleich zu normal großen, gleichaltrigen Kindern eine niedrigere Knochendichte zugeschrieben. Da insbesondere chronisch kranke Kinder häufig an einer Verzögerung des Größenwachstums leiden, werden hier automatisch falsch niedrige Knochendichtewerte bestimmt. Häufig liegt zudem eine Verzögerung der Pubertät vor. Hier müssen die Messwerte angepasst werden. Gleiches gilt für Dauertherapien der meisten Osteoporose auslösenden Medikamente und ist bei der Bewertung der Knochendichtemessung entsprechend zu berücksichtigen. Neben der Knochendichte (insbesondere der »total body BMD«) sollte auch die Körperzusammensetzung überprüft werden (»fat tissue mass« und »lean tissue mass«, LTF). Die LTF korreliert häufig mit der Gesamtknochendichte und ist bei vielen chronischen Erkrankungen der auslösende Faktor der Knochendichteminderung. Wenn möglich, sollte die Knochendichtemessung über Körpergröße und LTF adjustiert werden [2], [6]. Osteoporoseassoziierte Erkrankungen können auf den kortikalen und trabekulären Knochen einen unterschiedlichen Einfluss haben. Eine getrennte Auswertung ist über quantitative Computertomografie-(QCT-)Verfahren möglich, die höhere Strahlenbelastung sollte jedoch bei der Indikation berücksichtigt werden. Für die Verwendung der peripheren quantitativen Computertomografie sind die bisher vorliegenden Daten nicht so überzeugend, dass das Verfahren endgültig empfohlen werden könnte [17].

Prävention

Die Schwere der sekundären Osteoporose wird über 4 Faktoren beeinflusst: verminderte körperliche Aktivität, verzögerte Entwicklung der Pubertät, Ernährung und Stärke der ggf. verabreichten Medikation [13].

Die Frakturgefahr des Knochens ist über den Knochenmineralgehalt und die Mikroarchitektur feststellbar. Reduzierte körperliche Aktivität geht mit einer Minderbelastung des Skelettes einher. Da die Ausbildung der Knochendichte wie der Mikroarchitektur von einer adäquaten Belastung abhängt, ist bei Kindern mit chronischer Erkrankung auf eine adäquate körperliche Belastung zu achten. Insbesondere Übungen unter Last können zu einer Verbesserung des Knochenmineralgehaltes führen [12]. Auch der Einsatz von Vibrationsplattformen kann nicht nur die muskuläre Leistungsfähigkeit, sondern auch die Knochendichte verbessern [15]. Die Datenlage nach EBM-Kriterien (evidenzbasierte Medizin) ist jedoch auch hier dürftig [5].

Im Falle einer deutlich verzögerten Entwicklung der Pubertät wird nicht nur das Längenwachstum, sondern auch die Gesamtmineralisation des Skeletts negativ beeinflusst. Eine Substitution mit Sexualhormonen sollte hier in Abhängigkeit der Gesamtsituation überdacht werden.

Eine adäquate, ausgewogene Ernährung ist essenziell für eine regelrechte Entwicklung des Skeletts. Gerade bei Grunderkrankungen wie Anorexie, zystischer Fibrose oder chronisch entzündlichen Darmerkrankungen ist das Risiko einer sekundären Osteoporose deutlich erhöht. Während des Wachstums wird im Alter von 4–8 Jahren eine tägliche Kalziumaufnahme von etwa 800 mg/Tag empfohlen, im Alter von 9–18 Jahren etwa 1300 mg/Tag [8]. Bei Resorptionsstörungen oder Nierenfunktionsstörungen sollte die Dosis individuell angepasst werden. Eine regelmäßige Vitamin-D-Substitution ist nur bei fehlender Sonnenlichtexposition erforderlich, sonst sollte eine Substitution in Abhängigkeit der Vitamin-D-Spiegel erfolgen.

Die häufigste Ursache einer sekundären Osteoporose bei Kindern ist wie auch bei Erwachsenen die Einnahme von Kortison. Auch wenn für Kinder keine eindeutigen Zahlen vorliegen, ist doch davon auszugehen, dass wie bei Erwachsenen von einer dosisabhängigen Wirkung ohne eindeutigen Schwellenwert auszugehen ist. In ◻ Abb. 1.4, Abb. 1.5 und Abb. 1.6 sind Aufnahmen der Wirbelsäule eines mittlerweile 21-jährigen Jungen mit Muskeldystrophie Duchenne (Erstdiagnose im 5. Lebensjahr) und hypogonadotropem Hypogonadismus zu sehen. Unter Kortikoidtherapie entwickelte sich eine sekundäre Osteoporose mit Frakturen am Brustwirbelkörper (BWK) 12, Lendenwirbelkörper (LWK) 1 und 3 sowie am Schenkelhalsbeidseitig und Tibia.

Loftus et al. [7] errechneten bei einer Prednisolon-Dosis von 0,62 mg/kg/Tag bei juveniler Arthritis eine Durchschnittszeit von 2,6 Jahren bis zur ersten vertebralen Fraktur. Ob dies dem Kortison oder der Grunderkrankung zuzuschreiben war, bleibt offen. Erstaunlicherweise zeigte sich bei regelmäßiger Kortisongabe bei Kindern mit nephrotischem Syndrom auch bei höheren Dosen kein Abfall der Knochendichte [10]. Ziel ist, zur Vermeidung einer kortisoninduzierten Osteoporose die verwendete Dosis so klein wie möglich zu halten. Unter Umständen ist die Umstellung auf Deflazacort sinnvoll: Unter Deflazacort ist der Abfall der BMD geringer als unter Prednisolon [11]. Dennoch konnte bisher kein fraktursenkender Effekt nachgewiesen werden [7]. Ein positiver Effekt eines prophylaktischen Einsatzes von Kalzium/Vitamin D bei Kortisontherapie ist nach der derzeitigen Studienlage nicht

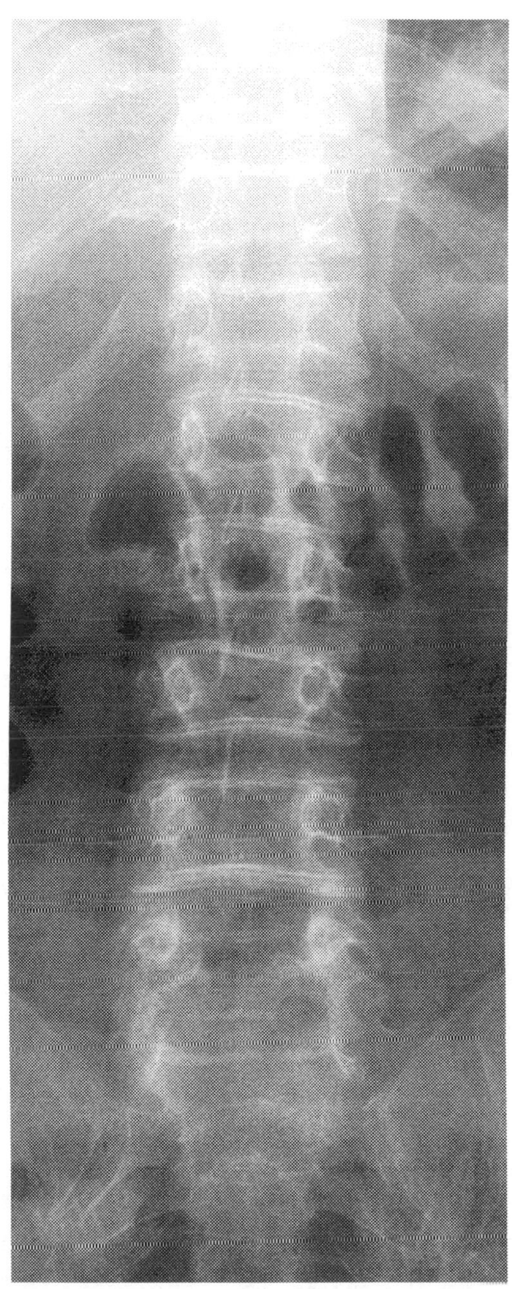

Abb. 1.4. Aufnahme der Wirbelsäule mit Frakturen BWK 12, LWK 1 und 3 sowie Schenkelhals beidseitig und Tibia (a.-p.)

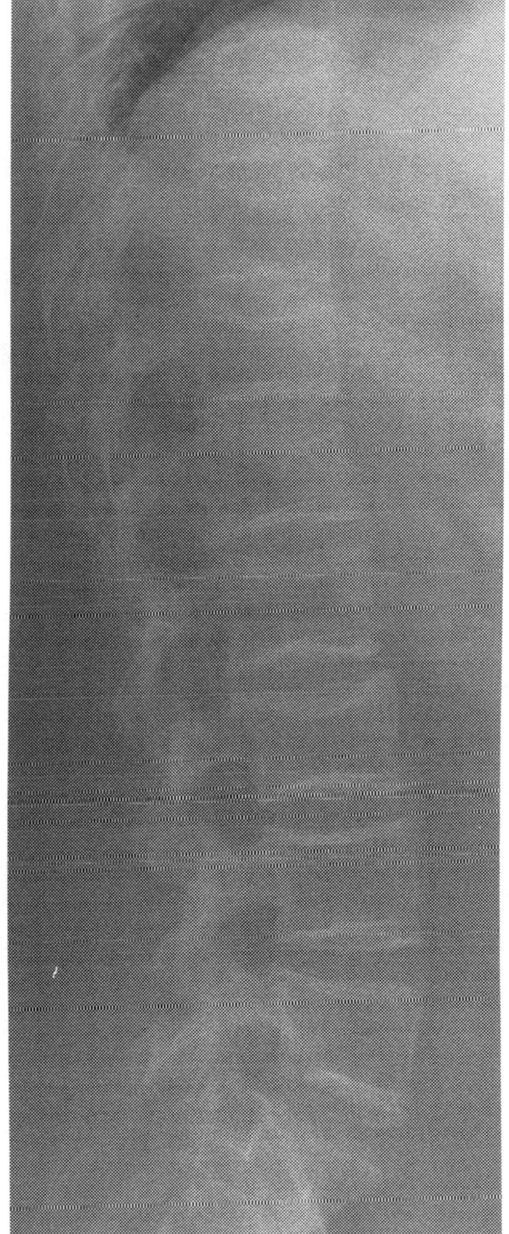

Abb. 1.5. Aufnahme der Wirbelsäule mit Frakturen BWK 12, LWK 1 und 3 (seitlich)

nachgewiesen, dennoch wird eine altersentsprechende Einnahme von Kalzium (▶ oben) und 400 IU Vitamin D begleitend empfohlen [9].

Therapie

Neben der Basistherapie mit Kalzium und Vitamin D hat sich in der Kinderheilkunde vor allem die Therapie mit Bisphosphonaten – wenn notwendig – durchgesetzt. Erste Studien mit Bisphosphonaten bei Kindern wurden zunächst bei schweren Verlaufsformen der Osteogenesis imperfecta durchgeführt. Die erste klinische Untersuchung wurde 1998 von Glorieux et al. [4] an 30 Kindern mit Osteogenesis imperfecta nach Gabe von Pamidronat über 4 Jahre veröffentlicht. Die Arbeitsgruppe konnte zeigen, dass durch die Gabe von Pamidronsäure Knochendichte und -festigkeit erhöht sowie Schmerzen deutlich reduziert werden konnten und die Anzahl der auftretenden Frakturen geringer als erwartet ausfiel. Allerdings handelte es sich um eine Studie ohne Kontrollgruppe, sodass die Ergebnisse nur mit dem zu erwartenden Verlauf verglichen

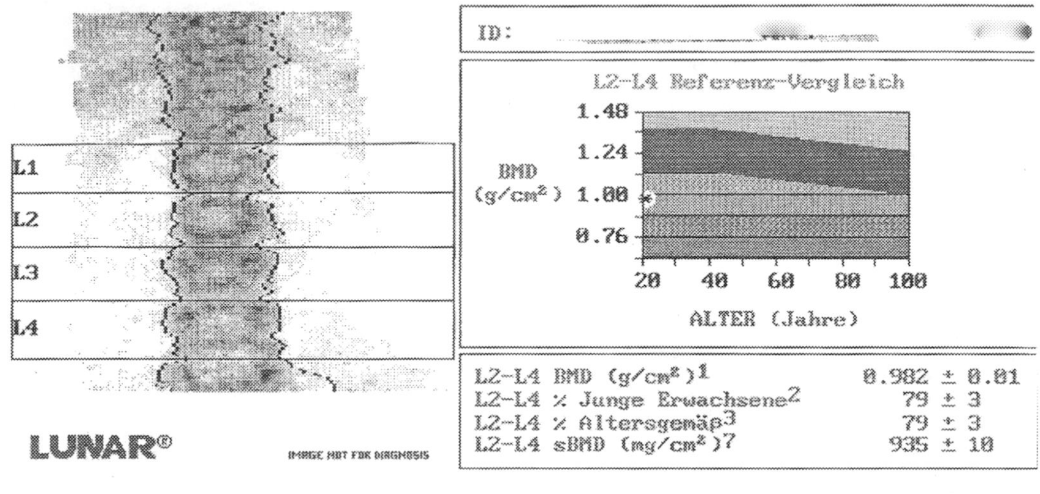

Alter (Jahre).......	21	Großer Standard.....	277.37	Scanverfahren...	Norma
Geschlecht..........	Männlich	Mittlerer Standard..	206.82	Scantyp..............	DP
Gewicht (kg)........	80.0	Kleiner Standard....	146.58	Quellenkollimator(mm)	1.6
Größe (cm)..........	148	Niedr. keV Luft(cps)	755822	Auflösung (mm).......	1.2x 1.
Hautfarbe...........	Weiß	Hohe keV Werte (cps)	459193	Strom (uA)...........	75
System..............	6298	Mittlere R Werte....	1.296(47.9)		

REGION	BMD[1] g/cm²	Junge Erwachsene[2] %	T	Altersgemäß[3] %	Z
L1	0.902	78	-2.15	77	-2.22
L2	1.017	82	-1.85	82	-1.92
L3	1.053	85	-1.56	84	-1.62
L4	0.895	72	-2.88	72	-2.95
L1-L2	0.962	80	-1.98	80	-2.05
L1-L3	0.994	82	-1.80	82	-1.86
L1-L4	0.964	79	-2.13	79	-2.20
L2-L3	1.036	84	-1.70	83	-1.77
L2-L4	0.982	79	-2.15	79	-2.22
L3-L4	0.966	78	-2.28	77	-2.35

Abb. 1.6. Datenblatt mit Patientendaten und BMD-Werten

werden konnten. Insgesamt ist die Studienlage zur Gabe von Bisphosphonaten bei Osteogenesis imperfecta unter Kriterien der evidenzbasierten Medizin bis heute unbefriedigend, da fast alle Studien nur kleine Kollektive untersuchen und in der Regel keine prospektive Aussage zur Frakturreduktion im Vergleich zu einer Kontrollgruppe treffen [3]. Dies gilt in noch deutlicherem Maß für die Behandlung der sekundären Osteoporose [9], [14], [16]. Prinzipiell lässt sich feststellen, dass durch Gabe von Bisphosphonaten die Knochendichte gesteigert werden kann und bei den Knochenstoffwechselparametern eine Reduktion der Resorptionsparameter zu beobachten ist. Überzeugende Frakturdaten liegen nicht vor, prinzipiell handelt es sich bei der Anwendung von Bisphosphonaten bei Kindern und Jugendlichen um einen »off label use«. Die Anwendung sollte daher spezialisierten Zentren mit entsprechender Erfahrung überlassen werden. Gleichzeitig ist festzuhalten, dass es sich bei der Therapie mit Bisphosphonaten um eine relativ nebenwirkungsarme Therapie handelt und bei entsprechender Dosierung bisher keine Hinweise auf eine relevante Störung der Knochenentwicklung festgestellt wurde. Die überwiegenden Erfahrungen liegen mit i.v. Gaben von Bisphosphonaten, vor allem Pamidronat, vor [9]. Prinzipiell sollte der Einsatz von Bisphosphonaten bei Kindern erst nach aufgetretener Fraktur erfolgen. In Einzelfallentscheidungen kann jedoch auch früher mit einer Therapie begonnen werden.

Fazit

Die Inzidenz sekundärer Osteoporosen bei Kindern ist zwar gering, bei entsprechender Primärerkrankung/Therapie jedoch durchaus von Belang. Der pädiatrisch tätige Osteologe sollte sich der Risikofaktoren bewusst sein, bei Bedarf eine entsprechende Diagnostik und Präventionstherapie einleiten und im Falle schwererer Verläufe zügig an ein spezialisiertes Zentrum überweisen.

Literatur

[1] Bachrach LK, Ward LM (2009) Clinical review 1: Bisphosphonate use in childhood osteoporosis. J Clin Endocrinol Metab 94: 400–409

[2] Burnham JM, Shults J, Semeao E, Foster B, Zemel BS, Stallings VA, Leonard MB (2004) Whole body BMC in pediatric Crohn disease: independent effects of altered growth, maturation, and body composition. J Bone Miner Res19: 1961–1968

[3] Castillo H, Samson-Fang L (2009) American Academy for Cerebral Palsy and Developmental Medicine Treatment Outcomes Committee Review Panel. Effects of bisphosphonates in children with osteogenesis imperfecta: an AACPDM systematic review. Dev Med Child Neurol 51(1): 17–29

[4] Glorieux FH, Bishop NJ, Plotkin H, Chabot G, Lanoue G, Travers R (1998) Cyclic administration of pamidronate in children with severe osteogenesis imperfecta. N Engl J Med 339(14): 947–952

[5] Hind K, Burrows M (2007) Weight-bearing exercise and bone mineral accrual in children and adolescents: a review of controlled trials. Bone 40(1): 14–27

[6] Högler W, Briody J, Woodhead HJ, Chan A, Cowell CT (2003) Importance of lean mass in the interpretation of total body densitometry in children and adolescents. J Pediatr 143: 81–88

[7] Loftus J, Allen R, Hesp R et al. (1991) Randomized, double-blind trial of deflazacort versus prednisone in juvenile chronic (or rheumatoid) arthritis: a relatively bone-sparing effect of deflazacort. Pediatrics 88(3): 428–436

[8] Institute of Medicine (1997) Dietary reference intakes for calcium, phosphorus, magnesium, vitamin D and fluoride. National Academic Press, Washington, DC

[9] Thornton J, Ashcroft D, O'Neill T et al. (2008) A systematic review of the effectiveness of strategies for reducing fracture risk in children with juvenile idiopathic arthritis with additional data on long-term risk of fracture and cost of disease management. Health Technology Assessment Vol. 12: No. 3

[10] Leonard MB, Feldman HI, Shults J, Zemel BS, Foster BJ, Stallings VA (2004) Long-term, high-dose glucocorticoids and bone mineral content in childhood glucocorticoid-sensitive nephrotic syndrome. NEJM 351: 868–875

[11] LoCascio V, Ballanti P, Milani S, Bertoldo F, LoCascio C, Zanolin EM, Bonucci E (1998) A histomorphometric long-term longitudinal study of trabecular bone loss in glucocorticoid-treated patients: prednisone versus deflazacort. Calcif Tissue Int 62(3): 199–204

[12] MacKelvie KJ, Petit MA, Khan KM, Beck TJ, McKay HA (2004) Bone mass and structure are enhanced following a 2-year randomized controlled trial of exercise in prepubertal boys. Bone 34(4): 755–764

[13] Munns CF, Cowell CT (2005) Prevention and treatment of osteoporosis in chronically ill children. J Musculoskelet Neuronal Interact 5: 26–72

[14] Semler O, Land C, Schönau E (2007) Bisphosphonate therapy for children and adolescents with primary and secondary osteoporotic diseases. Orthopäde 36(2): 146–151

[15] Ward K, Alsop C, Caulton J, Rubin C, Adams J, Mughal Z (2004) Low magnitude mechanical loading is osteogenic in children with disabling conditions. J Bone Miner Res 19(3): 360–936

[16] Ward L, Tricco AC, Phuong P et al. (2007) Bisphosphonate therapy for children and adolescents with secondary osteoporosis. Cochrane Database Syst Rev 17(4): CD005324

[17] Zemel B, Bass S, Binkley T et al. (2008) Peripheral quantitative computed tomography in children and adolescents: the 2007 ISCD Pediatric Official Positions. J Clin Densitom 11: 59–74

1.5 Osteogenesis imperfecta

K.M. Peters

Definition

Die Osteogenesis imperfecta (Synonyme: Glasknochenkrankheit, Osteopsathyrosis) ist eine erbliche Erkrankung des Bindegewebes unter Beteiligung der Knochen, Sehnen, Bänder, Skleren und des Dentins. Es liegt eine generalisierte Störung des mesenchymalen Gewebes (mesodermale Dysplasie) vor.

Inzidenz

Die Häufigkeit der Erkrankung wird für alle Formen auf ca. 4–7 Fälle pro 100.000 Einwohner geschätzt. In Deutschland gibt es etwa 3500 Erkrankte.

Alters- und Geschlechtsverteilung

Je nach Typ der Osteogenesis imperfecta treten Frakturen bereits prä- und perinatal auf, beim Typ IV erst mit Beginn der Vertikalisierung der Kinder.

Pathogenese

Die Ursache der Osteogenesis imperfecta ist eine Fehlbildung des Kollagens Typ I. Kollagen Typ I ist Hauptbestandteil des Bindegewebes und damit das wichtigste Protein für den Aufbau der Knochenmatrix. Es lagert sich aus drei linksgängigen alpha-Tropokollagenketten zu einer rechtsgängigen Helix zusammen. Bei der Osteogenesis imperfecta liegen Mutationen der Gene *Col1A1* und *Col1A2* auf den Chromosomen 17 und 7 vor. Hierdurch kommt es zu Störungen der Formation der Pro-alpha-1-I- und Pro-alpha-2-I-Ketten mit der Folge einer gestörten Kollagenbildung. Das Knochengewebe ist besonders betroffen. Sowohl die Ausbildung als auch die Formation der Sekundärspongiosa ist reduziert.

Lokalisation

Die Osteogenesis imperfecta ist eine generalisierte Knochenkrankheit.

Klinisches Bild

Da das Kollagen Typ I rund 90% der Knochenmatrix ausmacht, ist das Hauptmerkmal der Osteogenesis imperfecta eine abnorm hohe Knochenbrüchigkeit. Der Begriff »Glasknochen« beschreibt sehr bildhaft sowohl die mechanischen Eigenschaften des wie Glas leicht zerbrechlichen Knochens, als auch das Erscheinungsbild des Knochens auf Röntgenaufnahmen. Da bei der Osteogenesis imperfecta eine verminderte Mineralisation des Skeletts vorliegt, zeigt sich radiologisch eine deutlich erhöhte Strahlentransparenz, sodass sich die Knochen oftmals milchglasähnlich und verwaschen darstellen. Neben der erhöhten Knochenbrüchigkeit können auch eine ganze Reihe weiterer Symptome auftreten. Bezogen auf das Skelettsystem sind dies skelettale Deformierungen, inklusive Skoliose und Kyphose und Kleinwuchs. Der Schädel ist weich (»Kautschukkopf«), es liegen weite Fontanellen vor. Zu den nichtossären Symptomen der Osteogenesis imperfecta zählen blaue Skleren, Schwerhörigkeit, überdehnbare Gelenke, schwache Muskulatur, Neigung zu Leistenbrüchen, aber auch Herzklappenfehlbildungen, Kurzsichtigkeit und starkes Schwitzen. Bei Beteiliung des Dentins treten Zahnanomalien auf.

Die Anzahl der Betroffenen mit Frakturen liegt zum Zeitpunkt der Geburt bei 8%, im Vorschulalter bei 45% und sinkt während der Schulzeit auf 17%.

Klassifikation

Die seit 1979 gültige Klassifikation nach Sillence [4] in 4 Typen wurde im Jahre 2000 durch Glorieux et al. [5] um die Typen V, VI und VII erweitert. Aufgrund der hohen Ausprägungsvariabilität der Osteogenesis imperfecta lassen sich die Betroffenen jedoch nicht immer klar zu einem dieser Osteogenesis-imperfecta-Typen zuordnen.

Klassifikationstypen der Osteogenesis imperfecta

- **Typ I (van der Hoeve)**
  Der Typ I stellt die mildeste Form der Osteogenesis imperfecta dar. Sie wird häufig erst erkannt, wenn das Kind laufen lernt und sich hierbei Frakturen zuzieht. Der Körperbau ist meist normal und Knochendeformierungen sind minimal oder fehlen gänzlich. Die Muskelkraft ist gemindert und die Muskulatur nicht selten hypoton. Die Gelenke neigen oftmals zur Überstreckbarkeit. Die Farbe der Skleren kann von weiß über bläulich bis zu tief blau variieren. Ab dem 20. Lebensjahr können vermehrt Hörprobleme auftreten (präsenile Schwerhörigkeit). Mit Beginn des 20. Lebensjahres werden die Knochen meist stabiler und die Frakturrate sinkt.
- **Typ II (Vrolik)**
  Der Typ ist die schwerste Form der Osteogenesis imperfecta. Bereits bei der Geburt liegen zahlreiche prä- und perinatal entstandene Spontanfrakturen vor. Die Extremitäten erscheinen kurz und deformiert. Der Tod tritt häufig bereits kurz nach der Geburt durch Hirnblutung oder Ateminsuffizienz auf. Aber auch die Prognose des Osteogenesis-imperfecta-Types II hat sich in den letzten Jahren stark verbessert.

▼

- **Typ III (Lobstein oder Vrolik)**
  Die Betroffenen des Types III sind kleinwüchsig mit höchster Neigung zu Knochendeformierungen und -brüchen. Neben den Extremitäten können der Schädel, der Brustkorb und die Wirbelsäule in unterschiedlicher Ausprägung verformt sein. Zahlanomalien sind obligat. Es liegen blau-weiße Skleren vor. Aufgrund der extremen Beteiligung des Skelettsystems ist häufig der Gebrauch eines Rollstuhles erforderlich.
- **Typ IV (Lobstein)**
  Die Kinder sind zum Geburtszeitpunkt unauffällig, die Skleren sind weiß. Spontanfrakturen treten erst später und mit unterschiedlicher Häufigkeit auf. Die Betroffenen dieses Typs sind ebenfalls kleinwüchsig, jedoch leichter betroffen als beim Typ III und somit häufiger zum selbstständigen Gehen fähig. Zahnanomalien liegen fakultativ vor.
- **Typ V**
  Betroffene dieses Typs neigen zum seltenen Phänomen des sog. hyperplastischen Kallus (Callus luxurians), einer spontan überschießenden Kallusbildung, ohne dass hierfür eine Fraktur vorliegt. Durch Einlagerung von Kalziumsalzen in die Membrana interossea brachii bzw. cruris ist die Ein- und Auswärtsdrehung des Unterarms bzw. des Unterschenkels der Betroffenen erheblich blockiert.
- **Typ VI**
  Obwohl Betroffene dieses Osteogenesis-imperfecta-Typs klassische klinische Symptome zeigen, konnte bislang keinerlei Mutation auf den hierfür bekannten Kollagen-Genen nachgewiesen werden. Die Skleren sind normal bis leicht bläulich. Es liegen keine Zahnanomalien vor. Die alkalische Phosphatase ist leicht erhöht.
- **Typ VII**
  Beim Typ VII liegt eine Verkürzung der proximalen Extremitäten also der Oberarme und Oberschenkel vor. Diese als Rhizomelie bezeichnete Besonderheit ist bisher nur bei einem Indianerstamm in Quebec aufgetreten.

Die Frakturen werden bei der Osteogenesis imperfecta als nicht sehr schmerzhaft angegeben. Die Knochenbruchheilung ist nicht verzögert; 70% der Frakturen ereignen sich an den unteren Extremitäten. Die Zahnung setzt bei den Kindern in der Regel zeitgerecht ein, jedoch erscheinen die Zähne verfärbt und durchscheinend. Als Folge der Störung des mesodermalen Dentins (Dentogenesis imperfecta) sehen die Zähne kariös aus, ohne dass eine echte Karies besteht. Etwa 1/4 der Patienten mit Osteogenesis imperfecta wird in der 3. bis 4. Lebensdekade schwerhörig (Otosklerose, Schallleitungsstörungen im Labyrinth). Neben den Skleren kann auch das Trommelfell von blauem Aussehen sein.

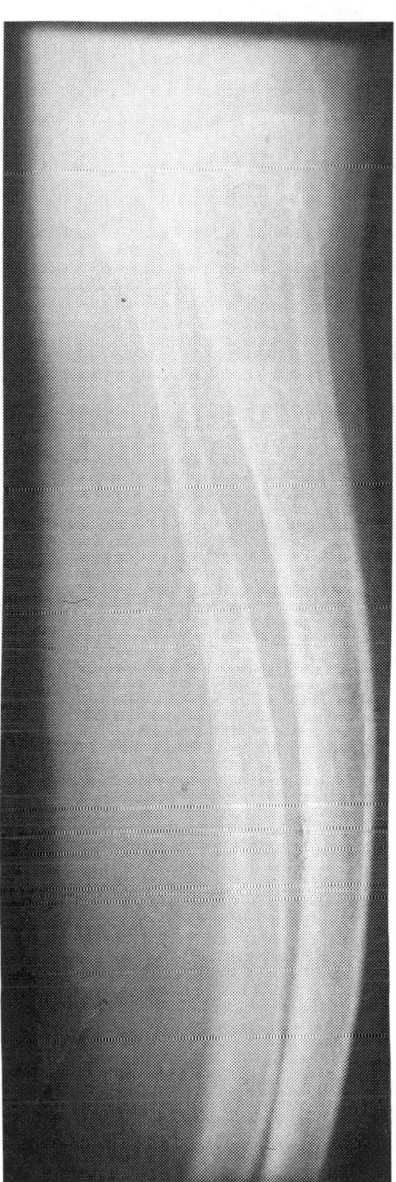

Abb. 1.7. Ausgeprägtes Crus valgum et recurvatum links bei einem 16-jährigen Patienten mit Osteogenesis imperfecta, die Kortikalisdicke ist deutlich vermindert. (Aus Peters 2002)

Diagnostik

Röntgen

Nativ-radiologisch zeichnen sich die langen Röhrenknochen durch Verschmächtigungen und Verbiegungen mit deutlich verminderter Kortikalisdicke aus (Abb. 1.7). Es finden sich Strukturen mit überschießendem, jedoch sich schnell rückbildendem Kallus (Abb. 1.8). An der Wirbelsäule zeigt sich eine Platyspondylie mit allen Zeichen der

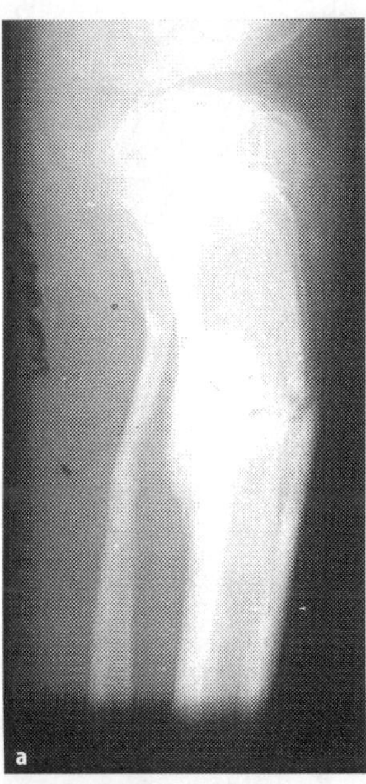

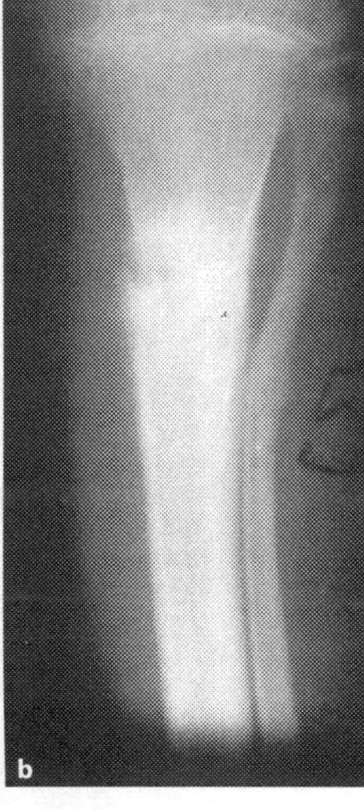

Abb. 1.8a,b. Pathologische Fraktur des linken proximalen Unterschenkels bei Osteogenesis imperfecta; Darstellung a.-p. (**a**) und seitlich (**b**). (Aus Peters 2002)

Osteoporose (Rahmenstruktur der Wirbelkörper, Fisch- und Keilwirbel). Das Becken ist kartenherzförmig verbogen von fast dreieckiger Form (Abb. 1.9). Der Schädel ist im Kalottenbereich dünn, osteoporotisch und weist zahlreiche Schaltknochen auf. Die Knochendichtemessung ergibt deutlich erniedrigte Werte.

Labordiagnostik

Die Serumwerte variieren sehr stark, zeigen jedoch keine signifikanten Veränderungen. Kalzium- und Phosphatspiegel liegen im Normbereich.

Therapie

Eine kausale Therapie der Osteogenesis imperfecta ist bisher nicht bekannt, d. h., die Behandlungsmethoden sind rein symptomatisch. Hierzu zählen die Bisphosphonattherapie, die Marknagelung sowie die Physiotherapie.

Bisphosphonattherapie

Seit den Untersuchungen von Glorieux et al. [3] zählt die Behandlung mit i.v.-verabreichten Bisphosphonaten zum etablierten Therapiestandard der symptomatischen Osteogenesis imperfecta. Hierdurch konnte eine Abnahme der typischen Knochenschmerzen, eine Zunahme des Muskeltonus, eine deutliche Zunahme der Knochendichte und eine Abnahme der Frakturrate nachgewiesen werden. Durch den Einfluss der Bisphosphonate wird die Osteoblasteninsuffizienz durch eine Hemmung des Knochenabbaus teilweise kompensiert.

Die derzeitige Therapieempfehlung besteht in drei intravenösen Infusionen von Pamidronat (Aredia) an drei aufeinanderfolgenden Tagen:
1. Pamidronatzyklus: 0,25 mg/kg Körpergewicht
2. und 3. Pamidronatzyklus: 0,5 mg/kg Körpergewicht

Es wird eine Zykluswiederholung alle vier Monate empfohlen, über die Dauer der Therapie ist im Einzelfall zu entscheiden. Eine Multicenterstudie über den Einsatz von Zoledronat (Aclasta) bei der Osteogenesis imperfecta ist derzeit in der Auswertungsphase. Bisher besitzt aber kein Bisphosphonat eine Zulassung für die Behandlung der Osteogenesis imperfecta, d. h., es handelt sich stets um »Off-label-Behandlungen«.

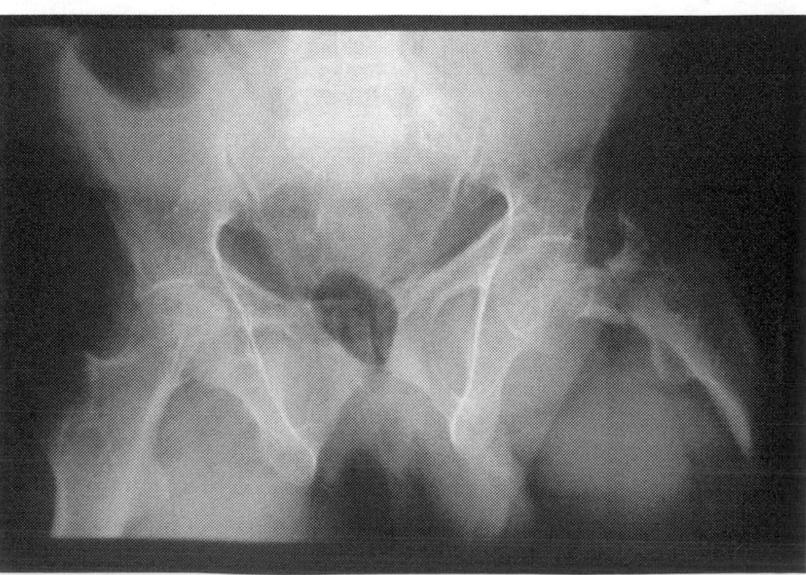

Abb. 1.9. Pathologische Schenkelhalsfraktur links bei Osteogenesis imperfecta. Das Becken ist insgesamt deutlich verbogen. (Aus Peters 2002)

Marknagelung

Die Indikation für eine Marknagelung sind neben häufigen Frakturen an einem Knochen Pseudarthrosen sowie höhergradige Fehlstellungen mit funktioneller Beeinträchtigung der betroffenen Gliedmaßen. Am wachsenden Skelett haben sich sog. Teleskopmarknägel bewährt. Ziel der Behandlung ist eine Vermeidung von Beinverkürzungen, die das Resultat von Verbiegungen, Frakturfolgen oder das Ergebnis einer echten Wachstumsstörung durch Mikrofrakturen an den epiphysären Enden des Knochens sein können. Wirbelkörperbrüche werden in der Regel konservativ behandelt. Skoliosen und Kyphoskoliosen bedürfen bei ca. 25% der betroffenen Osteogenesis-imperfecta-Patienten einer Therapie.

Physiotherapie

Ziel ist es, die Immobilisation der betroffenen Extremität und damit häufig des ganzen Körpers zu verhindern, da eine Immobilisierung zusätzlich zu einem vermehrten Knochenabbau führt. Ein einheitliches physiotherapeutisches Behandlungskonzept für die Osteogenesis imperfecta existiert aber bislang nicht. Die Deutsche Gesellschaft für Osteogenesis-imperfecta-Betroffene veröffentlichte 1997 das Bewegungsprogramm »Glasfit« [1].

Prognose

Die Prognose der Osteogenesis imperfecta ist vom Typ abhängig, insbesondere die Typen I und IV weisen eine gute Prognose auf.

Literatur

[1] Hagelstein W, Lehmann H, Mücke R, Stadtlander A (1997) Glasfit – Ein Bewegungsprogramm für Osteogenesis Imperfecta Betroffene. Deutsche Gesellschaft für Osteogenesis Imperfecta Betroffene e. V. (Hrsg)

[2] Peters KM (2002) Osteogenesis imperfecta. In: Peters KM (Hrsg) Knochenkrankheiten. Steinkopff, Heidelberg, S 4–5

[3] Rauch F, Glorieux FH (2004) Osteogenesis imperfecta. Lancet 363: 1377–1385

[4] Sillence DO, Rimoin DL (1978) Classification of osteogenesis imperfect Lancet. 13(1): 1041–1042

[5] Ward LM, Rauch F, Travers R, Chabot G, Azouz EM, Lalic L, Roughley PJ, Glorieux FH (2002) Osteogenesis imperfecta type VII: an autosomal recessive form of brittle bone disease. Bone 31(1): 12–18

1.6 Frühzeichen des Morbus Scheuermann (juvenile Osteochondrose)

W. Pollähne, M. Pfeifer, H.J. Teichmüller

Definition und Inzidenz

Die juvenile Osteochondrose ist mit einer Häufigkeit von ca. 5% die bedeutsamste Wirbelerkrankung im Jugendalter. Sie tritt auf, wenn die Wirbelsäule während der Pubertät vom chondralen in den chondroperiostalen Wachstumsschub übergeht. Die Ursache der juvenilen Osteochondrose ist multifaktoriell. Im Rahmen der Erkrankung kommt es zu einer biologisch-mechanischen Minderwertigkeit der Wirbelkörper mit einer reduzierten Widerstandskraft an den knorpeligen Grund- und Deckplatten. Das Gewebe der Bandscheiben wird zermürbt und dringt in die Abschlussplatten bzw. in die Insertionsstellen zwischen Abschlussplatten und Randleisten ein.

Die klinischen Zeichen der juvenilen Osteochondrose sind oft unspezifisch, das Beschwerdebild muss nicht immer ausgeprägt sein. Klinischer Befund und Schmerzprojektion müssen nicht immer mit der Lokalisation im Röntgenbild übereinstimmen.

Diagnostik

Zur Diagnostik der juvenilen Osteochondrose sind neben der klinischen Untersuchung Röntgenaufnahmen der Brustwirbelsäule (BWS) und Lendenwirbelsäule (LWS) erforderlich. Neben den bekannten klinischen Kriterien der Osteochondrose ist auf folgende Frühzeichen der juvenilen Osteochondrose zu achten, die für Therapie und Prognose der Erkrankung bedeutsam sind.

Radiologische Frühzeichen der juvenilen Osteochondrose

Im Rahmen einer Studie wurden 100 radiologische Verläufe von Wirbelsäulenaufnahmen bei juveniler Osteochondrose unabhängig von ihrer Lokalisation auf Frühveränderungen untersucht. In 55% der Fälle bei im Bereich der Brustwirbelsäule lokalisierten juvenilen Osteochondrosen fand sich als sicheres Frühzeichen eine Verschmälerung des Bandscheibenraums am häufigsten in den Segmenten Th 8–Th 10 (◘ Abb. 1.10 und Abb. 1.11).

Bei weiteren Kontrollen waren dann in den Abschnitten der Bandscheibenerniedrigung die klassischen Zeichen der juvenilen Osteochondrose zu beobachten (◘ Abb. 1.12).

Dabei war die Bandscheibenerniedrigung als Frühzeichen der juvenilen Osteochondrose bereits 2–3 Jahre vor

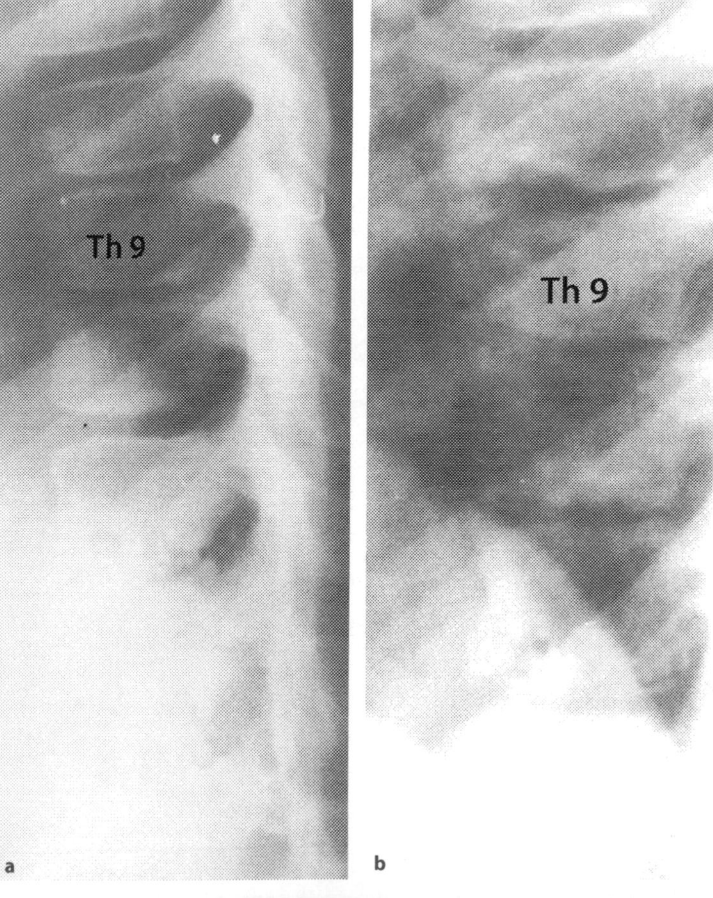

◘ **Abb. 1.10a,b. BWS seitlich**, Mädchen im Alter von 12 Jahren (**a**) und 2 Jahre später (**b**). **a** Es zeigen sich segmentale Erniedrigungen der Bandscheibenräume Th 8–Th 10, wobei im Vergleich hierzu die angrenzenden Bandscheibenräume noch eine »normale« Höhe zeigen. Die Wirbelkörper sind unauffällig konfiguriert. **b** Zwei Jahre später zeigen sich Erniedrigungen der Bandscheibenräume Th 8–Th 12 nun mit Ventralabflachungen der Wirbelkörper Th 8 und Th 9 und einer Unterminierung der Grundplatte Th 8

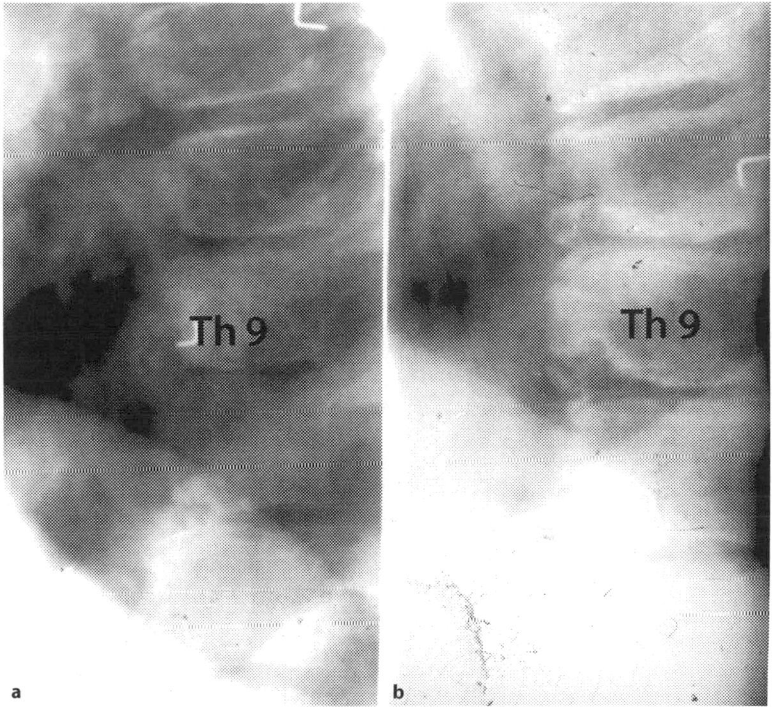

Abb. 1.11a,b. BWS seitlich, Mädchen im Alter von 12 Jahren (**a**) und 2 Jahre später (**b**). **a** Erniedrigungen der Bandscheibenräume Th 8–Th 10. Die angrenzenden Segmente zeigen noch eine unauffällige Intervertebralhöhe. **b** Zwei Jahre später wird eine Erniedrigung der Bandscheibenräume Th 7–Th 11 mit Unterminierung der Terminalplatten Th 8 und Th 9 deutlich

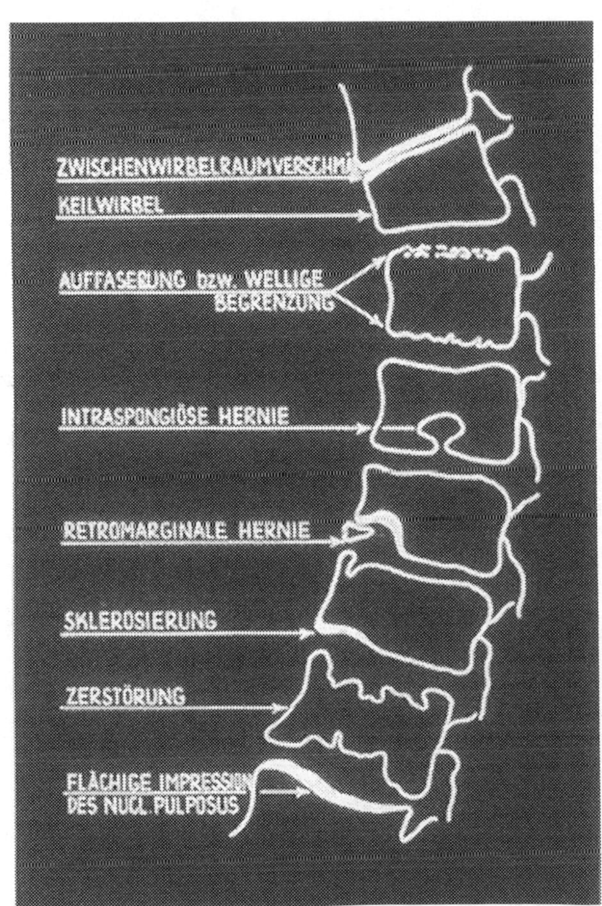

Abb. 1.12. Klassische röntgenologische Zeichen der juvenilen Osteochondrose (nach Scheuermann)

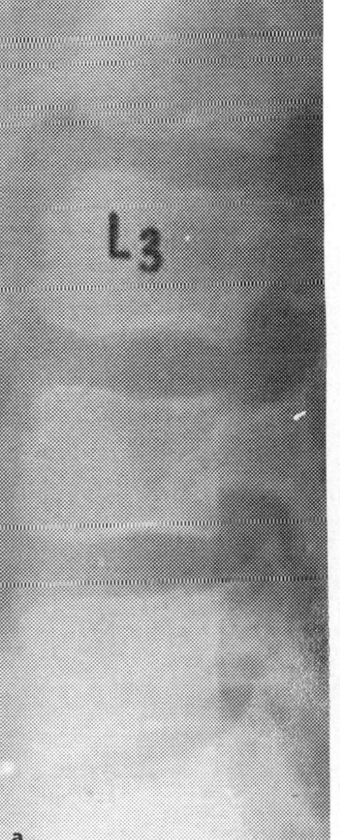

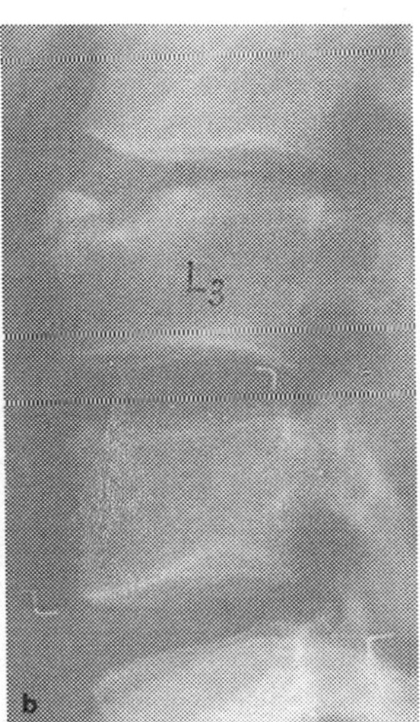

Abb. 1.13a,b. LWS seitlich. a Bei L 3 Fehlen der stufenförmigen Einkerbung und stattdessen ventrokranial Abrundung der Kante. **b** Eine spätere Aufnahme zeigt nun bei L 3 den typischen Befund einer vorderen Wirbelrandhernie

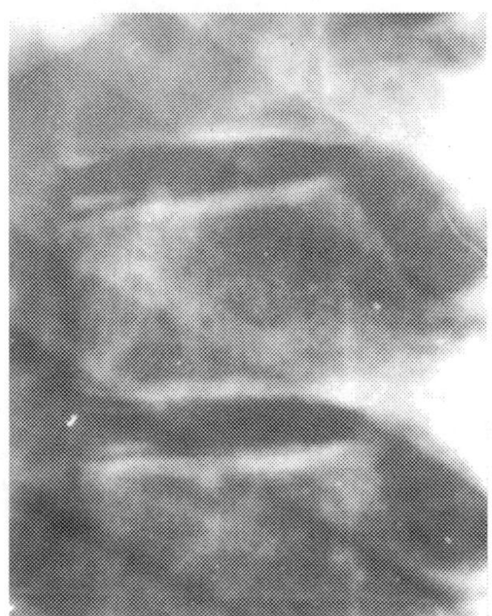

◘ Abb. 1.14. BWS seitlich, Junge 13 Jahre. An den ventrokranialen und ventrokaudalen Anteilen der Wirbelkörper stellen sich korrespondierend zu den Terminalplatten »wimpelförmig« gestaltete Figuren dar, die der kalkeingelagerten, aber noch nicht mit dem Wirbelkörper verwachsenen Randleiste entsprechen

ihrem sicheren Nachweis zu beobachten. Nicht jede Bandscheibenerniedrigung muss allerdings zur juvenilen Osteochondrose führen. Bei lumbalem Befall war als erstes Zeichen der juvenilen Osteochondrose eine Rundung an den ventrokranialen und/oder ventrokaudalen Kanten der Wirbelkörper erkennbar (◘ Abb. 1.13). Die Bandscheibenerniedrigung war hier nicht so markant.

Die Ursache der unterschiedlichen Frühformen an der BWS und LWS sind die differenziert gestalteten Randleisten. An den ventralen Anteilen der Brustwirbelkörper findet sich eine wimpelförmig gestaltete Randleiste, die sich breitbasig der Unterlage anheftet (◘ Abb. 1.14).

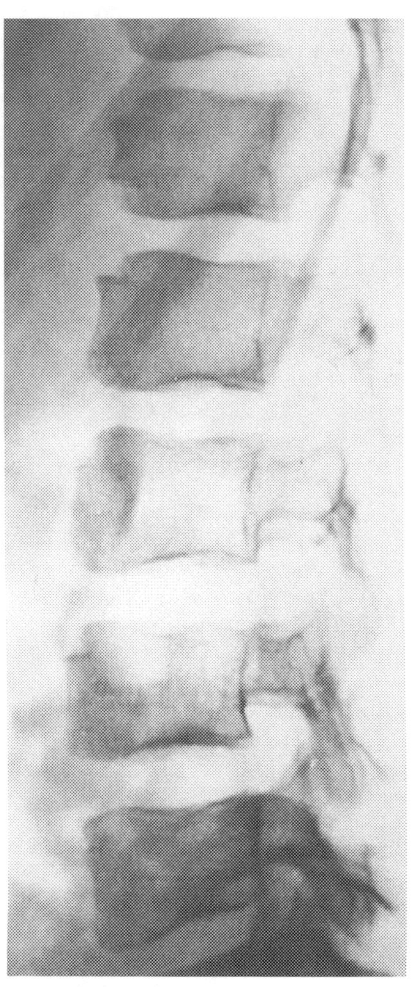

◘ Abb. 1.15. LWS seitlich, Mädchen 13 Jahre. Typische stufenförmige Einkerbungen an den Vorderkanten der Wirbelkörper. Die Randleiste ist aufgrund einer noch fehlenden Kalkeinsprossung nicht direkt sichtbar. Dabei stellt die stufenförmige Einkerbung die Platzierung für die radiologisch noch nicht sichtbare Randleiste dar

◘ Abb. 1.16. Segmentaler Befall bei 100 Patienten mit juveniler Osteochondrose und darunter 4 Fälle mit isoliert lumbalem Befall

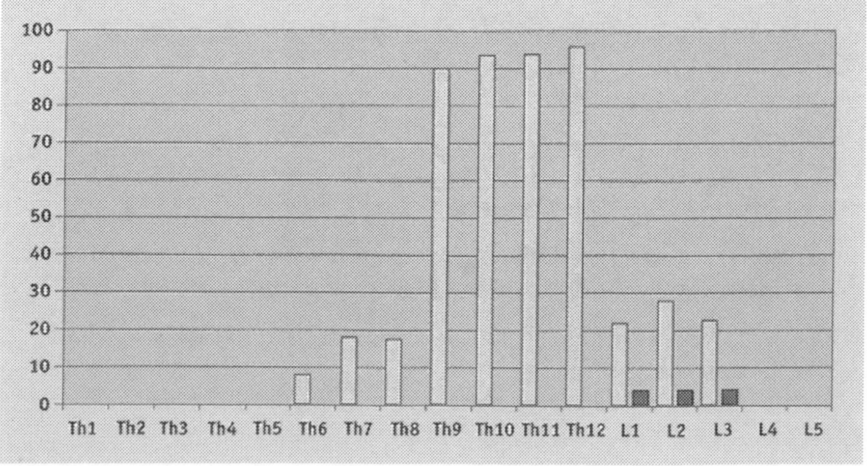

An den Wirbelkörpern der LWS haften die Randleisten mehr stufenförmig an den Vorderkanten, wobei aber fließende Übergänge möglich sind (◘ Abb. 1.15).

Die stufenförmige Anlage der Randleisten an den Lendenwirbelkörpern lässt sich durch Bandscheibendruck leichter abscheren. Dadurch sind im Bereich der LWS die Wirbelrandhernien und die apophysäre Form der juvenilen Osteochondrose zu beobachten. Die wimpelförmig fixierten Randleisten der Brustwirbelkörper lassen sich hingegen deutlich schwerer abscheren. Dadurch ist im Bereich der Brustwirbelkörper überwiegend die epiphysäre Form, nicht aber die Wirbelrandhernie und nur selten die apophysäre Form der juvenilen Osteochondrose zu registrieren. In ◘ Abb. 1.16 wird die Verteilung des segmentalen Befalls bei den 100 Patienten mit juveniler Osteochondrose gezeigt, wobei die Segmente Th 9–Th 12 am häufigsten betroffen sind.

Literatur

[1] Pollähne W (1989) Frühveränderungen an der Brust- und Lendenwirbelsäule bei juveniler Osteochondrose. Radiol diagn 31: 479–487

[2] Pollähne W, Pfeifer M, Minne HW (2001) Juvenile Osteochondrose. Das Röntgenbild kann früh den Weg weisen. Orthopädie & Rheuma 4: 28–31

1.7 Spondylolyse und Spondylolisthese bei Kindern

W. Pollähne, M. Pfeifer, H.J. Teichmüller

Definition

Die Spondylolyse ist eine Spaltbildung im Bereich der Wirbelbögen zwischen den beiden Gelenkfortsätzen und tritt im Allgemeinen bei L 4 und L 5 auf (>90% der Fälle). Andere Lokalisationen sind dabei möglich, aber äußerst selten. Die Spondylolyse wird nur beim Menschen beobachtet und ist als Folge des aufrechten Ganges anzunehmen. Friberg et al. fanden nach Sektion von 600 Skeletten von Neugeborenen keinen Fall einer Spondylolyse, was gegen eine angeborene Fehlbildung spricht. Für die These der erworbenen Spondylolyse spricht auch das gehäufte Vorkommen bei einzelnen Sportarten, z. B. Turnen und Eiskunstlauf, die mit einer erhöhten Belastung des lumbosakralen Übergangs einhergehen. Die Häufigkeit in Europa beträgt in der Allgemeinbevölkerung ca. 5%; bei 10-Jährigen liegt sie etwa bei 2%.

Ursache und Folgen

An Ursachen werden eine genetische Dysplasie und eine biomechanische Beanspruchung bzw. Überlastung der Interartikulärportion (Ermüdungsfraktur) diskutiert. Dies wird unter anderem durch Fallbeobachtungen und Bildserien belegt.

Folge der Spondylolyse kann eine Spondylolisthesis sein, wobei der darüberliegende Wirbel mit seinem dem Wirbelkörper nahen Bogenanteil sowie dem Processus articularis superior und der gesamten Wirbelsäule nach ventral gleitet (◘ Abb. 1.17).

Bewährt hat sich die Einteilung des Gleitens nach Meyerding, wobei das Ausmaß des Gleitens des betroffenen Wirbelkörpers zur Länge der Basis des darunter liegenden Wirbelkörpers ins Verhältnis gesetzt wird (◘ Abb. 1.18).

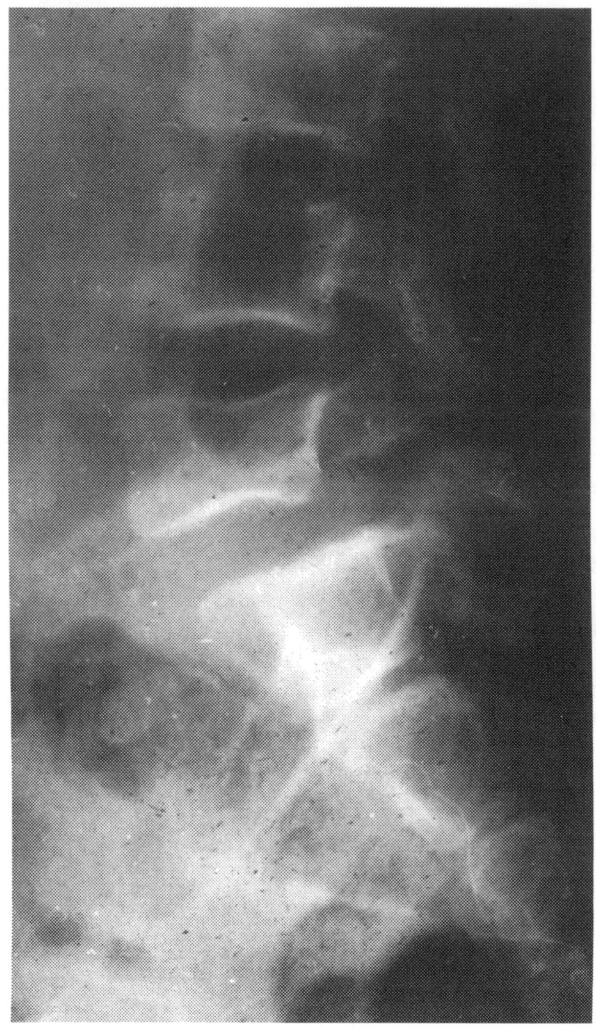

◘ Abb. 1.17. Im seitlichen Röntgenbild der LWS zeigt sich eine Spondylolyse bei L 5 mit daraus resultierender Spondylolisthesis L 5/S 1 von etwa 5 mm. Der darüber liegende Wirbel (L 5) gleitet mit seinem, dem Wirbelkörper anliegenden Bogenanteil sowie dem Processus articularis superior und der darüber liegenden Wirbelsäule nach ventral

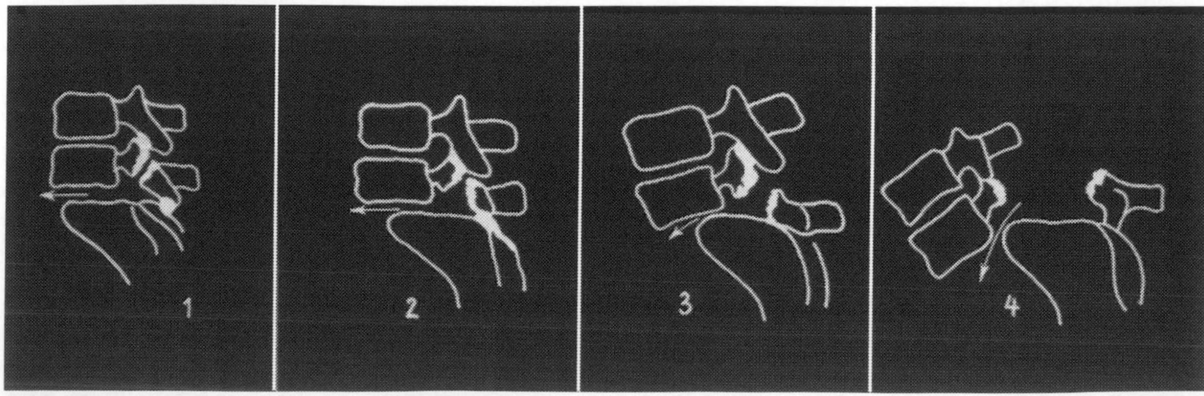

◘ Abb. 1.18. Einteilung der Spondylolisthesis in Abhängigkeit des Gleitens nach Meyerding

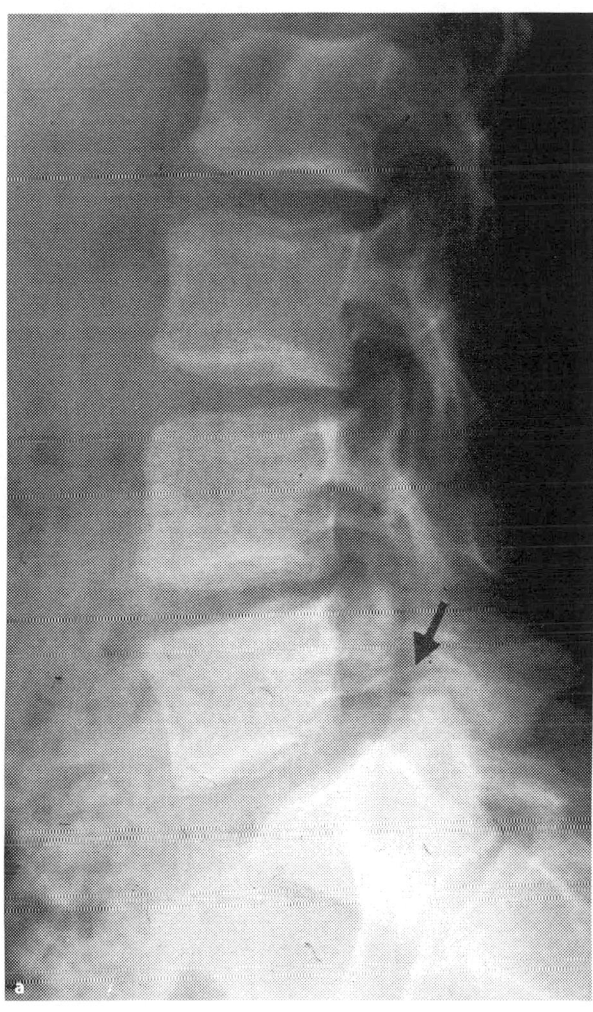

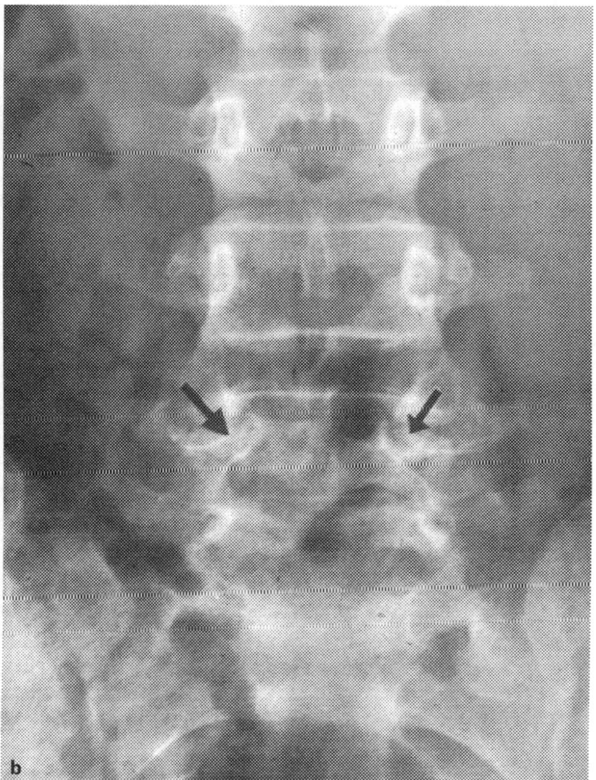

Abb. 1.19a,b. LWS seitlich (a) und a.-p. (b). **a** Deutlicher Spondylolysenspalt L 5 mit deutlicher Olisthesis L 5 über S 1 von knapp 5 mm. **b** Spondylolysenspalt zwischen den beiden Gelenkfortsätzen L 5 ist links (*Pfeile*) gut und rechts angedeutet zu erkennen

Diagnostik

Die Diagnose oder der Verdacht auf eine Spondylolyse und unter Umständen einer Spondylolisthesis ist auf seitlichen, manchmal auch auf a.-p.-Aufnahmen der LWS zu stellen (Abb. 1.19).

Einen schlüssigen Beweis können aber nur Schrägaufnahmen der LWS bringen, wobei es dann zur Darstellung der »Hundefigur mit einem Halsband« kommt (Abb. 1.20). Der »Hund« setzt sich folgendermaßen zusammen: Der kraniale Gelenkfortsatz bildet die »Ohren«, der Querfortsatz stellt die »Schnauze« dar, das »Auge« entsteht durch die orthograd getroffene Bogenabgangswurzel, die »Vorderläufe« resultieren aus dem kaudalen Gelenkfortsatz, der »Körper« ergibt sich aus dem Wirbelbogen, der kaudale Gelenkfortsatz der Gegenseite trägt zur Entstehung der »Hinterläufe« bei, der »Schwanz« des Hundes ist bedingt durch den kranialen Gelenkfortsatz der Gegenseite. Trägt der Hund ein »Halsband«, d. h. ist eine Aufhellungslinie zu sehen, dann ist der Spondylolysenspalt bewiesen. Der Spondylolysenspalt ist immer dort zu suchen, wo der kaudale Gelenkfortsatz des darüberliegenden Wirbelkörpers und der kraniale Gelenkfortsatz des darunterliegenden Wirbelkörpers aufeinander weisen

In seltenen Fällen sind mehrsegmentale Beteiligungen möglich (Abb. 1.21a,b).

Die Abb. 1.22a und Abb. 1.22b zeigen typische Bildserien zum Beweis, dass die Spondylolyse als Ermüdungsfraktur und Überlastungsreaktion der Interartikularportion aufzufassen ist.

Klinisches Bild

Die Spondylolyse und Spondylolisthesis (bis Grad 2 nach Meyerding) macht in der Regel keine Beschwerden und ist daher auf Röntgenaufnahmen, die aus anderen Ursachen angefertigt werden, bei Kindern und Jugendlichen ein Zufallsbefund. Damit ergibt sich auch aus der Diagnosestellung primär keine Notwendigkeit einer operativen Therapie, wenngleich in jedem Fall eine muskuläre Kräftigung angestrebt werden soll. Wird eine Spondylolyse im Kindes- und Jugendalter im Rahmen intensiver sportlicher Betäti-

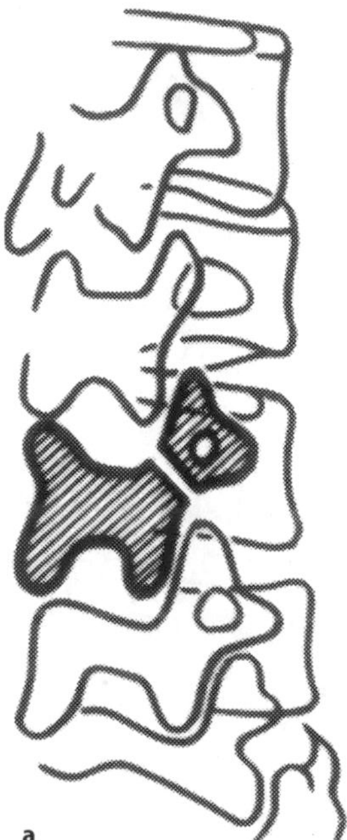
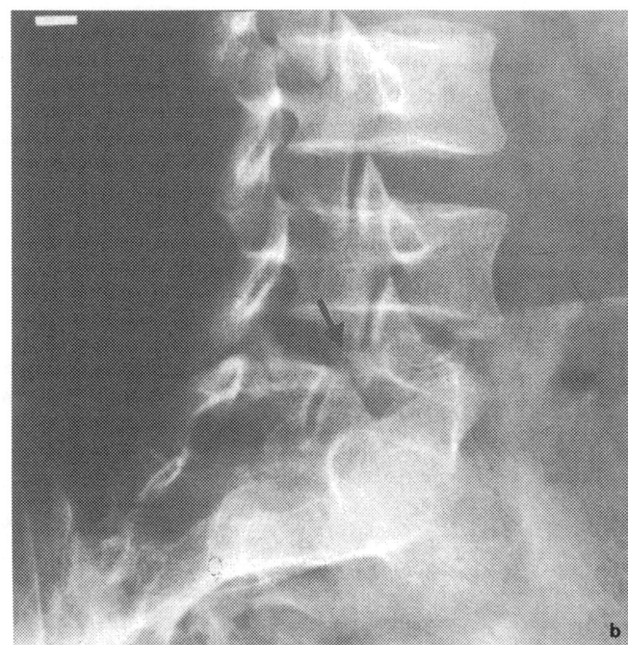

Abb. 1.20. **a** Skizze zur Schrägaufnahme der LWS. »Hund mit Halsband«. **b** Schrägaufnahme der LWS mit Spondylolysenspalt bei L 5 (*Pfeil*)

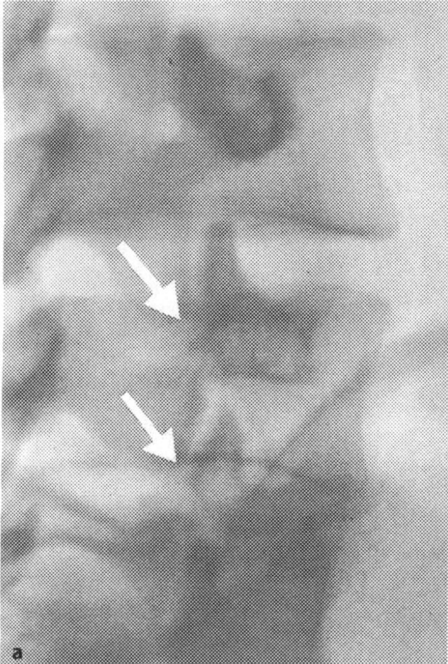
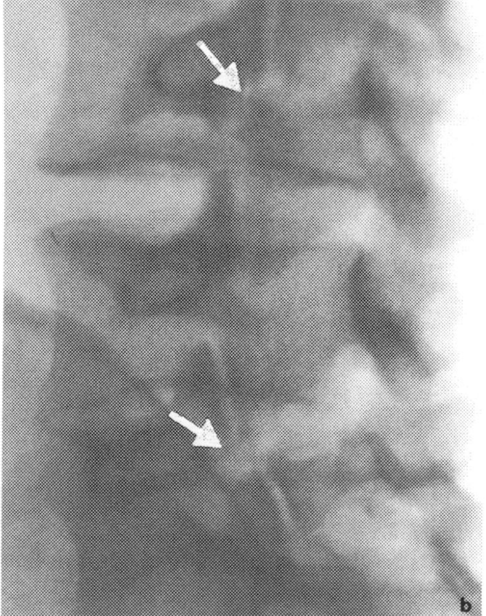

Abb. 1.21a,b. Schrägaufnahmen der LWS. a Spondylolysenspalt bei L 4 und L 5 (*Pfeile*). **b** Spondylolysenspalt bei L 3 und L 5 (*Pfeile*)

gung durch vermehrte Sprungbelastungen oder Hypermobilität im lumbosakralen Übergang zusätzlich belastet, so besteht die Gefahr eines Gleitens oder einer Zunahme des bereits vorhandenen Gleitens. Nach Erfahrungen der Autoren ist ein Fortschreiten des Gleitens über Grad 2 nach Meyerding hinaus aber eine absolute Ausnahme.

Daher sollte bei bekannter Spondylolyse vom Leistungssport im Kindes- und Jugendalter abgeraten werden. Gleiches gilt im Rahmen der Berufsberatung für Arbeiten mit vermehrter Rumpfbelastung insbesondere im lumbosakralen Übergang.

Nach Abschluss des Längenwachstums ist nicht mehr mit einer weiteren Zunahme des Gleitens zu rechnen. Nach Unfällen ist allerdings eine weitere Zunahme des Gleitens möglich.

Die Beschwerden entsprechen der Symptomatik des engen Spinalkanals und umfassen »ischialgieforme Schmerzen« sowie Verspannungen der gesamten Rückenmuskulatur ausstrahlend im Bereich der unteren LWS, des Gesäßes und beider Beine. Aufgrund des Gleitens kommt es zu einer »Zermürbung« der entsprechenden Bandscheibe im Sinne einer vorzeitigen Degeneration. Die Beschwer-

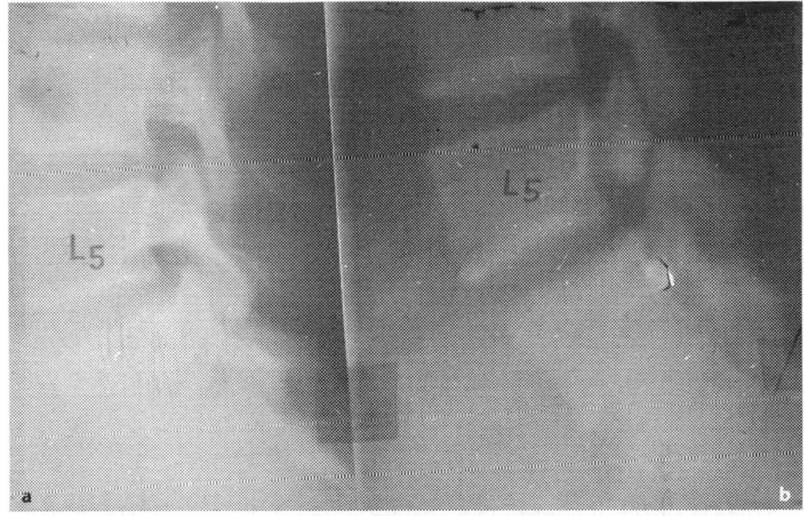

Abb. 1.22. **a** Kräftige Interartikulärpartie ohne Spondylolysenspalt. **b** Zwei Jahre später ist ein deutlicher Spondylolysenspalt ohne wesentliche Spondylolisthesis zu erkennen. Anamnestisch wird kein Trauma angegeben, sodass eine Ermüdungsfraktur diskutiert werden muss

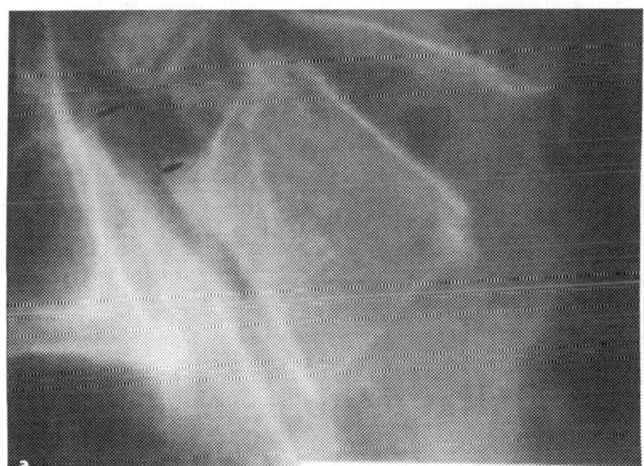

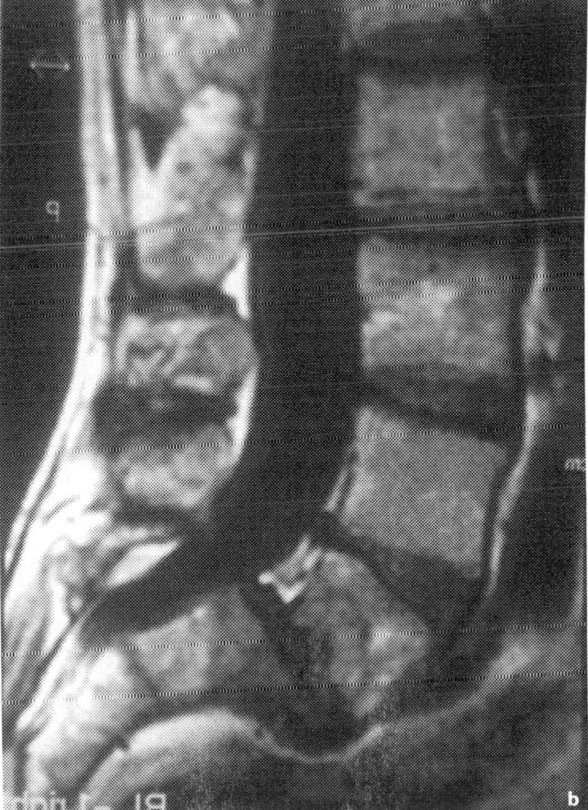

Abb. 1.23a,b. Teilausschnitt der LWS (seitlich) eines 52-jährigen Patienten. a Spondylolyse L 5 mit Spondylolisthesis L 5 über S 1 von ca. 15 mm, die zu einer ausgeprägten Osteochondrose in Höhe von L 5/S 1 geführt hat. **b** MRT-Aufnahme zeigt ebenfalls die Spondylolisthesis, die aber in diesem Falle nicht zum Syndrom des engen Spinalkanals geführt hat und damit nicht Ursache für die vom Patienten geäußerten Beschwerden sein kann

den können sehr wechselhaft sein und können nur durch Anamnese und klinische Untersuchung verifiziert werden; sie lassen sich nicht immer aus dem Röntgenbild ableiten (Abb. 1.23).

Literatur

[1] Pollähne W, Albrecht WD (1977) Spondylolisthesis vera bei jugendlichen Sportlern. Med und Sport 17: 38–51

[2] Pollähne W, Pfeifer M, Minne HW (2004) Stumme Spalten und stilles Gleiten. Spondylolyse und Spondylolisthesis bei Kindern und Jugendlichen. Orthopädie & Rheuma 6: 46–48

1.8 Einsatz von Bisphosphonaten zur Behandlung von primären und sekundären Osteopathien im Kindes- und Jugendalter

J. Seidel

In der Erwachsenenmedizin liegen zahlreiche klinische Studien vor, die die Wirkung von Bisphosphonaten als effektive Hemmer der Knochenresorption eindeutig belegen [17], [19], [21], [35]. Bisphosphonate sind im Erwachsenenalter hauptsächlich zur Behandlung der Osteoporose oder der tumorassoziierten Hyperkalziämie indikationsabhängig zugelassen [18], [20],[21]. Der erfolgreiche Einsatz von Bisphosphonaten beim Morbus Paget des Erwachsenen ist durch langjährige Erfahrungen belegt [40]. Anhand des aktuellen Wissensstandes scheinen Bisphosphonate in der Mehrzahl aller Osteopathien therapeutisch hilfreich zu sein.

Für das Kindes-und Jugendalter liegen für den therapeutischen Einsatz von Bisphosphonaten bisher keine Zulassungen vor, sodass hier eine Bisphosphonatbehandlung nur als »off label use« im Rahmen eines therapeutischen Heilversuches möglich ist. Eine Anwendung sollte deshalb nur bei schwerwiegenden Knochenerkrankungen im Rahmen eines medizinisch begründeten Heilversuches nach intensiver Aufklärung der Patienten und Eltern über Ziele der Behandlung, Wirkungsweise und Nebenwirkungen sowie schriftlicher Einwilligung durch die Eltern (Sorgeberechtigten) erfolgen.

Einsatz von Bisphosphonaten zur Behandlung der Osteogenesis imperfecta

In vielfältigen Publikationen finden sich auch für die Bisphosphonatbehandlung von Knochenerkrankungen im Kindes-und Jugendalter belegbare positive Effekte [3], [5], [43]. Die umfassendsten Erfahrungen liegen bei der Behandlung von Kindern und Jugendlichen mit Osteogenesis imperfecta vor. So konnte nach einer Bisphosphonattherapie von Kindern und Jugendlichen mit Osteogenesis imperfecta ein verbessertes Wachstum, eine Aufrichtung der Wirbelkörper bei gleichzeitiger Zunahme der Knochendichte und signifikanter Abnahme der Frakturhäufigkeit der langen Röhrenknochen beobachtet werden [1], [8], [16], [22], [23], [24], [28], [30], [32], [47]. Der Einsatz von Bisphosphonaten bei schweren Formen der Osteogenesis imperfecta gilt zwischenzeitlich international als allgemein anerkannt. Am häufigsten findet die vom »Shriners Hospital for Children« in Montreal entwickelte fraktionierte intravenöse Pamidronat-Applikation (Tag 1: 0,5 mg/kg KG; Tag 2 und 3 je 1 mg/kg KG) zur Behandlung der Osteogenesis imperfecta Anwendung [24], [31]. Ergebnisse von 8 Studien, auch mit oralen Bisphosphonaten, gingen in eine aktuelle Cochrane-Analyse ein [29].

Einsatz von Bisphosphonaten bei weiteren kindlichen Osteopathien

Neben der Osteogenesis imperfecta liegen positive Berichte einer Bisphosphonatbehandlung von Kindern und Jugendlichen auch für weitere Knochenerkrankungen vor, sodass sich auch für die Kinder- und Jugendmedizin, die Kinderrheumatologie und die Kinderorthopädie sinnvolle Einsatzgebiete für Bisphosphonate ergeben [6], [31], [38]. Dazu gehören neben der Osteogenesis imperfecta schwer verlaufende juvenile idiopathische Osteoporosen, glukokortikoidinduzierte Osteoporosen bei chronisch entzündlichen Erkrankungen und z. T. auch seltene modellhafte Knochenerkrankungen. Kindliche Osteoporosen verschiedener Genese wurden wiederholt erfolgreich mit Bisphosphonaten behandelt [5]. Bei hämatologisch-onkologischen Erkrankungen mit schwerer Knochenaffektion kamen Bisphosphonate wiederholt zum Einsatz [6], [43].

Bei Patienten mit McCune-Albright-Syndrom scheint übereinstimmend mit Literaturangaben [38] eine Bisphosphonattherapie den Erkrankungsverlauf bezüglich Progression und Neuauftreten fibröser Knochenveränderungen positiv zu beeinflussen. Zur Behandlung der ossären Symptomatik bei Morbus Gaucher finden sich in der Literatur positive Berichte zum Einsatz von Bisphosphonaten [11], [37]. Auch bei anderen lysosomalen Speichererkrankungen mit schwerwiegender Knochenbeteiligung scheint, übereinstimmend mit Erfahrungen der Autoren, der Einsatz von Bisphosphonaten hilfreich zu sein [34]. So konnten in Zusammenarbeit mit der Abteilung Rheumatologie/Osteologie der Klinik für Innere Medizin III der Friedrich-Schiller-Universität Jena jüngst bei einer Patientin mit Mucopolysaccharidose Typ IV (MPSIV, Morbus Morquio) gute Effekte einer Bisphosphonattherapie zur Behandlung einer ausgeprägten Wirbelsäulenosteoporose beobachtet werden. Es kam zu einer Zunahme der Knochendichte bei gleichzeitiger Aufrichtung der Platyspondylie.

Eigene Beobachtung zur Bisphosphonatbehandlung bei juveniler Paget-Erkrankung

Bei einer Patientin mit einer modellhaften Knochenerkrankung, der sog. juvenilen Paget-Erkrankung, auch wegen des typischen klinischen Verlaufs als Hyperostosis corticalis deformans juvenilis bezeichnet, konnte unter intravenöser Bisphosphonattherapie mit Pamidronat (ArediaR) die Progression der Erkrankung weitgehend aufgehalten werden. Die Patientin gab weniger Knochenschmerzen an und konnte besser mobilisiert werden. Auch ergaben sich anhand der beobachteten Veränderungen biochemischer Knochenmarker und molekularer Couplingfaktoren Hinweise auf eine komplexe Wirkungsweise der Bisphosphonate.

Bei der juvenilen Paget-Erkrankung (OMIM 23900) handelt es sich um eine erbliche generalisierte Knochenerkrankung, die sich biochemisch durch einen dramatisch erhöhten Knochenumsatz auszeichnet. Wegen der massiven Erhöhung der alkalischen Gesamtphosphatase und der alkalischen Knochenphosphatase wird diese Erkrankung auch als idiopathische Hyperphosphatasie bezeichnet. Positive Behandlungsversuche mit Calcitonin [36]und Bisphosphonaten [7], [41], [42], [14] sind beschrieben. Übereinstimmend mit Daten aus der Literatur konnten die Autoren zeigen, dass der Effekt von Bisphosphonaten auf die Bremsung eines gesteigerten Knochenabbaus bzw. Knochenumsatzes effektiver ist als der Einsatz von intramuskulär appliziertem Calcitonin (◘ Abb. 1.24).

Ein vor Bisphosphonattherapie unreifer Geflechtknochen entwickelte sich unter Bisphosphonattherapie zu einem reifen lamellären Knochen (◘ Abb. 1.25). Sowohl biochemische Parameter des Knochenaufbaus als auch des Knochenabbaus nahmen signifikant ab (◘ Abb. 1.25, ◘ Tab. 1.2).

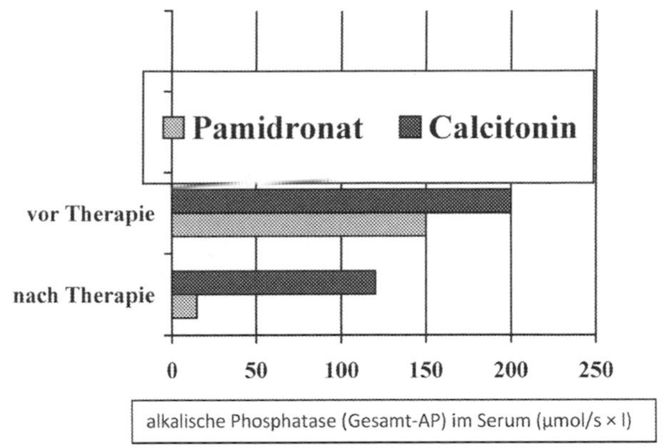

◘ **Abb. 1.24.** Verlauf der Gesamtalkalischen Phosphatase (AP) unter Calcitonin- (Miacalcic/Sandoz, 3-mal 0,7 mg i.m./Woche) und Bisphosphonattherapie (Pamidronat/ArediaR; 30–60 mg in 3–5 monatlichen Abständen) vor und nach jeweils 3-jähriger Behandlung bei einer Patientin mit juveniler Paget-Erkrankung (Hyperostosis corticalis deformans juvenilis). Unter Therapie mit dem Bisphosphonat Pamidronat zeigte sich ein deutlicherer Effekt auf die Senkung der alkalischen Phosphatase (AP) als bei der vorausgegangenen Calcitoninbehandlung

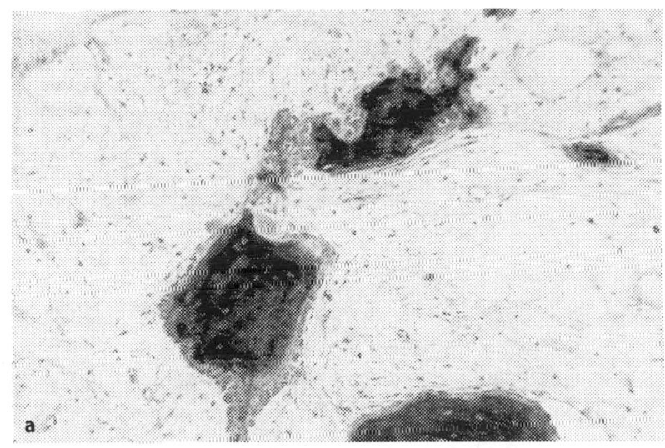
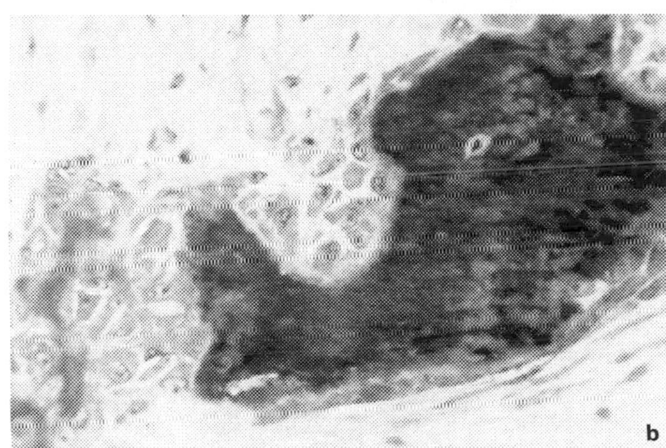
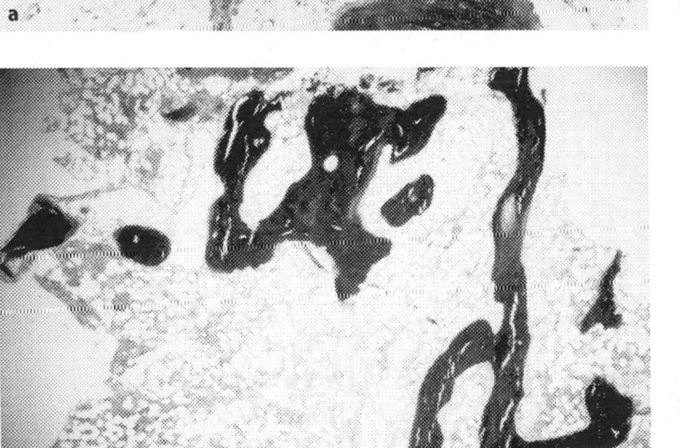
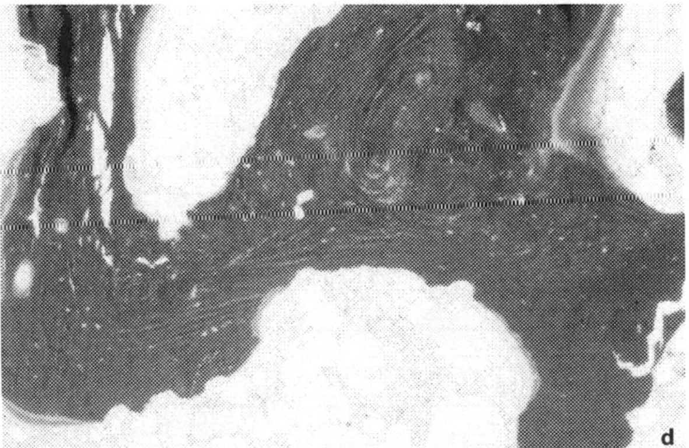

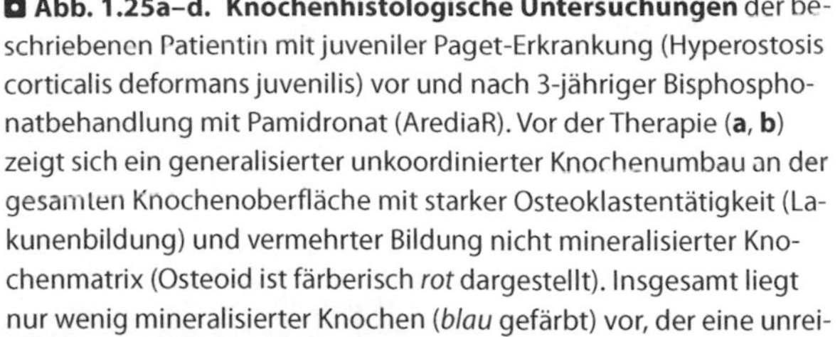

◘ **Abb. 1.25a–d. Knochenhistologische Untersuchungen** der beschriebenen Patientin mit juveniler Paget-Erkrankung (Hyperostosis corticalis deformans juvenilis) vor und nach 3-jähriger Bisphosphonatbehandlung mit Pamidronat (ArediaR). Vor der Therapie (**a**, **b**) zeigt sich ein generalisierter unkoordinierter Knochenumbau an der gesamten Knochenoberfläche mit starker Osteoklastentätigkeit (Lakunenbildung) und vermehrter Bildung nicht mineralisierter Knochenmatrix (Osteoid ist färberisch *rot* dargestellt). Insgesamt liegt nur wenig mineralisierter Knochen (*blau* gefärbt) vor, der eine unreife Struktur im Sinne eines Geflechtknochens zeigt. Nach der Bisphosphonattherapie (**c**, **d**) ist der vor Therapie pathologisch erhöhte Knochenumbau weitgehend normalisiert, es finden sich nur noch vereinzelt Osteoklasten. Der Knochenumbau ist nun nahezu physiologisch auf einzelne Knochenumbauzonen (Bone Forming Units/BFU) begrenzt. Die Mineralisierung des Knochens vollzieht sich regelrecht mit Bildung lamellärer Knochenstrukturen. (Mit freundlicher Bereitstellung durch Frau Dr. G. Lehmann, Klinik Innere Medizin III, Universitätsklinikum Jena)

Tab. 1.2. Knochenaufbau- und -abbauparameter vor und 3 Jahre nach Bisphosphonattherapie (Pamidronat, Aredia, 45 mg i.v. vierteljährlich als Kurzinfusion) bei einer Patientin mit juveniler Paget-Erkrankung (Hyperostosis corticalis deformans juvenilis). Darunter zeigt sich eine signifikante Abnahme von Parametern des Knochenauf- und -abbaus (p=0,028). Gleichzeitig fand sich ein Anstieg von Osteoprotegerin bei deutlichem Abfall des löslichen RANK-Liganden (sRANKL)

Parameter	Vor Therapie	Nach Therapie	Normalwerte
Knochenaufbau			
Gesamt-AP (μmol/s × l)	152	12,5	1,0–2,8
Knochen-AP (μmol/s × l)	120	10,6	<2,5
Prokollagen1-Propeptid/ PICP (ng/ml)	1410	220	100–200
Knochenabbau			
OH-Prolin (mg/g Crea)	2882	424	7–24
Pyridinolin /PYD (nmol/mmol Crea)	1062	737	40±10
Deoxypyridinolin/DPD (nmol/mmol Crea)	606	243	10±3,5
Couplingfaktoren			
Osteoprotegerin (pmol/l)	4,47	4,8	4±0,5
sRANKL (pmol/l)	4,0	2,0	0,5±0,2

Auf molekularer Ebene kam es zu einer Verringerung der Konzentration an freiem löslichen Faktor RANK-Ligand (sRANKL), das als Ausdruck einer verminderten Stimulation der Osteoklastenneubildung gewertet werden kann (Tab. 1.3).

Dieses Ergebnis spricht übereinstimmend mit Literaturdaten [44], [45] dafür, dass die Wirkung der Bisphosphonate nicht ausschließlich auf einer induzierten Apoptose der Osteoklasten beruht, sondern auch indirekt durch Einflussnahme auf das Couplingsystem zwischen Osteoblasten und Osteoklasten erfolgt (Abb. 1.26). Neben der Hemmung der Knochenresorption scheinen Bisphosphonate auch modulierende Effekte auf die Knochenneubildung und die Mineralisation zu besitzen [25], sie beeinflussen auch andere Zellen [9], [15]. So wirken sie auch indirekt bremsend auf die Osteoklastenformation und -aktivierung, indem sie die Produktion von Osteoprotegerin in Osteoblasten und Stromazellen fördern und darüber die Spiegel an freiem RANK-Ligand senken.

Tab. 1.3. Osteoprotegerin (OPG) und löslicher Faktor RANK-Ligand (sRANKL) im Serum einer Patientin mit Juveniler Paget-Erkrankung (Hyperostosis corticalis deformans juvenilis) vor und nach Bisphosphonattherapie im Vergleich zu Kontrollseren

Erkrankung/ Therapie	OPG (pmol/l)	sRANKL (pmol/l)	Quotient sRANKL/OPG
Juvenile Paget-Erkrankung			
(v)	4,47	4	0,89
(n_1)	4,8	3,56	0,74
(n_2)	4,15	2,0	0,48
Normalkontrolle	4,15	0,30	0,07
Pool-Serum	4,39	0,62	0,14

OPG Osteoprotegerin, *sRANKL* löslicher Faktor RANK-Ligand, *v* vor Bisphosphonattherapie, n_1 nach 24 h, n_2 nach 14 Tagen Bisphosphonattherapie.

Unter Einbindung der beschriebenen Patientin mit juveniler Paget-Erkrankung konnten in internationaler Zusammenarbeit die genetischen Ursachen aufgeklärt werden. Die Mehrzahl der Patienten mit juveniler Paget-Erkrankung weist Mutationen im *Osteoprotegerin-(OPG-)*Gen auf [10], [13].

Evaluierung der Bisphosphonatbehandlung im Kindes-und Jugendalter

Aus vielfältigen Literaturquellen lässt sich entnehmen, dass der Einsatz von Bisphosphonaten im Rahmen von therapeutischen Heilversuchen bei verschiedenen, das kindliche Skelettsystem schwer betreffenden Erkrankungen, positive Effekte auf den Verlauf und die Lebensqualität der Patienten erzielen kann, ohne schwere Nebenwirkungen oder anhaltende Wachstumsstörungen aufzuweisen. Unter Berücksichtigung der Literaturangaben und Beobachtungen der Autoren kann folgende Aufstellung zum bisher als er-

Abb. 1.26. Aktuelle Erkenntnisse zur Bisphosphonatwirkung auf Osteoblasten und Osteoklasten

Bisphosphonat

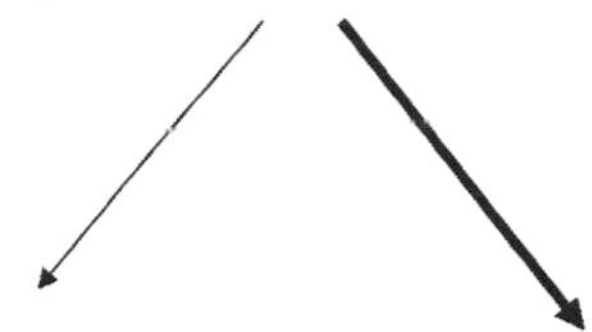

OSTEO-BLASTEN

OPG

Osteoklasten

Expressionsänderung von Knochenmorphogenesefaktoren unter Beteiligung des ***Smad***-Signaling Pathways

„***Down***"- Regulation der ***Alkalischen Knochenphosphatase(B-AP)*** Verzögerung der Mineralisation

Induktion der Osteoprotegerin(OPG)-Synthese

Freisetzung des im Knochen gebundenen Bisphosphonats mit Beginn der Knochenresorption

Hemmung der Protein-Prenylierung

Induktion der Apoptose

folgreich beschriebenen Einsatz von Bisphosphonaten im Kindes- und Jugendalter, geordnet nach Krankheitsgruppen, vorgenommen werden (▶ Übersicht »Einsatz von Bisphosphonaten im Kindes- und Jugendalter«).

Einsatz von Bisphosphonaten im Kindes- und Jugendalter

- **Hämatologie/Onkologie**
  - Knochenmetastasierende Tumoren
  - Tumorinduzierte Hyperkalzämie
  - Schwere chemotherapieinduzierte Osteoporosen
  - Hämatologische Erkrankungen mit primärer oder sekundärer ossärer Beteiligung
- **Erbliche/systemische Knochenerkrankungen**
  - Osteogenesis imperfecta
  - Schwere juvenile Osteoporose
  - Juvenile Paget-Erkrankung (Synonyme: Hyperostosis corticalis deformans juvenilis, idiopathische Hyperphosphatasie)
  - Osteoporosis-Pseudoglioma-Syndrom (OPPG)
  - McCune-Albright-Syndrom
  - Speichererkrankungen mit schwerer ossärer Beteiligung (Morbus Gaucher, Mucolopidose II, Mucopolysaccharidose Typ IV)
- **Erworbene Störungen des Mineral- und Knochenstoffwechsels**
  - Glukokortikoidinduzierte Osteoporosen
  - Immobilitätsosteoporosen (bei infantiler Zerebralparese, neuromuskulären Erkrankungen oder langanhaltenden posttraumatischen Schädigungen)
  - Schwere Osteoporosen anderer Genese
  - Hyperkalziämieinduziertes Nierenversagen

Wegen der Seltenheit einzelner Osteopathien im Kindes- und Jugendalter, die ggf. die Indikation zu einer Bisphosphonattherapie stellen lassen, ist es weiterhin notwendig, Wirkungen und Nebenwirkungen durch weitere klinische Studien zu evaluieren sowie im Sinne einer besseren Vergleichbarkeit der publizierten Daten standardisierte Behandlungsprotokolle zu entwickeln. Ebenso sind Langzeitbeobachtungen erforderlich, da Bisphosphonate nach Therapie über Jahrzehnte im Knochen verweilen können und es bisher unbekannt ist, ob durch Bisphosphonatablagerungen bedenkliche Langzeitnebenwirkungen auftreten können. Bekannt ist auch, dass eine alleinige Zunahme der Knochendichte unter einer Bisphosphonatbehandlung nicht in jedem Fall zu einem festeren stabileren Knochen führt [27], [46].

Aktuelle Studien, Reviews und Cochrane-Analysen sehen deshalb den breiten Einsatz von Bisphosphonaten im Kindes- und Jugendalter eher kritisch [1], [3], [8], [29].

Als allgemein anerkannte Indikation gilt der Einsatz von Bisphosphonaten bei der schweren Form der Osteogenesis imperfecta [1], [8], die auf Mutationen in einer der beiden Kollagen-Typ-1-(Col1A1, Col1A2-)Ketten beruht.

Nicht in die aktuellen Studienanalysen eingegangen ist eine Vielzahl von positiven Fallberichten zum Einsatz von Bisphosphonaten im Kindes- und Jugendalter bei verschiedenen Osteopathien. Es muss jedoch angemerkt werden, dass einzelne spezifische Osteopathien im Kindes- und Jugendalter sehr selten sind und aus diesem Grund klinische Doppelblindstudien kaum durchzuführen sind, sodass für diese auch in absehbarer Zeit keine evaluierbaren Daten vorliegen werden.

Dennoch sprechen auch aktuelle Publikationen für den positiven Effekt von Bisphosphonaten im Kindes- und Jugendalter außerhalb des Indikationsgebietes der schweren Osteogenesis imperfecta. Einige Wesentliche sollen abschließend erwähnt werden. Über den positiven Effekt von Bisphosphonaten bei hyperkalziämiebedingtem Nierenversagen bei 3 Patienten wurde jüngst berichtet [2]. Auch weitere seltene Knochenerkrankungen, wie das Osteoporosis-Pseudoglioma-Syndrom (OPPG) konnten durch eine Bisphosphonattherapie positiv beeinflusst werden [4].

Aktuelle Untersuchungen zu Nebenwirkungen beim Einsatz von Bisphosphonaten im Kindes- und Jugendalter und bei jungen Erwachsenen zeigten keine bedenklichen Nebeneffekte. Eine unter Bisphosphonattherapie bei Erwachsenen selten auftretende Kiefer-Osteonekrose wurde unter 278 pädiatrischen Patienten nicht beobachtet [12]. Ein möglicherweise teratogener Effekt von Bisphosphonaten wurde in einer aktuellen Studie bei mehr als 20 Schwangeren unter Bisphosphonatbehandlung nicht belegt [26].

Zusammenfassend muss dennoch festgestellt werden, dass die Diskussion zur Indikation des Einsatzes von Bisphosphonaten im Kindes- und Jugendalter neben schweren Formen der Osteogenesis imperfecta auch anhand der aktuellen Datenlage nicht endgültig zu beantworten ist. Weitere Studien zur Bisphosphonattherapie mit Erfassung von Parametern des Knochenstoffwechsels, der Knochendichte, der Frakturhäufigkeit, einer Schmerzreduktion, von Wachstum und Mobilität sowie der muskuloskelettalen Funktion bei Kindern und Jugendlichen mit verschiedenen primären und sekundären Osteopathien sind unverändert notwendig.

Literaturverzeichnis

[1] Alharbi M, Pinto G, Finidori G et al. (2008) Pamidronate treatment of children with moderate-to-severe osteogenesis imperfecta: a note of caution. Horm Res 71: 38–44

[2] Auron A, Tal L, Srivastava T, Alon US (2009) Reversal of hypercalcemic acute kidney injury by treatment with intravenous bisphosphonates. Pediatr Nephrol: 24(3): 613-617, Epub 2008 Oct 7

[3] Bachrach, L.K., Ward, L.M. (2009) Clinical Review: Bisphosphonate use in childhood osteoporosis. J Clin Endocrinol Metab 94(2): 400–409

[4] Barros ER, Dias da Silva MR, Kunii IS, Lazaretti-Castro M (2008) Three years follow-up of pamidronate therapy in two brothers with osteoporosis-pseudoglioma syndrome (OPPG) carrying an LRP5 mutation. J Pediatr Endocrinol Metab 21: 811–818

[5] Batch JA, Couper JJ, Rodda C, Cowell CT, Zacharin M (2003) Use of bisphosphonate therapy for osteoporosis in childhood and adolescence. J Paediatr Child Health 39: 88–92

[6] Body JJ, Bartl R, Burckhardt P et al. (1998) Current use of bisphosphonates in oncology. International Bone and Cancer Study Group. J Clin Oncol 16: 3890–3899

[7] Cassinelli HR, Mautalen CA, Heinrich JJ, Miglietta A, Bergada C (1992) Familial idiopathic hyperphosphatasia (FIH): response to long-term treatment with pamidronate (APD). Bone Miner 19: 175–184

[8] Castillo H, Samson-Fang L (2009) Effects of bisphosphonates in children with osteogenesis imperfecta: an AACPDM systematic review. Dev Med Child Neurol 51:17–29

[9] Cecchini MG, Fleisch H (1990) Bisphosphonates in vitro specifically inhibit, among the hematopoietic series, the development of the mouse mononuclear phagocyte lineage. J Bone Miner Res 5: 1019–1027

[10] Chong B, Hedge M, Fawkner M et al. (2003) Idiopathic hyperphosphatasia and TNFRSF11B mutations: relationships between phenotype and genotype. J Bone Miner Res 18: 2095–2104

[11] Ciana G, Cuttini M, Bembi B (1997) Short-term effects of pamidronate in patients with Gaucher‹s disease and severe skeletal involvement. N Engl J Med 337: 712

[12] Chahine C, Cheung MS, Head TW, Schwartz S, Glorieux FH, Rauch F (2008) Tooth extraction socket healing in pediatric patients treated with intravenous pamidronate. J Pediatr 153: 719–720

[13] Cundy T, Hegde M, Naot D et al. (2002) A mutation in the gene TNFRSF11B encoding osteoprotegerin causes an idiopathic hyperphosphatasia phenotype. Hum Mol Genet 11: 2119–2127

[14] Demir E, Bereket A, Ozkan B, Topcu M (2000) Effect of alendronate treatment on the clinical picture and bone turnover markers in chronic idiopathic hyperphosphatasia. J Pediatr Endocrinol Metab 13 217–221

[15] Evequoz V, Trechsel U, Fleisch H (1985) Effect of bisphosphonates on production of interleukin 1-like activity by macrophages and its effect on rabbit chondrocytes. Bone 6: 439–444

[16] Falk MJ, Heeger S, Lynch KA, DeCaro KR, Bohach D, Gibson KS, Warman ML (2003) Intravenous bisphosphonate therapy in children with osteogenesis imperfecta. Pediatrics 111: 573–578

[17] Fleisch H (1989) Bisphosphonates: a new class of drugs in diseases of bone and calcium metabolism. Recent Results Cancer Res 116: 1–28

[18] Fleisch H (1991) Bisphosphonates. Pharmacology and use in the treatment of tumour-induced hypercalcaemic and metastatic bone disease. Drugs 42: 919–944

[19] Fleisch H (1997) Mechanisms of action of the bisphosphonates. Medicina (B Aires) 57, Suppl 1: 65–75

[20] Fleisch H (2001) Zoledronic acid: an evolving role in the treatment of cancer patients with bone disease. Semin Oncol 28: 45–47

[21] Fleisch H (2002) Development of bisphosphonates. Breast Cancer Res 4: 30–34

[22] Fujiwara I, Ogawa E, Igarashi Y, Ohba M, Asanuma A (1998) Intravenous pamidronate treatment in osteogenesis imperfecta. Eur J Pediatr 157: 261–262

[23] Glorieux FH (2001) The use of bisphosphonates in children with osteogenesis imperfecta. J Pediatr Endocrinol Metab: 14, Suppl 6: 1491–1495

[24] Glorieux FH, Bishop NJ, Plotkin H, Chabot G, Lanoue G, Travers R (1998) Cyclic administration of pamidronate in children with severe osteogenesis imperfecta. N Engl J Med 339: 947–952

[25] Gong L, Hoshi K, Ejiri S, Nakajima T, Shingaki S, Ozawa H (2003) Bisphosphonate incadronate inhibits maturation of ectopic bone induced by recombinant human bone morphogenetic protein 2. J Bone Miner Metab 21: 5–11

[26] Levy S, Fayez I, Taguchi N et al. (2009) Pregnancy outcome following in utero exposure to bisphosphonates. Bone 44(3): 428–430

[27] Marini JC (2003) Do bisphosphonates make children‹s bones better or brittle? N Engl J Med 349: 423–426

[28] Montpetit K, Plotkin H, Rauch F, Bilodeau N, Cloutier S, Rabzel M, Glorieux FH (2003) Rapid increase in grip force after start of pamidronate therapy in children and adolescents with severe osteogenesis imperfecta. Pediatrics 111: 601–603

[29] Phillipi CA, Remmington T, Steiner RD (2008) Bisphosphonate therapy for osteogenesis imperfecta. Cochrane Database Syst Rev 4, CD005088

[30] Plotkin H, Rauch F, Bishop NJ, Montpetit K, Ruck-Gibis J, Travers R, Glorieux FH (2000) Pamidronate treatment of severe osteogenesis imperfecta in children under 3 years of age. J Clin Endocrinol Metab 85: 1846–1850

[31] Rauch F, Glorieux FH (2000) Bisphosphonate in der Pädiatrie. Monschr Kdheilkd 148: 334–341

[32] Rauch F, Plotkin H, Travers R, Zeitlin L, Glorieux FH (2003) Osteogenesis imperfecta types I, III, and IV: effect of pamidronate therapy on bone and mineral metabolism. J Clin Endocrinol Metab 88: 986–992

[33] Rauch F, Travers R, Plotkin H, Glorieux FH (2002) The effects of intravenous pamidronate on the bone tissue of children and adolescents with osteogenesis imperfecta. J Clin Invest 110: 1293–1299

[34] Robinson C, Baker N, Noble J et al. (2002) The osteodystrophy of mucolipidosis type III and the effects of intravenous pamidronate treatment. J Inherit Metab Dis 25: 681–693

[35] Rodan GA, Fleisch HA (1996) Bisphosphonates: mechanisms of action. J Clin Invest 97: 2692–2696

[36] Roth AJ, Abendroth K, Seidel J, Neubert H, Venbrocks R (1996) Management of primary idiopathic hyperphosphatasemia with calcitonin: a case report. Int Orthop 20: 58–60

[37] Samuel R, Katz K, Papapoulos SE, Yosipovitch Z, Zaizov R, Liberman UA (1994) Aminohydroxy propylidene bisphosphonate (APD) treatment improves the clinical skeletal manifestations of Gaucher‹s disease. Pediatrics 94: 385–389

[38] Schoenau E, Rauch F (2002) Fibrous dysplasia. Horm Res 57, Suppl 2: 79–82

[39] Seidel J, Abendroth K, Müller A, Kauf E (1998) Hyperostosis corticalis deformans juvenilis/HCDJ-Ergebnisse nach 2,5 jähriger Pamidronat-Therapie. Osteologie 7 (Suppl1): 69

[40] Singer FR, Clemens TL, Eusebio RA, Bekker PJ (1998) Risedronate, a highly effective oral agent in the treatment of patients with severe Paget‹s disease. J Clin Endocrinol Metab 83: 1906–1910

[41] Singer F, Siris E, Shane E, Dempster D, Lindsay R, Parisien M (1994) Hereditary hyperphosphatasia: 20 year follow-up and response to disodium etidronate. J Bone Miner Res 9: 733–738

[42] Singer FR, Minoofar PN (1995) Bisphosphonates in the treatment of disorders of mineral metabolism. Adv Endocrinol Metab 6 259–288

[43] Srivastava T, Alon US (2003) The role of bisphosphonates in diseases of childhood. Eur J Pediatr 162: 735–751

[44] Viereck V, Emons G, Lauck V, Frosch KH, Blaschke S, Grundker C, Hofbauer LC (2002) Bisphosphonates pamidronate and zoledronic acid stimulate osteoprotegerin production by primary human osteoblasts. Biochem Biophys Res Commun 291: 680–686

[45] Vitte C, Fleisch H, Guenther HL (1996) Bisphosphonates induce osteoblasts to secrete an inhibitor of osteoclast-mediated resorption. Endocrinology 137: 2324–2333

[46] Whyte MP, Wenkert D, Clements KL, McAlister WH, Mumm S (2003) Bisphosphonate-induced osteopetrosis. N Engl J Med 349: 457–463

[47] Zeitlin L, Rauch F, Plotkin H, Glorieux FH (2003) Height and weight development during four years of therapy with cyclical intravenous pamidronate in children and adolescents with osteogenesis imperfecta types I, III, and IV. Pediatrics 111: 1030–1036

2 Knochenkrankheiten mit erhöhter Knochendichte

2.1 Morbus Paget

C. Niedhart

Definition

Der Morbus Paget (Synonym: Ostitis deformans Paget) ist eine mono- oder polyostotische, progrediente Skeletterkrankung auf dem Hintergrund einer genetischen Prädisposition, charakterisiert durch lokal erhöhte Knochenumbauvorgänge mit dem Risiko von Verformungen, chronischen Schmerzen und Frakturen sowie artikulären, neurologischen und kardiologischen Komplikationen.

Epidemiologie

In mehreren radiologischen Studien sowohl für England als auch die USA zeigten sich bei zwischen 2% und 5,4% der Bevölkerung über 55 Jahren Veränderungen im Sinne eines Morbus Paget. Bei 85-Jährigen war die Inzidenz etwa 5-fach höher, sodass von einer Altersabhängigkeit auszugehen ist [2], [3]. Über die letzten 20 Jahre scheint die Prävalenz zumindest für England rückläufig zu sein [4]. Auch für Deutschland liegen mehrere Studien zur Inzidenz des Morbus Paget vor, die hier ermittelten Werte liegen jedoch deutlich niedriger: Während sich in einer Sektionsstudie aus dem Jahr 1932 eine Prävalenz von 3% für den Raum Dresden ergab [16], ermittelten Ringe et al. [14] anhand von Röntgenbildern für den Raum Hamburg eine Prävalenz von 1,1% für die Beckenregion und geschätzte 1,8% für das Gesamtskelett. In einer Befragung von über 6000 Ärzten in Baden-Württemberg wurden insgesamt 325 Fälle berichtet, obwohl 120.000 zu erwartende Fälle geschätzt wurden. Da hier nur klinisch symptomatische Fälle bzw. bekannte Röntgenzufallsbefunde erfasst wurden, erstaunen die deutlich niedrigeren Zahlen nicht [25]. Die Dunkelziffer nichtdiagnostizierter Fälle von Morbus Paget scheint dementsprechend außerordentlich hoch zu sein, wobei nicht beantwortet werden konnte, ob es sich um klinisch asymptomatische Fälle handelte oder um klinisch relevante und nichtdiagnostizierte Fälle. Bekannt ist, dass nur etwa 10% aller radiologisch festgestellten Fälle mit Morbus Paget Beschwerden im Sinne lokaler Schmerzen entwickeln. Häufig erfolgt die Diagnosestellung erst Jahre nach dem ersten Auftreten der lokalen Schmerzen, da die Paget-Erkrankung ohne Behandlung chronisch progredient in dem betroffenen Skelettareal fortschreitet.

Pathophysiologie

Der erhöhte Umbau wird durch pathologische Riesenosteoklasten mit stark erhöhter Resorptionsaktivität ausgelöst. Kompensatorisch besteht eine überstürzte Knochenformationsaktivität der Osteoblasten. Es entsteht ein hypervaskularisierter Knochen, der eine verminderte mechanische Stabilität aufweist. Die Ursache der osteoklastären Störung ist nicht vollständig aufgeklärt. Bei erblichen Formen des Morbus Paget des Knochens wurden Mutationen in Komponenten des NF-κB-Signalweges nachgewiesen [8]. Bei sporadischen Erkrankungen diskutiert man eine virale Ätiologie und eine genetische Komponente [9].

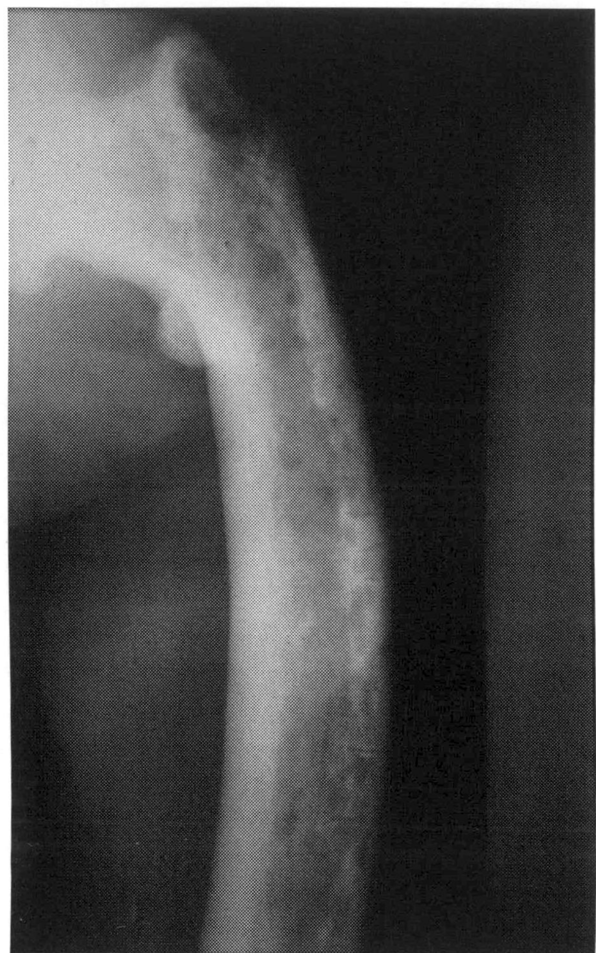

Abb. 2.1. Varische Deformierung des linken Femurs bei einer 90-jährigen Patientin. Die Kompakta ist auf der Konkavseite verdickt, auf der Konvexseite aufgeblättert mit kleinen quer verlaufenden Infraktionen. (Aus Peters 2002)

Klinisches Bild

Durch den pathologisch erhöhten Knochenstoffwechsel stehen zwei Symptome im Vordergrund:

- Zum einen führt die verminderte mechanische Stabilität vor allem in Bereichen vermehrter statischer Belastung zur Deformierung. Betroffen sind hier vor allem Femur und Tibia (Abb. 2.1). Der vermehrte biomechanische Stress führt zu Schmerzen, kortikale Fissuren sind möglich, manifeste Frakturen können folgen. Häufig entwickeln sich Sekundärarthrosen der benachbarten Gelenke (Abb. 2.2).

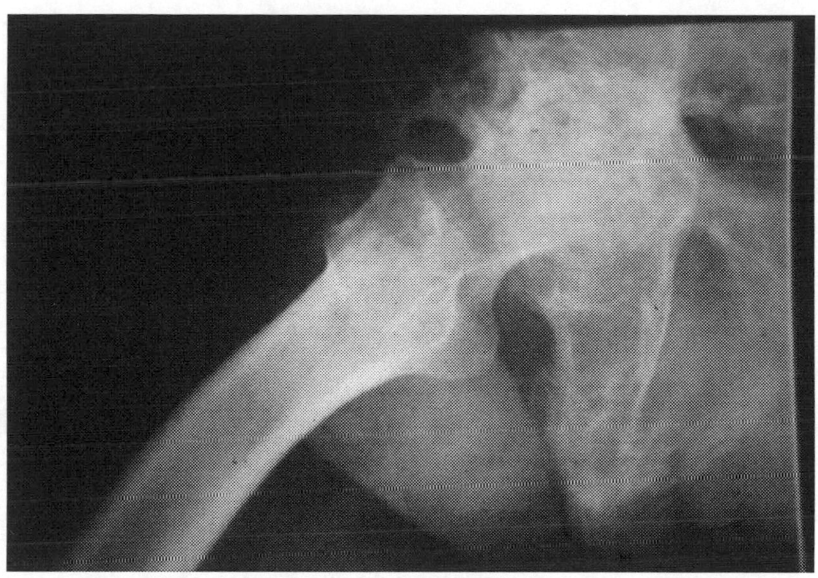

Abb. 2.2. Destruierende Coxarthrose rechts bei Morbus Paget des Beckens

- Zum anderen entsteht über die vermehrte Vaskularisation, Gefäßerweiterung und vermehrte Durchblutung im betroffenen Bereich eine Überwärmung, die vom Patienten beschrieben und auch klinisch wahrgenommen werden kann.

In Spätstadien droht durch die Auftreibung des Paget-Knochens (z. B. Zunahme der Schädelgröße) besonders bei Befall der Wirbelkörper und der Schädelbasis eine Einengung der Nervenkanäle und Durchtrittsstellen. Bei Schädelbefall tritt in 30–50% eine Hypakusis auf. Ursache sind Schallempfindungsstörungen und seltener Schallleitungsstörungen durch ankylosierte Ohrknöchelchen oder eine Kompression des Hörnervs.

Eine maligne Entartung tritt bei deutlich weniger als 1% der symptomatischen Fälle auf. Klinisch fällt eine plötzliche Zunahme des Beschwerdebildes auf, es zeigen sich rapid progrediente Osteolysen oder auch eine vermehrte Formation, oft mit Anstieg der alkalischen Phosphatase im Serum. Histologisch liegt meist ein Osteosarkom vor. Befallen werden vor allem Becken, Femur und Humerus. Bei polyostotischem Morbus Paget scheint die maligne Entartung häufiger vorzukommen. Bei unklarem Befund empfiehlt sich eine Biopsie aus dem betroffenen Bereich zum sicheren Nachweis bzw. Ausschluss einer malignen Entartung.

In ausgeprägten Fällen kann es durch den z. T. erheblich gesteigerten Blutfluss durch den hypervaskularisierten Knochen zu einer vermehrten kardiovaskulären Volumenbelastung kommen.

Diagnostik

Röntgen

Die Diagnose des Morbus Paget ist in der überwiegenden Mehrzahl der Fälle radiologisch zu stellen. Entweder handelt es sich hierbei um einen radiologischen Zufallsbefund klinisch nicht manifester Läsionen oder um eine radiologische Diagnose nach Untersuchung einer schmerzhaften Region. Prinzipiell sollten nur knöcherne Areale mit Beschwerden geröntgt werden, nicht aber ein Ganzkörperröntgen durchgeführt werden, wenn keine Konsequenzen daraus zu erwarten sind.

Die Frühmanifestationen des Morbus Paget sind osteolytischer Natur (Osteolysis circumscripta cranii, V-förmige Osteolyse im Bereich des medioanterioren Schaftes von langen Röhrenknochen). In der zweiten, häufigsten Phase liegt ein Mischbild aus lytischen und sklerotischen Veränderungen vor. Die dritte Phase ist vorwiegend durch Sklerosierungen gekennzeichnet. Hier sind dann regelhaft Auftreibungen und Deformierungen der befallenen Knochen zu sehen. Die Kompakta der Konkavseite ist verdickt, die der Konvexseite aufgeblättert und streifig (Abb. 2.1). Die Spongiosa zeigt sich verplumpt und vergröbert, von einzelnen osteolytischen Herden durchsetzt. Auf der Konvexseite können querverlaufende Infrakturen auftreten [5], [9]. Alle drei Phasen können auch gleichzeitig vorhanden sein.

Szintigrafie

Im Rahmen der Erstdiagnostik kann eine Szintigrafie mit einem radioaktiv markierten Bisphosphonat (99mTechnetium) zum Aufspüren weiterer Herde durchgeführt werden, da mit diesem Verfahren bis zu 50% mehr befallene Areale entdeckt werden können als mit konventionellem Röntgen [23]. Betroffene Areale imponieren als fokale Mehrspeicherungen, wobei jede Mehrspeicherung röntgenologisch als Paget-Befall identifiziert werden muss (Abb. 2.3). Die Frage nach der klinischen Relevanz ist für den einzelnen Patienten zu beantworten.

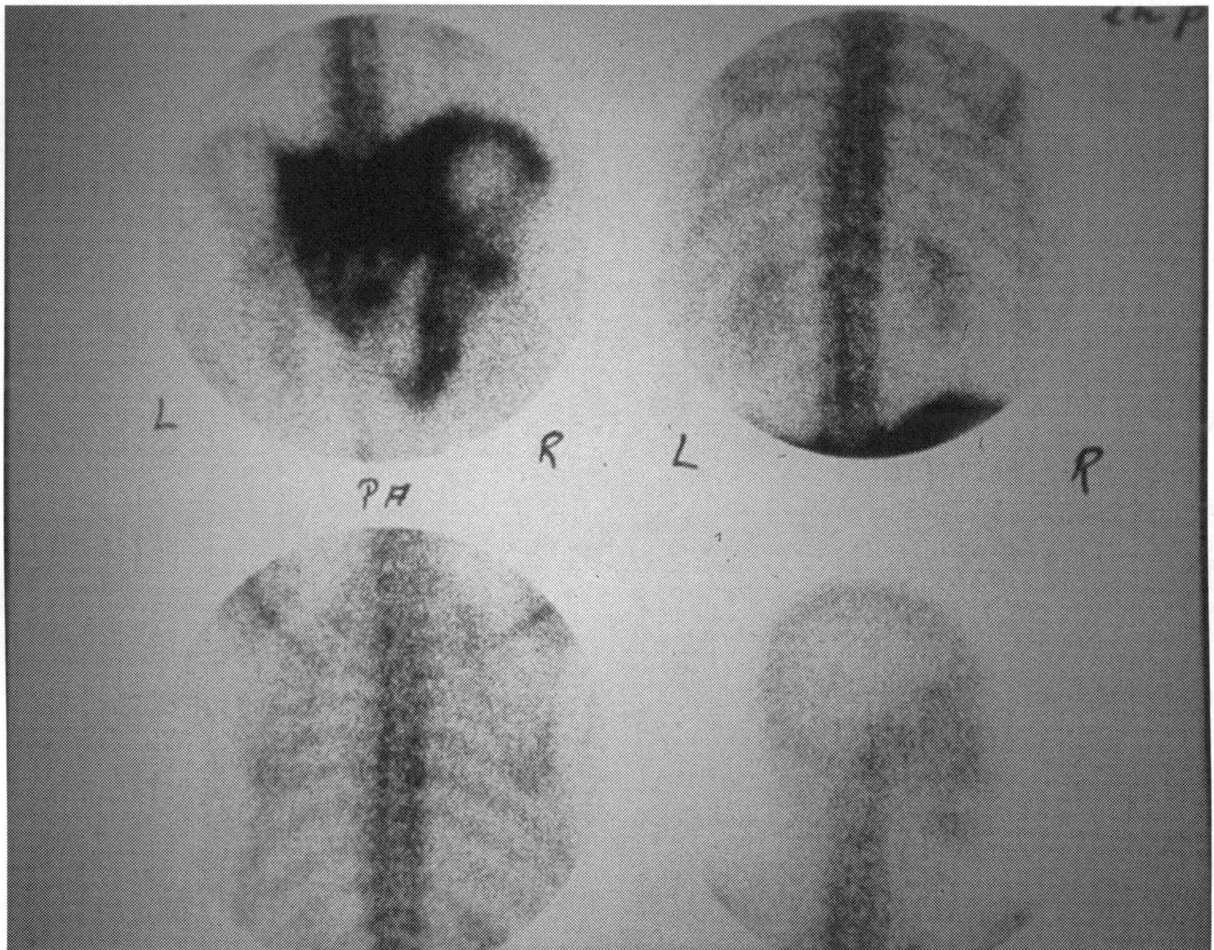

Abb. 2.3. Szintigrafie bei einem Morbus Paget des Beckens mit typischer ausgeprägter, fokaler Mehrspeicherung. (Aus Peters 2002)

Computertomografie (CT) oder Magnetresonanztomografie (MRT)

Schichtbildverfahren dienen in erster Linie zur Abklärung spinaler oder neurologischer Komplikationen, bei unklarer Differenzialdiagnose und zum Ausschluss anderer Läsionen. Auch beim Verdacht auf eine sarkomatöse Entartung kann das MRT Hinweise geben.

Knochenbiopsie

Eine Biopsie aus dem betroffenen Areal wird empfohlen, um in Zweifelsfällen eine Diagnose zu sichern bzw. eine maligne Entartung auszuschließen. Sie ist in der Regel jedoch nicht notwendig.

Labor

Die Aktivität der alkalischen Phosphatase (AP) im Serum ist in über 85% der Fälle mit unbehandeltem Morbus Paget erhöht und hat daher den höchsten Stellenwert sowohl zur Diagnosestellung als auch zur Verlaufsbeobachtung. Aktivität der Herde und AP-Erhöhung korrelieren in der Regel. Selten, insbesondere bei kleinen, wenig aktiven Herden kann die AP im Normbereich liegen. In der Regel ist die Bestimmung der Gesamt-AP ausreichend, die skelettspezifische AP wird nur bei unklaren Konstellationen oder gleichzeitiger Erhöhung der Leberwerte bestimmt. Die Bestimmung weiterer Knochenstoffwechselparameter ist meist nicht notwendig. Differenzialdiagnostisch ist vor allem eine Erhöhung der AP bei Vitamin-D-Mangel zu bedenken.

Zur Verlaufskontrolle unter Therapie sollte die AP zunächst in 3-monatigen, später in 6-monatigen Abständen kontrolliert werden.

Therapie

Die Ziele der Behandlung des Morbus Paget sind eine Linderung der Schmerzen im betroffenen Skelettareal sowie den chronisch-progredienten Knochenumbau zu bremsen und dadurch die weitere Ausbreitung der Paget-Erkrankung in dem betroffenen Knochen zu verhindern. In der Regel werden auch die im Vordergrund des klinischen Beschwerdebildes stehenden lokalen Schmerzen durch die medikamentöse Reduzierung der Aktivität des Knochenumbaus im vom Morbus Paget betroffenen Skelettareal deutlich gebessert.

Therapieindikationen sind gegeben

- bei Vorliegen von Schmerzen im Paget-Areal oder anderen beeinträchtigenden Symptomen,
- bei Befall von Skelettanteilen, die mechanisch belastet sind und deformiert werden können (z. B. Becken, Femur, Tibia) oder bei Gefahr funktioneller Störungen von Nerven, ZNS, Gehör, Gelenken.

Asymptomatische Herde ohne Erhöhung der AP (radiologische Zufallsbefunde) sind in der Regel nicht therapiebedürftig und sollten nach entsprechender Differenzialdiagnostik lediglich kontrolliert werden. Eine Verlaufsbeobachtung wird in jedem Fall empfohlen.

Medikamentöse Therapie

Da nach dem heutigen Verständnis die übermäßige Knochenresorption durch aberrante Paget-Osteoklasten die wesentliche, der Paget-Erkrankung des Knochens zugrunde liegende Ursache ist, hat sich die Hemmung der Knochenresorption durch Bisphosphonate als Therapie der Wahl durchgesetzt.

Der Therapieerfolg kann über eine Senkung der AP im Serum gut kontrolliert werden, Therapieziel ist eine Erniedrigung in den Normbereich. Die zur Therapie des Morbus Paget in Deutschland zugelassenen Medikamente sind in ◘ Tab. 2.1 aufgeführt. Das zur Therapie zugelassene Calcitonin ist ebenso wie die frühen Bisphosphonate (Etidronat, Tiludronat) heute nicht mehr Mittel der Wahl, da durch die modernen Bisphosphonate die Aktivität der Herde deutlich effektiver gesenkt werden kann. Nach der derzeitigen Studienlage scheint die Senkung der AP und insbesondere die Länge des rezidivfreien Intervalls nach Gabe von Zoledronsäure am effektivsten zu sein.

Der Vergleich der unterschiedlichen Medikamente ist in der Leitlinie Morbus Paget des Dachverband Osteologie (DVO) sehr gut dargestellt: In einer 2-jährigen randomisierten Studie wurden Alendronat 40 mg/Tag p.o. und 60 mg Pamidronat/Monat i.v. über 3 Monate miteinander verglichen. Hierbei wurde eine Normalisierung der AP in 86% (Pamidronat) bzw. 91% (Alendronat) der behandelten Patienten beobachtet [21]. Alendronat (40 mg/Tag über 6 Monate) wurde in einer weiteren randomisierten Studie hinsichtlich der Wirkung auf die S-AP-Normalisierung im Vergleich zu einer Placebogruppe und einer Gruppe mit 400 mg/Tag Etidronat oral über 6 Monate untersucht [19]. Unter Alendronat sank die AP in 57% in den Normbereich, unter Etidronat nur in 17%. Unter Placebo wurde erwartungsgemäß ein weiterer Anstieg der AP um 8% des Ausgangswertes beobachtet.

In einer offenen Multicenterstudie wurde beobachtet, dass 30 mg/Tag Risedronat über 84 Tage eine AP-Normalisierung in 54% erzielten [19]. Bei einer Gabe von 30 mg Risedronat über 60 Tage gegenüber 400 mg Etidronat über 180 Tage zeigte sich eine AP-Normalisierung unter Risedronat in 73% der Fälle und unter Etidronat nur in 15%. Eine Gabe von 2 mg Ibandronat, einmalig als Kurzinfusion, bewirkte nur bei 9 von 20 Patienten eine AP-Normalisierung, wobei nach 12 Monaten bei allen 20 Patienten ein Rezidiv im Sinne eines erneuten AP-Anstiegs auftrat [24]. Eine einmalige Gabe von 5 mg Zoledronsäure i.v. zeigte bei 177 Patienten im Vergleich zu 172 Patienten, die mit Risedronat 30 mg/Tagp.o. über 60 Tage behandelt wurden, nach 6 Monaten eine AP-Normalisierung bei 89% in der Zoledronatgruppe und bei 58% der Patienten in der Risedronatgruppe [15]. Die Schmerzreduktion war in der mit Zoledronat behandelten Gruppe größer. Zoledronsäure zeigte in der offenen Verlängerung der Studie über 6 Monate eine länger anhaltende Wirksamkeit als Risedronat. Zu beachten ist das allgemeine Nebenwirkungs- und Kontraindikationsspektrum der Bisphosphonate.

Publizierte Studien über die Effizienz der medikamentösen Behandlungsstrategien bei Morbus Paget belegen die erfolgreiche Hemmung der Paget-Aktivität über die Senkung der AP-Spiegel. Die Wirkstärke ist unterschiedlich und bei der Wahl des Bisphosphonates entsprechend zu berücksichtigen [22], [24]. Sollte mit einem der Präparate kein ausreichender Therapieeffekt erreicht werden, ist entweder die Dosis zu erhöhen oder es sollte auf ein anderes Präparat gewechselt werden. Eine allgemeine Bisphosphonatresistenz als Klasseneffekt scheint nicht zu existieren [6].

Nach Beginn einer medikamentösen Therapie sollte die AP in 3-monatigen Abständen kontrolliert werden,

◘ Tab. 2.1. In Deutschland zugelassene Medikamente zur Behandlung des Morbus Paget des Knochens

Wirkstoff	Dosis	Dauer
Calcitonin	100 IE/Tag s.c. gefolgt von bis zu 300 IE/Woche s.c.	1 Monat Weiter für 6 Monate
Etidronat	400 mg/Tag p.o.	6 Monate
Pamidronat	30 mg/Woche i.v. über 4 h	6 Wochen
Tiludronat	400 mg/Tag p.o.	3 Monate
Risedronat	30 mg/Tag p.o.	2 Monate
Zoledronsäure	5 mg Kurzinfusion 15 min	Einmalig

nach effektiver Senkung alle 6 Monate. Ebenso erfolgt die Kontrolle der AP bei Wiederauftreten der klinischen Symptomatik. Bei einem erneuten Anstieg der AP über mindestens 25% des minimalen AP-Wertes hinaus mit Lage oberhalb des Normbereichs sollte eine medikamentöse Therapie wieder eingeleitet werden.

Bei Fortbestehen der klinischen Beschwerdesymptomatik, trotz effektiver Senkung der AP, sollte ebenso wie bei neu auftretenden Beschwerden eine radiologische Kontrolle durchgeführt werden, um eine Progredienz der Herde zu überprüfen bzw. die gestellte Diagnose zu überprüfen. Zu beachten ist, dass sich das betroffene Areal niemals über Gelenke oder den betroffenen Knochen hinaus ausbreitet. Insbesondere bei zunehmenden sklerosierenden Arealen, die die Knochen- oder Gelenkgrenzen nicht respektieren, muss auch an ein osteoblastisches Mamma-, Prostatakarzinom oder in sehr seltenen Fällen auch an ein Paget-Sarkom gedacht werden.

Operative Therapie

Aus orthopädisch-traumatologischer Sicht ist der Morbus Paget neben der allgemeinen Therapie der Aktivitätssenkung der Osteoklasten vor allem unter folgenden Gesichtspunkten relevant:

Zum einen bei Korrekturbedarf zunehmender Deformitäten oder pathologischer Frakturen im betroffenen Areal, zum anderen bei endoprothetischer Versorgung im durch Morbus Paget veränderten Knochen. Bei neurologischen Symptomen aufgrund von Kompressionen durch Knochendeformierungen im Bereich des Spinalkanals müssen dekomprimierende Eingriffe an der Wirbelsäule durchgeführt werden. Elektive orthopädische Eingriffe sollten in Zentren mit osteologischer Kompetenz durchgeführt werden.

Hauptproblem der operativen Versorgung der vom Morbus Paget betroffenen Bereiche ist zum einen die biomechanische Minderwertigkeit des betroffenen Knochens, zum anderen die deutlich erhöhte Vaskularisation, die unweigerlich zum erhöhten Blutverlust führt.

Aus diesem Grund sollte bei aktiven Herden vor einem elektiven Eingriff eine Therapie mit Bisphosphonaten initiiert werden, um die Hyperämie der betroffenen Bereiche zu reduzieren. Die Therapie sollte wenigstens 6 Wochen, nach Möglichkeit 3 Monate vor der Operation durchgeführt werden [7], [11], [20].

Bei endoprothetischer Versorgung in betroffenen Arealen scheint prinzipiell ein leicht erhöhtes intra- und postoperatives Risiko zu bestehen, das wohl vor allem auf die erhöhte Durchblutung des betroffenen Areals zurückzuführen ist. Auf diese erhöhten Risiken muss der Patient ebenso wie auf eine erhöhte Rate heterotoper Ossifikationen besonders aufgeklärt werden. Die aseptische Lockerungsrate scheint – wenn überhaupt – nur gering erhöht [12]. Bestehende Deformitäten müssen bei der präoperativen Planung berücksichtigt und ggf. zusätzlich korrigiert werden.

Bei sekundären Deformitäten infolge Morbus Paget kommen Korrekturosteotomien infrage, einerseits zur Begrenzung lokaler Schmerzen, andererseits zur Korrektur von Gelenkfehlstellungen und zur Vermeidung von deformitätsbedingten pathologische Frakturen [10]. Auch hier scheint eine höhere Komplikationsrate zu bestehen, insbesondere im Bereich des Femurs [13]. Prospektiv vergleichende Studien liegen jedoch bisher nicht vor.

Etwa bei einem Drittel der Patienten mit symptomatischem spinalem Befall durch Morbus Paget treten spinale Stenosen mit den entsprechenden Symptomen auf [1].

Neben einer medikamentösen Therapie sollte hier frühzeitig eine spinale Dekompression durchgeführt werden, um dauerhafte neurologische Defizite zu vermeiden.

Im Falle eines seltenen Morbus Paget assoziierten Sarkoms ist die entsprechende Therapie in einem orthopädisch-onkologischen Zentrum einzuleiten.

Literatur

[1] Altman RD, Brown M, Gargano F (1987) Low back pain in Paget's disease of bone. Clin Orthop Rel Res 217: 152–161

[2] Altman RD, Bloch DA, Hochberg MC, Murphy WA (2000) Prevalence of pelvic Paget's disease of bone in the United States. J Bone Miner Res 15: 461–465

[3] Barker DJ, Clough PW, Guyer PB, Gardner MJ (1977) Paget's disease of bone in 14 British towns. Br Med J 1: 1181–1183

[4] Cooper C, Schafheutle K, Dennison E, Kellingray S, Guyer P, Barker D (1999) The epidemiology of Paget's disease in Britain: Is the prevalence decreasing? J Bone Miner Res 14:192–197

[5] Freyschmidt J (1990) Ostitis deformans Paget. In: Freyschmidt J (Hrsg) Handbuch diagnostischer Radiologie. Springer, Berlin Heidelberg New York Tokio 387–422

[6] Joshua F, Epstein M, Major G (2003) Bisphosphonate resistance in Paget‹s disease of bone. Arthritis & Rheumatism 48(8): 2321–2323

[7] Kaplan FS, Singer FR (1995) Paget's Disease of Bone Pathophysiology, Diagnosis, and Magement. J Am Acad Orthopaedic Surgeons 3: 336–344

[8] Laurin N, Brown JP, Morissette J, Raymond V (2002) Recurrent mutation of the gene encoding sequestosome 1 (SQSTM1/p62) in Paget disease of bone. Am J Hum Genet 70: 1582–1588

[9] Leitlinien Morbus Paget des Dachverband Osteologie (DVO) (2009). http://www.dv-osteologie.org/dvo_leitlinien/dvo-leitlinie-2009. Gesehen 13. Nov 2009

[10] Louette L, Lammens J, Fabry G (1996) The Ilizarov external fixator for treatment of deformities in Paget's disease. Clin Orthop Relat Res 298–303

[11] Ludkowski P, Wilson-Macdonald J (1990) Total arthroplasty in Paget's disease of the hip. A clinical review and review of the literature. Clin Orthop Rel Res 225: 160–167

[12] Parvizi J, Schall DM, Lewallen DG, Sim FH (2002) Outcome of uncemented hip arthroplasty components in patients with Paget's disease. Clin Orthop Relat Res 403: 127–134

[13] Parvizi J, Frankle MA, Tiegs RD, Sim FH (2003) Corrective osteotomy for deformity in Paget disease. J Bone Joint Surg Am 85-A: 697–702

[14] Ringe JD, Jend HH, Becker H (1984) Epidemiologie der Ostitis deformans Paget. Münch med Wschr 126: 683–686
[15] Reid IR, Miller P, Lyles K et al. (2005) Comparison of a single infusion of zoledronic acid with risedronate for paget's disease. N Engl J Med 353: 898–908
[16] Peters KM (Hrsg) (2002) Knochenkrankheiten. Steinkopff, Darmstadt
[17] Schmorl G (1932) Über Ostitis deformans Paget. Virchow Arch path Anat 283: 694
[18] Siris E, Weinstein RS, Altman R et al. (1996) Comparative study of alendronate versus etidronate fort he treatment of Paget's disease of bone. J Clin Endocrinol Metab 81: 961–967
[19] Siris ES, Chines AA, Altman RD et al. (1998) Risedronate in the treatment of Paget's disease of bone: An open label, multicenter study. J Bone Miner Res 13: 1032–1038
[20] Sochart DH, Porter ML (2000) Charnley low-fricton arthroplasty for Paget's disease of the hip. J Arthroplasty 15: 210–219
[21] Walsh JP, Ward LC, Stewart GO et al. (2004) A randomized clinical trial comparing oral alendronate and intravenous pamidronate for the treatment of Pagets disease of bone. Bone 34: 747–754
[22] Watts RA, Skingle SJ, Bhambhani MM, Poutain G, Crisp AJ (1993) Treatment of Paget's disease of bone with single dose intravenous pamidronate . Ann Rheum Dis 52: 616–618
[23] Wellman HN, Schauwecker D, Robb JA, Khairi MR, Johnston CC (1977) Skeletal scintimaging and radiography in the diagnosis and management of Paget's disease. Clin Orthop Rel Res 127: 55–62
[24] Woitge H, Oberwittler H, Heichel S, Grauer A, Ziegler R, Seibel M (2000) Short ansd long term effects of ibandronate treatment on bone turnover in Pagets disease of bone. Clin Chem 46: 684–690
[25] Ziegler R, Holz G, Rotzler B, Minne H (1985) Paget's disease of bone in West Germany. Prevalence and distribution. Clin Orthop Relat Res 194: 199–204

2.2 Osteomyelofibrosen

C. Bertram

Definition

Die Osteomyelofibrose ist gekennzeichnet durch eine progrediente Fibrosierung und Sklerosierung des Knochenmarkraumes und betrifft daher alle Knochen mit spongiösen Anteilen. Die Fibrosierung führt zu einer zunehmenden Verdrängung der knöchernen Blutbildungsherde mit nachfolgender Insuffizienz der medullären Hämatopoese. Hierauf reagiert die extramedulläre Blutbildung durch eine Steigerung der Hämatopoese in Milz, Leber, Lymphknoten und anderen Organen. Bei fehlenden Möglichkeiten die medulläre Insuffizienz auszugleichen, kommt es zur Freisetzung von unreifen Vorstufen der Erythro- und Granulozytopoese [1].

Die Erkrankung betrifft fast ausschließlich Erwachsene und zeigt einen Häufigkeitsgipfel im 5. und 6. Dezennium. Die Erkrankung ist selten und zeigt eine Inzidenz von ca. 1 pro 100.000 Einwohner. Eine Geschlechtsdisposition ist nicht vorhanden.

Ätiologie und Pathogenese

Man unterscheidet zwischen der primären Osteomyelofibrose, deren Ätiologie nicht geklärt ist, und den sekundären Formen. Letztere können aus myeloproliferativen Erkrankungen (z. B. Polycythaemia vera, chronisch-myeloische Leukämie, Haarzell-Leukämie) oder seltener infolge einer malignen Histiozytose oder eines malignen Lymphoms entstehen. Ferner sind toxische und entzündliche Schädigungen des Knochenmarks als Auslöser einer sekundären Osteomyelofibrose bekannt (z. B. Blei-, Fluor-, Phosphor-, Kohlenwasserstoffvergiftungen, Zytostatika oder chronische Osteomyelitis).

Die Pathogenese ist nicht endgültig gesichert, wahrscheinlich handelt es sich jedoch um eine Stammzellschädigung im Sinne einer klonalen Erkrankung der Hämatopoese. Genauer wird eine Schädigung einer pluripotenten hämatopoetischen Stammzelle oder einer primitiven, mesenchymalen Stammzelle angenommen. Es resultiert eine Vermehrung der myelo- und erythropoetischen Reihe, insbesondere der Megakaryozyten. Durch den Zerfall der Megakaryozyten kommt es zur Freisetzung des »platelet-derived growth-factor« (PDGF). Es tritt aber außerdem eine verstärkte Sezernierung des »transforming growth-factor« beta und des Faktor IV aus den Megakaryozyten auf. Dies führt zu einer verminderten Aktivität der Kollagenasen und gleichzeitig zur Aktivitätssteigerung der Kollagenfaserbildung in den Fibroblasten und Retikulumzellen. Hieraus resultiert ein Missverhältnis zwischen Faserauf- und -abbau mit der Folge einer zunehmenden Fibrosierung des Markraumes. Die blutbildenden Zellen werden aus dem Markraum verdrängt, es zeigt sich in den Laboruntersuchungen eine Panzytopenie. Die letztlich insuffiziente, reaktive Steigerung der extramedullären Hämatopoese findet ihren Ausdruck im Nachweis von unreifen Vorstufen im Blutbild.

Lokalisation und Klinik

In den Knochen mit einem hohen Anteil an blutbildendem Knochenmark (lange Röhrenknochen, Wirbelkörper und Becken) finden sich die charakteristischen Veränderungen am häufigsten. Es handelt sich aber um eine generalisierte Erkrankung aller Skelettanteile.

Bei der klinischen Untersuchung ist die Splenomegalie, häufig begleitet von einer Hepatomegalie, charakteristisch. Durch den vermehrten Blutzufluss aus der Milz und einen intrahepatischen Block kann es zu einer portalen Hypertension mit der sekundären Ausbildung von Ösophagusvarizen kommen. Mit zunehmender Progression der Erkrankung zeigen sich allgemeine Symptome wie Abgeschlagenheit, Müdigkeit, Appetitlosigkeit und Blässe. Während im Frühstadium bedingt durch eine Thrombozytenerhöhung thromboembolische Komplikationen auftreten können, zeigen sich im Spätstadium vermehrt Infektionen und hämorrhagische Komplikationen. Ossäre Symptome sind meist unspezifisch und zeigen sich als diffuse Knochen-, Muskel- und Gelenkschmerzen, die wie rheumatoide Beschwerden imponieren.

Diagnostik

Die bei der klinischen Untersuchung festzustellende Splenomegalie führt rasch zu einer weiteren Abklärung der Blutlaborwerte. Im Frühstadium findet man im Blutbild zunächst noch eine Erythrozyten- und Leukozytenvermehrung sowie eine Thrombozytenerhöhung, die später in eine Anämie und Thrombozytopenie übergeht. Die Leukozytenzahlen liegen meist zwischen 10–20.000/µl. Das Differenzialblutbild weist eine pathologische Linksverschiebung der Granulopoese mit unreifen Vorstufen bis zum Myeloblasten auf. Die Erythrozyten zeigen häufig eine Anisopoikilozytose und typischerweise Dakryozyten (Tränentropfenzellen). Ferner finden sich unreife Vorstufen mit Erythroblasten und Retikulozyten. Die Laktatdehydrogenase (LDH) und alkalische Leukozytenphosphatase sind im Blut erhöht; im Urin ist eine vermehrte Ausscheidung des Hydroxyprolins nachweisbar.

Die Röntgenaufnahmen sind meist unauffällig und zeigen erst im Spätstadium Kortikalisverdickungen und herdförmige, teils fleckige Sklerosierungen der Spongiosa. Diese Veränderungen zeigen sich insbesondere an den Dia- und Metaphysen der langen Röhrenknochen und seltener an den Epiphysen.

Die Knochenmarkbiopsie ist die richtungweisende Maßnahme in der Diagnostik. Am Sternum kommt es

Tab. 2.2. Medikamentöse Therapie der Osteomyelofibrose

	Wirkstoff	Dosierung	Anmerkung
Hydroxyurea	Hydroxyharnstoff	0,5–1 g/Tag	–
Androgene für 2–4 Monate	Winobanin	400–800 mg/Tag	–
	Metenolon	2–4 mg/kg KG/Tag	–
	Fluoxymesteron	2-mal 10mg/Tag	–
Erythropoetin	Erythropoetin	3-mal 10.000 IE/Woche	Nur bei Versagen der Androgentherapie
Interferone	IF-α	3-mal 10^6 IE s.c. 3-mal wöchentl.	Steigerung der Dosierung nach Blutbild

häufig zu einer Punctio sicca, sodass daher die Jamshidi-Punktion am Beckenkamm oder eine offene Biopsie des Knochenmarks vorzunehmen ist. Die histologische Untersuchung zeigt im Initialstadium eine herdförmige Verdrängung des zellreichen blutbildenden Gewebes durch ein faserreiches Bindegewebe. Hierbei imponieren anfänglich retikuläre, später kollagene Fasern. Typisch sind die Vermehrung und der Pleomorphismus der Megakaryozyten. Im weiteren Verlauf kommt es zur Faserknochenbildung, in denen noch einzelne hämatopoetische Inseln liegen, die jedoch zunehmend verdrängt werden.

Differenzialdiagnosen

Differenzialdiagnostisch ist eine Abgrenzung gegenüber anderen myeloproliferativen Erkrankungen erforderlich. Im Frühstadium ist die Abgrenzung zur Polycythaemia vera nur durch die Knochenmarkbiopsie möglich. Sie bleibt daher, trotz der Invasivität, das entscheidende diagnostische Werkzeug. Die chronisch myeloische Leukämie zeigt in der zytochemischen Untersuchung keine Erhöhung der alkalischen Leukozytenphosphatase und ist durch den Nachweis des Philadelphia-Chromosoms zu diagnostizieren.

Radiologisch können Erkrankungen, die mit einer Osteosklerose einhergehen, zu differenzialdiagnostischen Überlegungen führen. Es fehlen jedoch stets die klinischen Symptome und die Sklerosierungen sind atypisch. Bei der autosomal-rezessiv vererbten Osteopetrosis congenita sind Säuglinge betroffen. Die Osteopetrosis tarda zeigt radiologisch metaphysäre streifenförmige Sklerosierungen und typische Verdichtungen der Wirbelkörpergrund- und -deckplatten. Die Osteopoikilie zeigt meist metaphysäre fleckförmige Sklerosierungen des Markraumes, ist jedoch asymptomatisch. Die diaphysären Dysplasien (Camurati-Engelmann-Erkrankung) haben ihren Häufigkeitsgipfel zwischen dem 10. und 20. Lebensjahr. Die Auftreibung der Diaphysen ist typisch, der Markraum wird jedoch nur wenig vermindert. Auch hier fehlen die klinischen Symptome. Reine osteoblastische Metastasen können bei unklarem Primärtumor zu differenzialdiagnostischen Überlegungen führen. Die Metastasen sind jedoch meist grobfleckig, die Biopsie liefert hier die entscheidenden Hinweise.

Therapie und Prognose

Die therapeutischen Möglichkeiten sind begrenzt. Da kein kausaler Therapieansatz existiert, steht die symptomatische Therapie im Vordergrund. In erster Linie ist dies die Substitution der gestörten Hämatopoese durch die Gabe von Erythrozytenkonzentraten bei Anämie. Eine zu schnelle Transfusion kann zu Milzinfarkten führen und soll daher vermieden werden. Bei schmerzhafter, symptomatischer Splenomegalie kann eine niedrig dosierte Radiato oder auch eine Zytostatikagabe von Hydroxyharnstoff zu einer Verbesserung der Schmerzen, der Anämie und zu einer Verminderung der portalen Hypertension führen. Auch die Verabreichung von Androgenen und Gabe von Prednison (30mg/Tag – nach einem Monat reduzieren) zeigte bei 40% der betroffenen Patienten eine Verbesserung der Symptome. Eine Zusammenfassung der medikamentösen Therapiemöglichkeiten enthält Tab. 2.2. Die individuelle Therapie sollte mit einem Hämatologen abgesprochen werden.

Prognostisch kann die Osteomyelofibrose über Jahre beschwerdefrei verlaufen. Die Anämie steht bei den fortgeschrittenen Fällen im Vordergrund. Es kommt zu einer Reduktion des Allgemeinzustandes mit Kachexie, da auch die Nahrungsaufnahme durch die (Hepato-) Splenomegalie behindert ist. Die mediane Überlebenszeit wird mit 5 Jahren nach Diagnosestellung angegeben.

Literatur

[1] Bertram C, Prescher A (2002) Osteomyelosklerose. In: Peters KM (Hrsg) Knochenkrankheiten. Steinkopff, Darmstadt, S 83–85

2.3 Mastozytose

K.M. Peters

Definition

Die Mastozytose (Synonym: Mastzellretikulose) zeichnet sich durch eine abnorme Proliferation von Mastzellen im Bereich der Haut, der Lymphknoten, der Leber, der Milz und im Knochenmark aus.

Bei der kutanen Mastozytose beschränkt sich die Vermehrung der Mastzellen auf die Haut. Die systemische Mastozytose befällt mindestens ein extrakutanes Organ. Fast immer ist hier das Knochenmark betroffen.

Inzidenz

Es wird eine Inzidenz von 5–10 Neuerkrankungen pro 1 Mio. Einwohner/Jahr geschätzt.

Altersverteilung

Etwa 2/3 der Patienten sind Kinder, 1/3 Erwachsene.

Pathogenese

Die Mastozytose ist eine klonale Erkrankung der hämatopoetischen Stammzellen. Der überwiegende Teil der Patienten mit Mastozytose zeigt eine Punktmutation des *Kit*-Gens im Kodon 816.

Klinisches Bild

Die Symptome einer Mastozytose sind vielfältig. Bei etwa 80% der Patienten entstehen charakteristische braun-rote Hautveränderungen. Diese treten vor allem an den Oberschenkeln und am Rumpf auf. Die mechanische Reizung der Mastozytoseherde führt durch Freisetzung von Mastzellmediatoren zu Rötung, urtikarieller Schwellung und Juckreiz (Darier-Zeichen). Die makulopapulösen Hautveränderungen können sowohl bei der rein kutanen als auch bei der systemischen Mastozytose auftreten. Patienten mit Hautveränderungen leiden oft unter Juckreiz und Quaddelbildung, vor allem bei Exposition gegenüber Wärme oder Kälte. Alle Formen der Mastozytose können mit gastrointestinalen Symptomen wie Übelkeit und anfallsartigen Diarrhöen verbunden sein, die wahrscheinlich durch eine Histaminämie hervorgerufen werden. Viele Patienten berichten über muskuloskeletale Schmerzen und Abgeschlagenheit. Von besonderer Bedeutung sind Anaphylaxien, insbesondere nach Insektenstichen. Bei Patienten, die sich wegen Anaphylaxie nach Wespen- oder Bienenstich bei einem Arzt vorstellen, kann gelegentlich eine bisher nicht erkannte Mastozytose nachgewiesen werden. Die Patienten zeigen in der Regel eine isolierte Knochenmarkmastozytose ohne Hautveränderungen. Bei 10–30% der Patienten mit einer systemischen Mastozytose entwickelt sich eine Osteopenie bzw. eine Osteoporose (◘ Abb. 2.4).

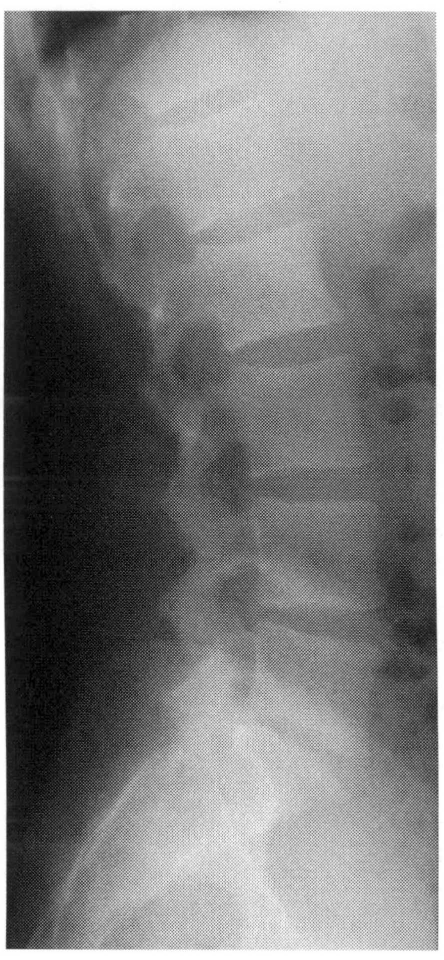

◘ **Abb. 2.4.** LWS seitlich bei einem 47-jährigen Patienten mit systemischer Mastozytose: leichte diffuse Verdichtung der Winkelkörper bei regelrechter Form und Höhe

Auch pathologische Frakturen, z. B. Wirbelkörperfrakturen, können das erste Symptom einer Mastozytose sein.

Diagnostik

Die Diagnose einer systemischen Mastozytose wird gestellt, wenn das Haupt- und ein Nebenkriterium oder drei Nebenkriterien der sog. WHO-Konsensuskriterien erfüllt sind (► Übersicht »WHO-Kriterien«).

Als erster Test kann im Verdachtsfall der Tryptasegehalt im Blut bestimmt werden. Patienten mit ideopathischer Anaphylaxie haben Tryptasewerte im Normbereich, Patienten mit einer Hautmastozytose haben in der Regel Werte unter 20 ng/ml. Bei einer systemischen Mastozytose liegen die Werte über 20 ng/ml. Bei einem Tryptasewert von über 30 ng/ml liegt zu über 90% eine systemische Mastozytose vor.

Die Tryptase ist allerdings kein spezifischer Mastozytosemarker. Sie kann auch im Rahmen einer Anaphylaxie sowie bei verschiedenen Leukämien (akute und chronische myeloische Leukämie, myelodysplastisches Syndrom), bei

> **WHO-Kriterien der Mastozytose**
> - **Hauptkriterium**
>   - Nachweis multifokaler dichter Mastzellinfiltrate (mehr als 15 zusammenliegende Mastzellen) in der Knochenmarkbiopsie oder in Biopsien aus anderen Organen als der Haut
> - **Nebenkriterien**
>   - Ein Anteil atypischer Mastzellen von mehr als 25% der Mastzellen im Knochenmarkausstrich oder in anderen Organen
>   - Eine c-Kit-Punktmutation im Kodon 816 in Mastzellen aus dem Knochenmark oder aus anderen Organen als der Haut
>   - Eine Exprimierung der Antigene CD 2 und CD 25 durch Mastzellen aus dem Knochenmark oder anderen Organen als der Haut
>   - Eine basale Tryptasekonzentration von mehr als 20 ng/ml im Blutserum bei Patienten ohne myeloische Neoplasie

der chronischen Urtikaria oder bei dialysepflichtiger Niereninsuffizienz erhöht sein.

Grundsätzlich ist die Diagnose einer Mastozytose nur histologisch am Gewebeschnitt möglich, wobei die Organe Haut für die kutane Form und Knochenmark für die systemischen Varianten die entscheidenden Ort für Biopsate sind. Die Häufigkeit der systemischen Mastozytosen unter den Osteoporosen lag bei Grieser u. Minne [1] in einem allerdings vorselektionierten Patientengut bei etwa 1%!

Röntgen

Die Mastozytose führt am Skelett entweder zur diffusen Osteopenie oder zur fokalen oder diffusen Osteosklerose als Reaktion des Knochens auf die Infiltration des Knochenmarks durch die Mastzellen.

> **Folgende Befunde lassen an eine systemische Mastozytose bei bestehender Osteoporose denken**
> - Ausgeprägte Knochenschmerzen
> - Röntgenologisch hochgradige Strahlentransparenz der Wirbelkörper
> - Rasch progrediente Frakturen der Wirbelkörper
> - Sog. hohe atraumatische Frakturen bei TH 3 oder TH 4
> - Fehlende Hinweise im Labor auf eine sekundäre Osteoporose
> - Tendenziell eher jüngeres Lebensalter und männliches Geschlecht
> - Urticaria pigmenosa

Therapie

Für alle Patienten mit Mastozytose sind die Aufklärung und Beratung bezüglich der erhöhten Neigung zur Anaphylaxie von besonderer Bedeutung. Es wird empfohlen, dass diese Patienten ein Anaphylaxienotfallset mitführen. Zur Behandlung der Urtikaria werden moderne, nicht oder nur gering sedierende Antihistaminika eingesetzt. Die Behandlung mit UV-Licht führt bei einem Teil der Mastozytosepatienten temporär zu einem Ablassen der Hautveränderungen und zur Reduktion des Juckreizes. Bei gastrointestinalen Beschwerden kann Cromoglicinsäure (Dinatriumcromoglicat) verabreicht werden. Kortikosteroide sind teilweise wirksam zur Prophylaxe bei häufigen Anaphylaxien und bei schweren Formen mit Malabsorptionen, Diarrhöen und Aszitis. In der Behandlung der aggressiven Form der Mastozytose liegen Erfahrungen mit Zyklosporin, Kortikosteroiden und Interferon-alpha vor.

Zur Behandlung einer Osteoporose bei einer bioptisch gesicherten systemischen Mastozytose empfiehlt sich die eine i.v. Bisphosphonattherapie. Minne et al. [2] behandelten 6 Patienten mit einer ausgeprägten Osteoporose bei systemischer Mastozytose im Rahmen einer kontrollierten offenen Studio mit 60 mg Pamidronat (Aredia) i.v. alle 3 Monate über 3 Jahre und konnten sowohl am Schenkelhals als auch an der LWS eine signifikante Zunahme der Knochendichte nachweisen. Parallel dazu erfolgte eine Basistherapie mit 1000 mg Kalzium sowie 1000 IE Vitamin D/ Tag.

Prognose

Die Prognose der Mastozytose ist von der Verlaufsform abhängig. Sie ist bei der kutanen Mastozytose günstig, wogegen die seltene Mastzellleukämie tödlich verläuft.

Literatur

[1] Grieser T, Minne HW (1997) Systemic mastocytosis and skeletal lesions. Lancet 350: 1103–1104

[2] Minne HW, Lazarescu AD, Pfeifer M, Lazarescu D, Delling G, Pollähne W (2000) Pamidronate is effective in the treatment of osteoporosis in men due to systemic mastocytosis: a prospective, controlled study. Osteoporos Int 11 (Suppl 2): pp 190

2.4 Osteopetrose

J. Seidel

Definition

Die Osteopetrose stellt eine heterogene Gruppe von genetisch bedingten Störungen dar, die durch eine pathologische Knochenstruktur mit erhöhter Knochendichte charakterisiert ist.

Die Osteopetrose ist durch eine Osteoklasteninsuffizienz bedingt und weist im Phänotyp eine breite Variabilität auf [5].

Bei den schweren teilweise infantilen Verlaufsformen, meist autosomal-rezessiv erblich, wird die Bildung von Knochenhohlräumen und damit die Ansiedlung von Knochenmark vermindert, sodass eine extramedulläre Blutbildung mit Hepato- und Splenomegalie entsteht. Die Hirnnervenkanäle verengen sich, sodass Hirnnervenausfälle mit Seh-und Hörstörungen eintreten. Der Knochen weist bedingt durch die Osteosklerose eine vermehrte Knochendichte auf, das Längenwachstum ist vermindert, die langen Röhrenknochen sind vermehrt brüchig, die Wirbelkörper zeigen eine typische Sandwichform (◘ Abb. 2.5).

In der Knochenhistologie findet sich ein sklerosierender Knochenprozess mit reichlich Osteoblasten. Die Zahl der nachweisbaren Osteoklasten ist abhängig von der genetischen Ursache der Osteopetrose (◘ Abb. 2.6).

Die infantile Form der Osteopetrose kann durch hämatopoetische Stammzelltransplantation bezüglich der Knochenmanifestation positiv beeinflusst werden. Die Knochendichte nimmt ab, Knochenmarkräume bilden sich heraus, sodass die Hämatopoese in das Knochenmark rückverlagert wird (◘ Abb. 2.7). Eine progrediente Visusherabsetzung kann jedoch nicht vollständig verhindert werden, da zusätzlich, unabhängig von der Verengung des Canalis opticus, eine zentrale Neurodegeneration vorliegt.

Als Erstbeschreiber wird meist Albers-Schönberg zitiert, der die leichter verlaufende, autosomal-dominant erbliche Form der Osteopetrose (McKusick 166600) vor

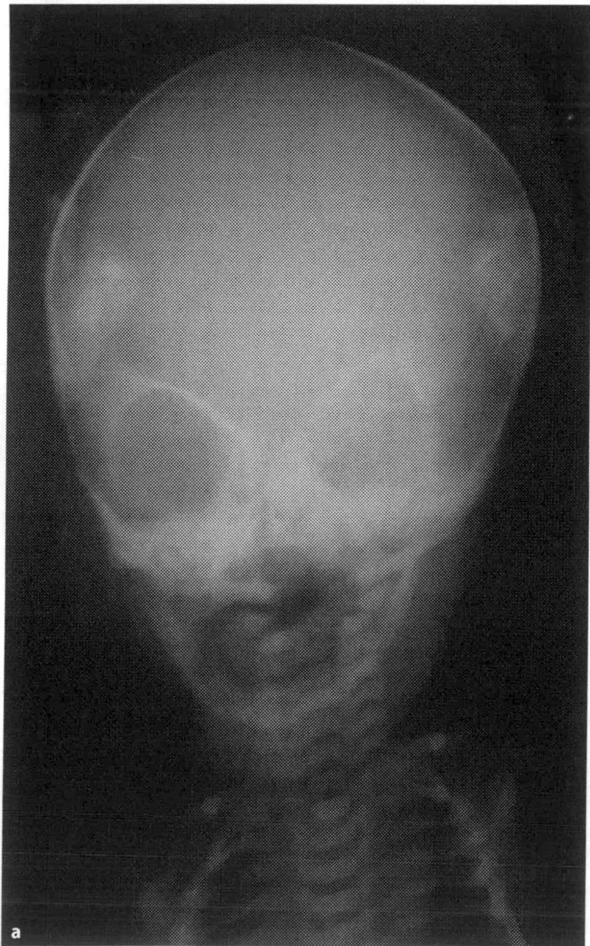

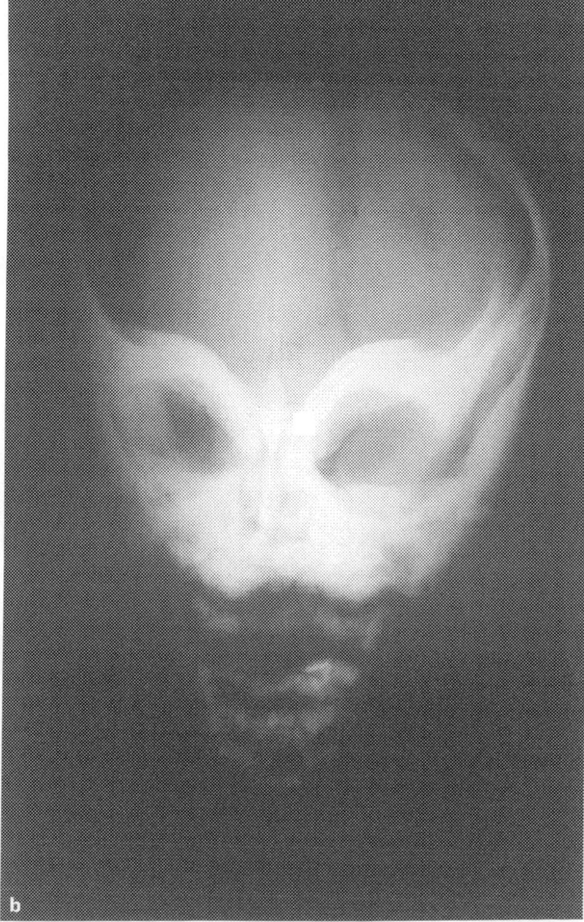

◘ **Abb. 2.5a–g. Typische radiologische Veränderungen bei infantiler Osteopetrose** am Beispiel von 2 Geschwistern im Alter von 3 Monaten und 9 Jahren. **Schädelskelett** 3 Monate alt (**a**) und 9 Jahre alt (**b**) mit Hyperostosen der Schädelbasis, Orbita und Maxilla

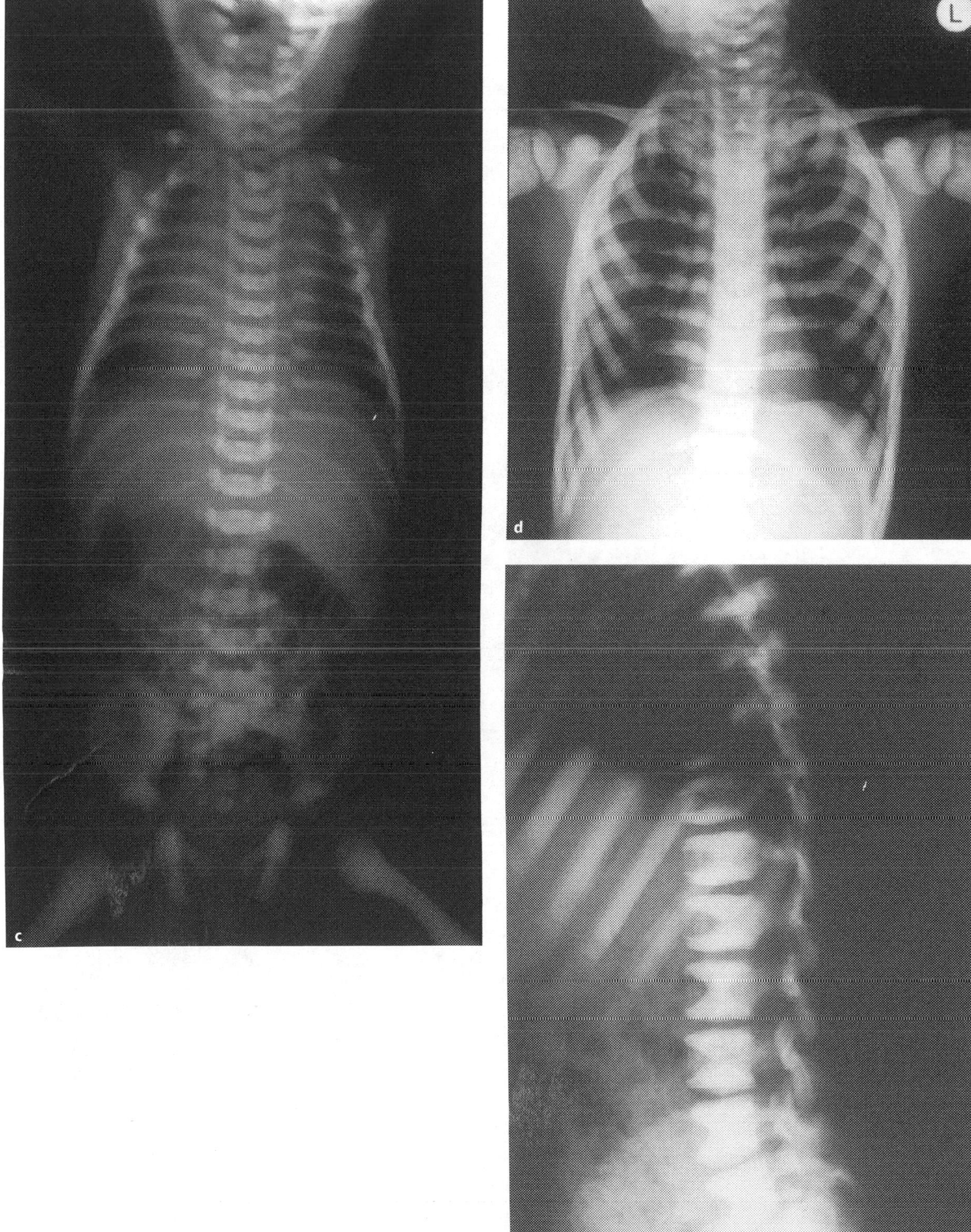

Abb. 2.5c–e. Thoraxskelett und **Wirbelsäule** 3 Monate alt (**c**) und 9 Jahre alt (**d**, **e**) mit Rippenverdichtung und Sandwichwirbeln

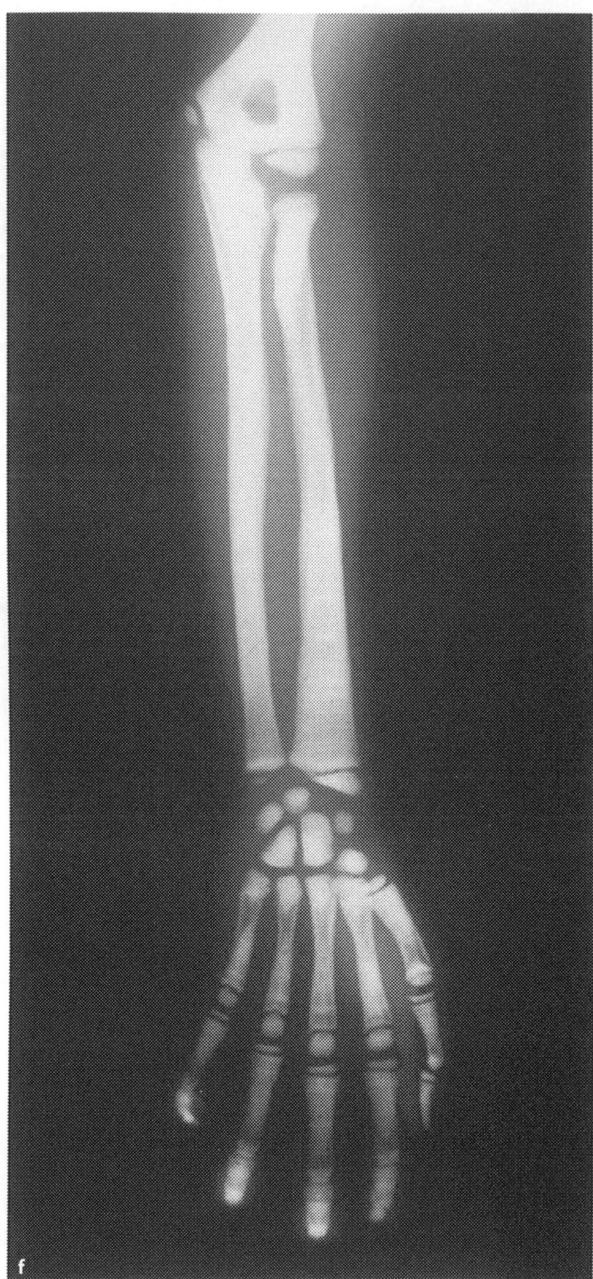

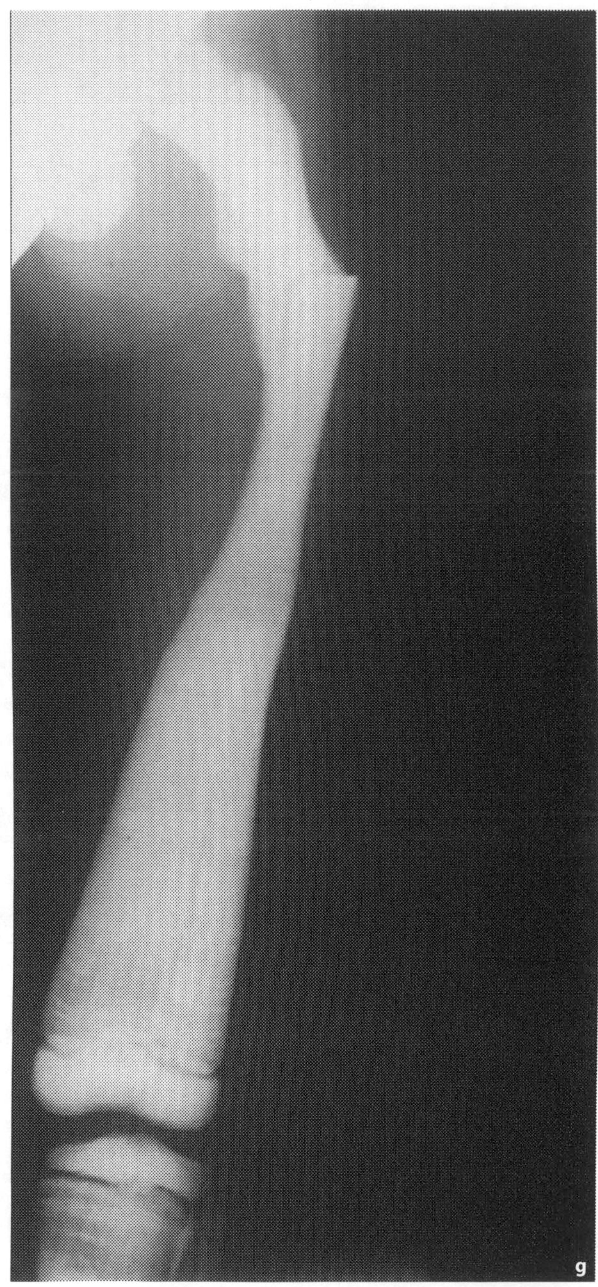

Abb. 2.5f, e. Sklerose des **Extremitätenskeletts** (**f**, **g**) mit kompletter Verknöcherung der Markräume, quer verlaufenden metaphysären Aufhellungslinien und keulenförmiger Deformität des Femurknochens mit pathologischer Fraktur beim 9 Jahre alten Kind. (Mit freundlicher Unterstützung von H.-J. Mentzel, Kinderradiologie, Universitätsklinikum Jena)

mehr als 100 Jahren beschrieben hat [1]. Dennoch werden im internationalen Schrifttum häufig alle Formen der Osteopetrose als »Albers-Schönberg disease« bezeichnet.

Pathogenese

Pathogenetisch lassen sich osteoklastenreiche von osteoklastenarmen Formen der Osteopetrose unterscheiden. Im ersten Fall, in etwa 70% der Osteopetrosefälle, sind zahlreiche Osteoklasten vorhanden, die jedoch eine gestörte osteolytische Funktion aufweisen. Im zweiten Fall ist bereits die Bildung der multinukleären Osteoklasten aus monozytären hämatopoetischen Vorläuferzellen gestört.

Unterschieden werden weiterhin autosomal-rezessiv erbliche von autosomal-dominant erblichen Formen [5]. Die Vielfalt der verschiedenen Osteopetroseformen erscheint zunächst verwirrend. Eine rein klinische Klassifikation ist heute aufgrund der aktuellen Erkenntnisse nicht sinnvoll. Die folgende Auseinandersetzung mit den gene-

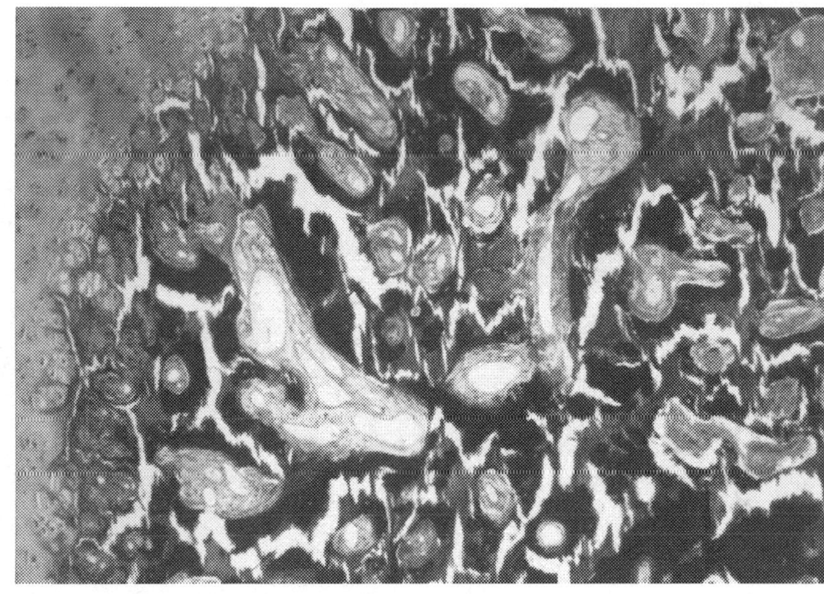

◘ Abb. 2.6. Knochenhistologie eines Patienten mit osteoklastenreicher Form der infantilen Osteopetrose aufgrund eines autosomal-rezessiv erblichen *ClCN7*-Gen-Defektes (Compound Heterozygotie für Pro470Leu- und Arg762Gln-Mutation*). Es finden sich zahlreiche Osteoblasten und Osteoklasten. Neben sehr dichtem Knochen (*dunkelblau*) sind vermehrt fibrosierende Bezirke nachweisbar ohne erkennbare lamelläre Knochenstruktur. (Mit freundlicher Bereitstellung durch Frau Dr. G. Lehmann, Klinik Innere Medizin III, Universitätsklinikum Jena; *persönliche Auskunft Herr Dr. U. Kornak, Medizinische Genetik, Charitè Berlin)

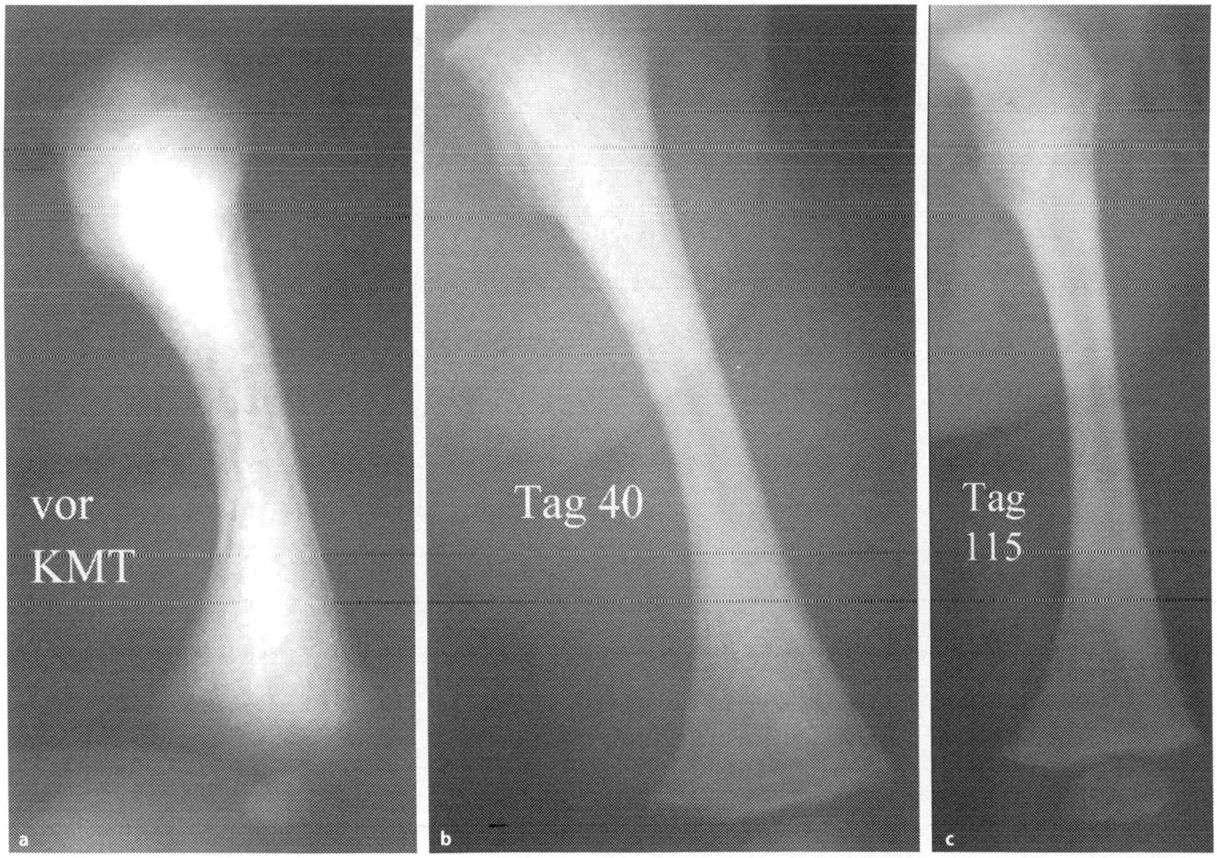

◘ Abb. 2.7a–c. Effekt der Transplantation hämatopoetischer Stammzellen (Knochenmarktransplantation, KMT) beim jüngeren Patienten im Alter von 3 Monaten vor KMT (**a**) und nach KMT Tag 40 (**b**) und Tag 115 (**c**) mit allmählicher Rekonstitution der Markräume. (Mit freundlicher Unterstützung von H.-J. Mentzel, Kinderradiologie, Universitätsklinikum Jena)

tischen Ursachen hilft, neben der Krankheitserklärung den physiologischen Knochenabbau und den Knochenumsatz besser zu verstehen.

Genetische Ursachen

Autosomal-rezessiv erbliche Osteopetrose – osteoklastenreiche Formen

Die frühe infantile Verlaufsform der Osteopetrose ist eine sich bereits zur Geburt oder im frühen Säuglingsalter manifestierende, progredient verlaufende, sklerosierende Knochenerkrankung, die autosomal-rezessiv vererbt wird [20].

Als Ursachen der autosomal-rezessiv erblichen, osteoklastenreichen Form der Osteopetrose wurden innerhalb des letzten Jahrzehnts insgesamt 5 Gene als ursächlich beteiligt, identifiziert (*CA-II, TCIRG1, ClCN7, OSTM1, PLEKHM1,* ◘ Tab. 2.3), [5], [14], [15], [23].

Die von den entsprechenden Genen codierten Proteine sind entweder in die Ansäuerung der zu resorbierenden Knochenoberfläche oder in den intrazellulären Abbau des resorbierten Knochenmaterials einbezogen [24].

Die meisten Fälle der autosomal-rezessiv erblichen Osteopetrose werden durch Mutationen im *TCIRG1*-Gen hervorgerufen, das die Alpha-3-Untereinheit der H+ATPase codiert [14]. Neben Veränderungen im *TCIRG1*-Gen, sind Mutationen in den Genen des Chloridkanals *CLCN7* [15] und des Kofaktors *OSTM1* [16] für die Entstehung der osteoklastenreichen Osteopetrose verantwortlich.

OSTM1 als Bestandteil des Chloridkanals in der »Ruffled Border« und in den Lysosomen der Osteoklasten, ruft bei Mutationen im Mausmodell den sog. GL-(Gray-lethal-)Phänotyp hervor und ist beim Menschen mit einer schweren Verlaufsform und einer zusätzlichen Neurodegeneration assoziiert. An neurodegenerativen Veränderungen finden sich bei *OSTM1*-Mutationen verzögerte Myelinisierung, Balkenatrophie und kortikale Dysplasie [16]. Weiterhin wurden Störungen des interzellulären hämatopoetischen Crosstalks nachgewiesen [17].

CLCN7 ist in der »Ruffled Border« zusammen mit der Beta-Untereinheit *OSTM1* und der Alpha-3-Untereinheit der *V-Typ-H+ATPase* kolokalisiert [11]. Auch in den Lysosomen der Osteoklasten ist der *CLCN7/OSTM1*-Komplex exprimiert [23].

Dieses erklärt bei homozygoten oder compound heterozygoten Mutationen von einem der 3 Gene die klinisch ähnliche schwere Manifestation am Knochen.

Eine weitere autosomal-rezessiv erbliche Form der Osteopetrose, die mit einer renalen Azidose einhergeht, wird durch Mutationen im *Carboanhydrase-II*-Gen hervorgerufen.

Das PLEKHM1-Protein ist in den Lysosomen des Osteoklasten lokalisiert und somit für den Abbau des resorbierten Knochenmaterials essenziell. Auch genetisch bedingte Veränderungen des lysosomalen »Pleckstrin homology domain-containing«-Proteins 1 der Osteoklasten führen zur Osteopetrose; im Falle von Mutationen im *PLEKHM1*-Gen entsteht ein osteoklastenreicher Typ der Osteopetrose. Mutationen im homologen Gen der Ratte führt zur »incisors absent(ia)-rat«, die neben dem Fehlen

◘ Tab. 2.3. Autosomal-rezessiv erbliche Formen der Osteopetrose. (Mod. nach Del Fattore et al. 2008)

Form	Betroffenes Protein/Gen	Schweregrad	Charakteristische Symptome
Osteoklastenreich			
	Gen der Alpha-3-Untereinheit der *V-Typ-H+ATPase/TCIRG1*-Gen	Schwere infantile Form	Osteopetrose, Makrocephalus, Sehnervdegeneration, extramedulläre Blutbildung
	Chloridkanal 7/ClCN7-Gen	Schwere infantile Form	Osteopetrose, Retinaatrophie, Neurodegeneration
	Beta-Untereinheit des Chloridkanals 7/*OSTM1*-Gen	Schwere infantile Form	Osteopetrose, neurologische Manifestation: Balkenagenesie, Myelinisierungsverzögerung, kortikale Dysplasie
	Carboanhydrase II/*CAII*-Gen	Intermediäre Form	Osteopetrose, renale tubuläre Azidose, ZNS-Verkalkungen
	»Pleckstrin homology domain-containing"-Protein/*PLEKHM1*-Gen	Intermediäre Form	Osteopetrose, Tiermodell: »incisors absent(ia)-rat«
Osteoklastenarm			
	Osteoklastenrezeptor RANK (Receptor Activator of Nuclear Factor-KB Ligand)/*RANK*-Gen	Schwere infantile Form	Osteopetrose, Immunglobulinmangel aufgrund B-Zell-Defekt
	Osteoklastendifferenzierungsfaktor RANK-Ligand/*RANKL*-Gen	Intermediäre Form	Osteopetrose, keine immunologischen Defekte

der Schneidezähne auch durch eine Osteopetrose charakterisiert ist.

Über 50% der Fälle werden durch Mutationen im *TCIRG1*-Gen hervorgerufen; Mutationen im Chloridkanal-Gen *ClCN7* und im *OSTM1*-Gen sind zusammen für etwa 10% der infantilen Verlaufsform der Osteopetrose verantwortlich [23]. Bei wenigen Fällen wurden Mutationen in den Gene *CA-II* und *PLEKHM1* nachgewiesen. Alle eben genannten Gene sind in die Resorptionsfunktion reifer Osteoklasten einbezogen, indem sie an der Übersäuerung des Zell-Knochenoberfläche-Zwischenraums oder dem intrazellulärem »Processing« des resorbierten Materials beteiligt sind. Das heißt, die Osteoklastenbildung ist nicht beeinträchtigt (osteoklastenreiche Formen), es liegt jedoch eine Osteoklasteninsuffizienz vor, die zur gestörten oder ausleibenden Knochenresorption führt.

Autosomal-rezessiv erbliche Osteopetrose – osteoklastenarme Formen

Zwei Differenzierungsdefekte zu reifen Osteoklasten, die zur osteoklastenarmen Verlaufsform der Osteopetrose führen (◘ Tab. 2.3), wurden erst jüngst identifiziert [10]. Kürzlich beschriebene Patienten mit Mutationen im Osteoklastendifferenzierungs- und -aktivierungsrezeptor *RANK(TNFRS11A)*, weisen weiterhin einen Immunglobulinmangel, aufgrund eines zusätzlich bestehenden B-Zell-Defektes, auf [10]. Zuvor wurden als Ursache der osteoklastenarmen Osteopetrose bereits Mutationen im Osteoklastendifferenzierungs- und -aktivierungsrezeptor *RANK-Ligand-(TNFS11-)*Gen beschrieben [22]. Interessanterweise sind Störungen des Couplingsystems RANK/RANKL-Ligand/Osteoprotegerin auch ursächlich am juvenilen Morbus Paget beteiligt, der aus einer Überstimulation des Knochenumbaus resultiert, zumeist aufgrund fehlender gegenregulatorischer Wirkung des bremsenden Faktors Osteoprotegerin [3], [4], [19], [21].

Zur Osteopetrose verwandte sklerosierende Erkrankungen sind das Camurati-Engelman-Syndrom oder die van-Buchem-Erkrankung, die auf Mutationen in den Genen *TGF-Beta 1*, *LRP5* und *SOST* des *Wnt*-Pathway beruhen [6], [13].

Autosomal dominant erbliche Form der Osteopetrose

Die autosomal-dominant erbliche Form verläuft zumeist milder und zeigt eine spätere Manifestation (◘ Tab. 2.4). Die häufigste Form der autosomal-dominant erblichen Osteopetrose beruht auf heterozygoten Mutationen im *CLCN7*-Gen und wird als Albers-Schönberg-Erkrankung-Typ-II (ADO II) bezeichnet. Sie ist charakterisiert durch eine Sklerose mit bevorzugter Manifestation von Wirbelsäule, Becken und Schädelbasis. Erhöhte Knochenbrüchigkeit und Dentalabszesse gehören zu den beobachteten Komplikationen. Sehr heterogene Verläufe, auch intrafamiliär sind beschrieben.

Die früher als Albers-Schönberg-Erkrankung-Typ-I (ADO I) bezeichnete Form der autosomal-rezessiv erblichen Osteopetrose beruht auf Mutationen im *LRP5*-Gen, das einen osteoblastären Intrinsinc-Faktor codiert und bei Gain-of-function-Mutationen die Knochenneubildung überstimuliert [5]. Aufgrund dieser Pathogenese gehört diese Erkrankung im eigentlichen Sinne nicht zur Osteopetrose, sondern zur Gruppe der s »High-bone-mass«-Erkrankungen. Im Vordergrund stehen osteosklerotische Prozesse im Bereich der Schädelknochen, sodass daraus häufig eine Schwerhörigkeit resultiert. Weiterhin können Knochenschmerzen auftreten. Eine erhöhte Frakturhäufigkeit wird nicht beobachtet.

Auch wenn es Hinweise gibt, dass Cathepsin-K in die Pathogenese der dominant erblichen milder verlaufenden Osteopetrose einbezogen ist [9], [12], wurden bisher nur bei der Pyknodysostose Mutationen im *Cathepsin-K*-Gen nachgewiesen.

Ersichtlich ist, dass Mutationen im Chloridkanal-*ClCN7*-Gen sowohl bei der autosomal-rezessiv erblichen als auch der dominant erblichen Form der Osteopetrose mit verschiedenen klinischen Verlaufsformen eine besondere Bedeutung zukommt [8]. In diesem Zusammenhang sollte erwähnt werden, dass Störungen von Chloridkanälen neben der Osteopetrose bei einer Vielzahl von menschlichen Erkrankungen als ätiologische Faktoren beteiligt sind, so bei der Myotonie, der Mukoviszidose, dem Renalen-Salz-

◘ Tab. 2.4. Autosomal-dominant und X-chromosomal erbliche Formen der Osteopetrose. (Mod. nach Del Fattore et al. 2008)

Form	Betroffenes Protein/Gen	Schweregrad	Charakteristische Symptome
Autosomal-dominant			
	Chloridkanal 7/*ClCN7-Gen*	– Breite Variabilität, – Meist mild bis intermediär – Selten lethal	Osteopetrose, bevorzugte Manifestation an Schädelbasis, Wirbelsäule und Becken, Dentalabszesse
X-chromososomal			
	NF-κB-Modulator/*NEMO*-Gen	– Schwer	Osteopetrose, anhidrotische ektodermale Dysplasie, Immundefizienz, Lymphödem

verlust-Syndrom, Nierensteinleiden, Innenohrschwerhörigkeit, Erblindung, Infertilität des Mannes, Leukodystrophie und Lysosomalen Speichererkrankungen [11].

X-chromosomal erbliche Osteopetrose

Zusätzlich wurde eine X-chromosomal erbliche Form der Osteopeterose beschrieben, die kombiniert mit einer anhidrotischen ektodermalen Dysplasie, Immundefizienz und Lymphödem auftritt [7]. Diese beruht auf Mutationen im *NF-κB*-Modulator-(*NEMO*-)Gen (◘ Tab. 2.4).

Neben den bekannten genetischen Ursachen und Verlaufsformen der eben genannten Osteopetroseformen sind noch über 20% der Fälle ungeklärt [23]. So wurden zusätzlich Osteopotrosepatienten mit Muskeldegeneration, Dandy-Walker-Malformation und Craniosynostose beschrieben [5].

Klinische Leitsymptome der Osteopetrose

Besonders frühzeitig manifestiert sich ist die ossäre Symptomatik bei den autosomal-rezessiv erblichen Formen der Osteopetrose, die auf Mutationen im *TCIRG1*-Gen und im *CLCN7*-Gen beruhen, die zur infantilen Form der Osteopetrose führen (◘ Abb. 2.5). Die Symptomatik beginnt bereits pränatal, erste Komplikationen können bereits im Säuglingsalter auftreten.

Die klinische Symptomatik erklärt sich im Wesentlichen aus sklerosierenden, die Knochenmarkräume, den Sehnerv und andere Hirnnerven einmauernden Prozessen (◘ Abb. 2.6).

Im Bereich der Orbitae führt diese bereits im frühen Säuglingsalter zur Sehnervdegeneration, die unbehandelt oder spät behandelt zur Erblindung führt. Die progrediente Sehnervschädigung beruht jedoch nicht ausschließlich auf ossären Veränderungen, sondern es liegt eine davon unabhängige Retina- und Nervus-opticus-Degeneration vor, die durch die Expression dieses Gens auch in Nervenzellen erklärt wird. Äußerlich sichtbar ist ein Makrozephalus und die Entstehung eines Exophthalmus, kombiniert mit Strabismus und Nystagmus. Spätfolgen der Krankheit sind Schwerhörigkeit und Gesichtsmuskellähmungen, Wachstumsretardierung und Rippenauftreibungen. Aus der Verdrängung der medullären Blutbildung resultieren bereits frühzeitig Anämie, Thrombozytopenie und Hepato-Splenomegalie. Immundefizienz kann zu Osteomyelitis und Sepsis führen. Störungen im Mineral- und Knochenstoffwechsel bedingen hypokalziämische Krampfanfälle und eine Hypophosphatämie.

Die psychomotorische Entwicklung ist bei anhaltender Muskelhypotonie verzögert. Es liegt eine vermehrte Knochenbrüchigkeit vor. Die Lebenserwartung ist bei der infantilen Form der Osteopetrose deutlich herabgesetzt, unbehandelt verläuft die Krankheit meistens bis zum 10. Lebensjahr letal.

Die klinischen Manifestationen milder verlaufender Formen der Osteopetrose kann den ◘ Tab. 2.3 und Tab. 2.4 entnommen werden.

Radiologische Veränderungen

Aufgrund der generalisierten Strahlentransparenzminderung mit radiologisch nachweisbarer erheblicher Sklerosierung wird diese Erkrankung auch als »Marmorknochenkrankheit« bezeichnet.

Radiologisches Leitsymptom ist die vermehrte Dichte des Knochens; die Differenzierung von Rinde und Markhöhle ist aufgehoben. Die langen Röhrenknochen zeigen keulenförmige Auftreibungen mit querverlaufenden metaphysären Aufhellungszonen. Das Trabekelmuster des sklerosierten Knochens wird durch die Bildung von unreifem Knochen überlagert. Eine progrediente kraniale Hyperostose geht mit hoher Kalkdichte im Bereich der Schädelbasis und der Orbita, teilweise kombiniert mit einem Hydrozephalus internus einher. Die Maxilla ist verdichtet, die Mandibula normal. Im fortgeschrittenen Krankheitsstadium findet sich das Bild des Endoknochens, auch als »bone in bone« bezeichnet, auf. Ein strahlentransparenter Marksaum umgibt den sklerosierten Knochen. An der Wirbelsäule fallen die »Sandwichwirbelkörper« mit einem dichten inneren Kern, umgeben von strahlentransparentem Knochengewebe, auch als »Rugger-jersey-Wirbelsäule« bezeichnet, auf (◘ Abb. 2.5). Häufig werden osteoakrolytische Defekte beobachtet. Eine erhöhte Frakturneigung entsteht infolge der herabgesetzten Knochenstabilität. Auch hier bestätigt sich die These, dass die Stabilität des Knochens nicht ausschließlich von der Knochendichte abhängt.

Therapieoptionen

Bei den osteoklastenreichen autosomal-rezessiv erblichen Formen der Osteopetrose stellt die allogene Knochenmarkstammzelltransplantation die Therapie der Wahl dar. Hämatopetische (CD34+) Stammzellen differenzieren sich zu intakten Osteoklasten und führen somit zu einer Normalisierung des Knochenab- und -umbaus.

Die Transplantation hämatopoetischer Stammzellen sollte bei der infantilen Verlaufsform bereits im frühen Säuglingsalter erfolgen, bevor irreversible Hirnnervenausfälle und ein Versagen des hämatopoetischen Systems und des Immunsystems eingetreten sind.

Anhand vorliegender Literaturdaten profitieren ca. 50% der Patienten mit infantiler Verlaufsform der Osteopetrose von einer Knochenmark-/Stammzelltransplantation. Verbesserungen sind insbesondere bezüglich der ossären Veränderungen an der Wirbelsäule und an den langen Röhrenknochen mit der Entwicklung einer normalen Knochenresorption und dem erneuten Entstehen von Markräumen für die Hämatopoese (◘ Abb. 2.7) sowie einer verbesserten Knochenstabilität erzielbar. Es bleiben aber

Wachstumstörungen und Visusverlust kaum positiv beeinflussbar [2].

Der in den ◘ Abb. 2.5 und ◘ Abb. 2.7 dargestellte jüngere Patient erhielt im Alter von 3 Monaten eine allogene Knochenmark-/Stammzelltransplantation und zeigte bereits 7 Wochen nach KMT eine Normalisierungstendenz der Knochenstruktur mit Darstellung der sich rekonstituierenden Markräume [20].

Bei Fehlen geeigneter Spender oder bis zur Transplantation kann ein Behandlungsversuch mit Gamma-Interferon durchgeführt werden. Therapieversuche mit hohen Dosen von Kalzitriol oder Glukokortikoiden haben den Krankheitsverlauf nur in einzelnen Fällen der infantilen Verlaufsform der Osteopetrose günstig beeinflusst. Für die milderen, später manifesten Verlaufsformen steht in der Regel nur eine symptomatische Therapie zur Verfügung.

Für die Untergruppe der osteoklastenarmen autosomal-rezessiv erblichen Formen der Osteopetrose ergeben sich andere neuartige Therapieansätze. Die osteoklastenarme Osteopetrose, die aufgrund von Mutationen im *RANK-Ligand-(TNFS11-)*Gen resultiert, kann durch die Transplantation von mesenchymalen Stammzellen, die sich zu intakten Osteoblasten differenzieren, kausal behandelt werden. Patienten mit dem Typ 1 der autosomal-dominat erblichen Osteopetrose, die auf einem osteoblastären *LP5*-Defekt beruht, könnten ebenfalls von einer Transplantation mesenchymaler Stammzellen profitieren. Im Mausmodell wurde gezeigt, dass bei einer *RANK-Ligand*-Defizienz, die Osteopetrose durch die Gabe von rekombinanten (rh) *RANK-Ligand* in Kombination mit *M-CSF* heilbar ist. Der Einsatz von rekombinantem RANK-Ligand (*rhRANKL*) ist deshalb für diese Untergruppe der humanen osteoklastenarmen Osteopetrose eine therapeutische Option [2].

Fazit

Anhand der aktuellen Erkenntnisse zur Pathogenese der Osteopetrose, die innerhalb des letzten Jahrzehnts unter Einbeziehung verwandter sklerosierender Knochenerkrankungen [6] gewonnen werden konnten, ließen sich wesentliche neue Erkenntnisse zur Regulation des Knochenumbaus sowie der immunologischen Bedeutung des Knochens gewinnen [18], die zukünftig für die weitere Entwicklung spezifischer Therapien für verschiedene Osteopathien von großem theoretischen und praktischen Nutzen sein werden.

Literatur

[1] Albers-Schönberg H (1904) Röntgenbilder einer seltenen Knochenerkrankung. Muench Med Wochenschr 51: 365–369

[2] Askmyr MK, Fasth A, Richter J (2008) Towards a better understanding and new therapeutics of osteopetrosis. Br J Haematol 140: 597–609

[3] Chong B, Hegde M, Fawkner M et al. (2003) Idiopathic hyperphosphatasia and TNFRSF11B mutations: relationships between phenotype and genotype. J Bone Miner Res 18: 2095–2104

[4] Cundy T, Hegde M, Naot D et al. (2002) A mutation in the gene TNFRSF11B encoding osteoprotegerin causes an idiopathic hyperphosphatasia phenotype. Hum Mol Genet 11: 2119–2127

[5] Del Fattore A, Cappariello A, Teti A (2008) Genetics, pathogenesis and complications of osteopetrosis. Bone 42: 19–29

[6] de Vernejoul MC (2008) Sclerosing bone disorders. Best Pract Res Clin Rheumatol 22: 71–83

[7] Doffinger R, Smahi A, Bessia C et al. (2001) X-linked anhidrotic ectodermal dysplasia with immunodeficiency is caused by impaired NF-kappa-B signaling. Nat Genet 27: 277–285

[8] Frattini A, Pangrazio A, Susani L et al. (2003) Chloride channel ClCN7 mutations are responsible for severe recessive, dominant, and intermediate osteopetrosis. J Bone Miner Res 18: 1740–1747

[9] Gelb BD, Moissoglu K, Zhang J, Martignetti JA, Bromme D, Desnick RJ (1996) Cathepsin K: isolation and characteriziation of the murine cDNA and genomic sequence, the homologue of the human pycnodyostosis gene. Biochem Mol Med 59: 200–206

[10] Guerrini MM, Sobacchi C, Cassani B et al. (2008) Human osteoclast-poor osteopetrosis with hypogammaglobulinemia due to TNFRSF11A (RANK) mutations. Am J Hum Genet 83: 64–76

[11] Jentsch TJ (2008) CLC chloride channels and transporters: from genes to protein structure, pathology and physiology. Crit Rev Biochem Mol Biol 43: 3–36

[12] Kilian O, Kriegsmann J, Hansen T, Horas U, Stahl JP, Schnettler R. (2001) Eine benigne Form der Osteopetrose. Case Report. Unfallchirurg 104: 1014–1019

[13] Kinoshita A, Fukumaki Y, Shirahama S (2004) TGFB1 mutations in four new families with Camurati-Engelmann disease: confirmation of independently arising LAP-domain-specific mutations. Am J Med Genet 127A: 104–107

[14] Kornak U, Schulz A, Friedrich W et al. (2000) Mutations in the a3 subunit of the vacuolar H(+)-ATPase cause infantile malignant osteopetrosis. Hum Mol Genet 9: 2059–2063

[15] Kornak U, Kasper D, Bösl MR et al. (2001) Loss of the ClC-7 chloride channel leads to osteopetrosis in mice and man. Cell 104: 205–215

[16] Pangrazio A et al. (2006) Mutations in OSTM1 (grey lethal) define a particularly severe form of autosomal recessive osteopetrosis with neural involvement. J Bone Miner Res 21: 1098–1105

[17] Pata M, Héraud C, Vacher J (2008) OSTM1 bone defect reveals an intercellular hematopoietic crosstalk. J Biol Chem 283: 30522–30530

[18] Rauner M, Sipos W, Pietschmann P (2007) Osteoimmunology. Int Arch Allergy Immunol 143: 31–48

[19] Roth AJ, Abendroth K, Seidel J, Neubert H, Venbrocks R (1996) Management of primary idiopathic hyperphosphatasemia with calcitonin. Int Orthop/SICOT 20: 58–60

[20] Seidel J, Vogt S, Kirchner M, Mentzel H-J, Kauf E, Zintl F (1999) Klinik, Radiologie, Genetik und Therapie hereditärer Skeletterkrankungen. Monatsschr Kinderheilkd 147: 1123–1129

[21] Seidel J, Abendroth K, Müller A et al. (1998) Hyperostosis corticalis deformans juvenilis/HCDJ-Ergebnisse nach 2,5 jähriger Pamidronat-Therapie. Osteologie 7(Suppl1): 69

[22] Sobacchi C, Frattini A, Guerrini MM et al. (2007) Osteoclast-poor human osteopetrosis due to mutations in the gene encoding RANKL. Nat Genet 39: 960–962

[23] Villa A, Guerrini MM, Cassani B, Pangrazio A, Sobacchi C (2009) Infantile malignant, autosomal recessive osteopetrosis: the rich and the poor. Calcif Tissue Int 84: 1–12

2.5 Melorheosteose

K.M. Peters

Definition

Die Melorheostose (Synonym: Kerzenwachskrankheit, Léxi-Joanny-Syndrom) ist eine seltene mesenchymale Dysplasie, die durch eine anfänglich endostale Knocheneubildung, später durch Kortikalisverdickungen und unregelmäßige Hypostosen entlang einer Extremität charakterisiert ist.

Inzidenz

Die Melorheostose ist sehr selten. In der Literatur sind insgesamt etwa 400 Patienten beschrieben.

Pathogenese

Ursache der Krankheit sind funktionsmindernde Mutationen im *LEMD3/MAN1*-Gen. Dieses Gen codiert ein Protein in der inneren Kernmembran.

Klinisches Bild

Die Melorheostose ist in der Regel monomelisch angelegt, jedoch ist auch der Befall mehrerer Extremitäten bekannt. Dabei sind die Knochen eines Armes oder Beines betroffen.

Zu Beginn der Erkrankung fehlen klinische Symptome, später sind sie uncharakteristisch. Es werden Schmerzen in den betroffenen Extremitäten angegeben. Oft führt eine Beinlängendifferenz zur radiologischen Diagnostik. Im fortgeschrittenen Verlauf entsteht ein Schwächegefühl in der betroffenen Extremität, Tremor, schnelle Ermüdung beim raschen Gehen, oft verbunden mit einem Hinken sowie rheumatischen Gelenkbeschwerden. Bisweilen treten Gelenkergüsse auf. An den Hüft-, Fuß- und Handgelenken kann es zu schmerzhaften Bewegungseinschränkungen durch die paraartikulären Ossifikationen und z. T. zu schweren arthrotischen Veränderungen kommen. Die Weichteilverknöcherungen können zu schmerzhaften Nervenirritationen und zu Durchblutungsstörungen führen. Im fortgeschrittenen Stadium kann es zu Ankylosen kommen.

Diagnostik

Röntgen

Röntgenlogisch findet sich bei der Melorheostose eine längsstreifige Osteosklerose meist periostaler Art. Die Osteosklerose scheint vom Becken bzw. vom Schulterblatt auszugehen und entlang der Röhrenknochen nach distal zu »fließen«, wobei sowohl die Dia-, Meta- und Epiphysen befallen sind. Endostale Knochenverdichtungen sind typisch für das Frühstadium, periostale Appositionen weisen auf eine späteres Stadium hin (◘ Abb. 2.8).

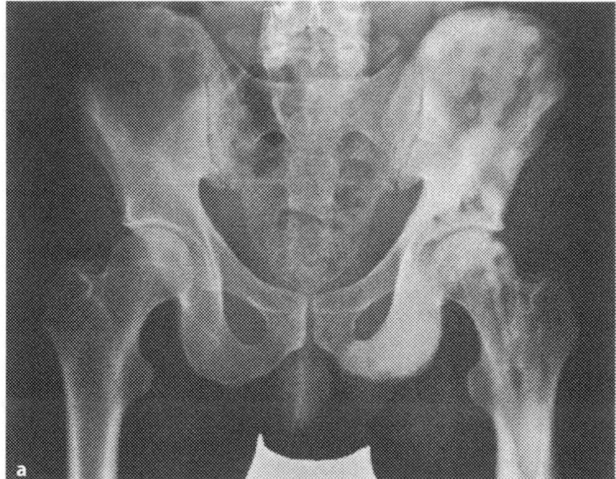

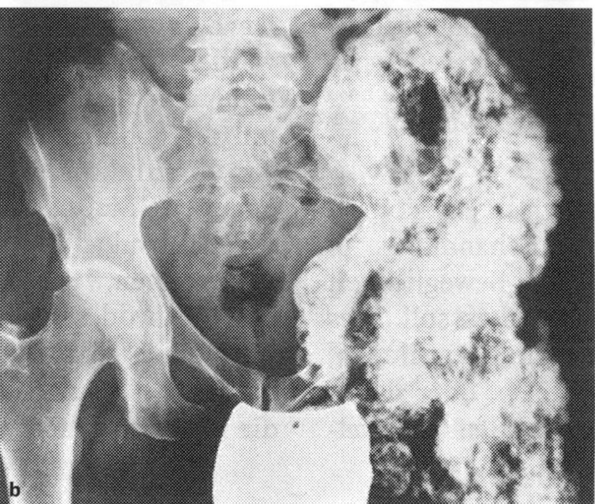

◘ **Abb. 2.8.** **a** Endostale Knochenverdickung bei Melorheostose der linken unteren Extremität. **b** Spätstadium mit ausgeprägten periostalen Appositionen. (Aus Knöller 2002)

Therapie

Die Therapie der Melorheostose ist symptomatisch. Mittels physiotherapeutischer Behandlung soll die Beweglichkeit der betroffenen Extremität erhalten werden. Im Falle von Kontrakturen und Fehlstellungen sind operative Maßnahmen angezeigt, insbesondere Kapsulo- und Tenotomien, Sehnenverlängerungen, Osteotomien, Epiphysiodesen und Arthrodesen, ggf. auch Amputationen. Die operativen Eingriffe sollten nicht im Wachstumsschub durchgeführt werden, da dann die Rezidivgefahr groß ist.

Prognose

Die Prognose der Melorheostose ist im Allgemeinen gut. Bei einer deutlichen Beinlängendifferenz ist die Kallusdistraktion unter Einschluss einer Achskorrektur angezeigt.

Literatur

[1] Knöller S (2002) Melorheostose In: Peters KM (Hrsg): Knochenkrankheiten. Steinkopff, Darmstadt, S. 38–42

2.6 Fluorose und andere Toxikosen

K. M. Peters

2.6.1 Fluorose

Definition

Die Fluorose (Synonym: fluorinduzierte Osteoidose) ist eine durch eine lang andauernde Fluorexposition induzierte Knochenstoffwechselstörung (endogene toxische Osteopathie).

Alters- und Geschlechtsverteilung

Entsteht die Fluorose durch eine jahrelange, nicht kontrollierte Natriumfluoridtherapie der Osteoporose sind entsprechend der Alters- und Geschlechtsverteilung der Osteoporose mehrheitlich Frauen im Alter über 70 Jahre betroffen.

Pathogenese

Fluor stimuliert die Osteoblasten mehr als die Osteoklasten und führt somit zu einer verstärkten Knochenneubildung. Die Knochenresorption wird durch die Einlagerung von Fluorapatit unterdrückt. Die Fluorose trat bisher in Einzelfällen als Effekt einer Osteoporosetherapie mit Natriumfluorid auf. Inzwischen spielt aber Natriumfluorid in der Osteoporosetherapie keine Rolle mehr. Selten findet sie sich endemisch aufgrund abnorm hoher Fluorwerte im Trinkwasser (>4‰), z. B. in Arabien und Indien. Aus dem osteoanabolen Effekt des Fluors resultiert ein typischer Fluorknochen. Dieser Faserknochen ist durch dichte und unregelmäßig angeordnete Osteozyten in einer inhomogenen, feinfaserigen Grundsubstanz charakterisiert. Der Fluorknochen wird endostal und periostal angebaut, im Frühstadium bevorzugt periostal. Histologisch findet sich in den Wirbelkörpern das Bild einer hypertrophischen Atrophie der verbliebenen Vertikaltrabekel.

Lokalisation

Primärer Manifestationsort der Fluorose ist die Wirbelsäule.

Klinisches Bild

Bei der Fluorose können Schmerzen im Bereich der Sprung- und Kniegelenke auftreten. Es finden sich auch Schwellungen, insbesondere der Sprunggelenke.

Diagnostik

Labor

Bei der endemischen Fluorose kann eine normochrome Anämie mit einem Hb-Wert von 35–60% der Norm sowie eine erhöhte Blutkörperchensenkungsgeschwindigkeit (BSG) auftreten. Kalzium und Phosphat liegen stets im Normbereich.

Röntgen

Die durch eine Natriumfluoridtherapie bedingte Fluorose zeichnet sich durch eine Verdickung der Kortikalis, Vergröberung des Trabekelmusters sowie durch Bandverkalkungen aus. Die Verkalkungen von Ligamenten und Muskelansätzen sind besonders im Bereich der Wirbelsäule ausgeprägt. Eine langjährige Fluorose kann zu einer erhöhten Knochenbrüchigkeit führen (◘ Abb. 2.9).

Therapie

Eine kausale Therapie der Fluorose ist nicht bekannt. Eine Fluorose nach Natriumfluoridtherapie ist 10–15 Jahre nach Beendigung der Fluoridgabe weitgehend reversibel. Eine Rückbildung der deutlich ausgeprägteren Knochenveränderungen bei der endemischen Fluorose wird hingegen nicht beobachtet.

2.6.2 Kupfermangelinduzierte Osteopathie

Definition

Kupfermangel induziert eine Verlangsamung des Knochenumbaus durch Suppression osteoblastischer und osteoklastischer Funktionen.

Es werden drei Formen der kupfermangelinduzierten Osteopathie unterschieden

- Menkes-Syndrom (Kinky-hair-Syndrome),
- Kupfermangel und Knochenbrüchigkeit im Kindesalter
- »Temporary brittle bone disease«

Pathogenese

Kupfer zählt zu den Spurenelementen. Kupfermangel hat unterschiedlichste Auswirkungen, wie z. B. Anämie, Skelettveränderungen, Degeneration des Nervensystems, Pigmentationsstörungen und kardiovaskuläre Störungen. Die Mehrzahl der durch Kupfermangel verursachten Symptome sind ein Resultat reduzierter Aktivitäten von kupferabhängigen Enzymen:

- Caeruloplasmin: Anämie
- Superoxiddismutase: Radikalabsorption
- Zytochrom-c-Oxydase: nervale und kardiovaskuläre Störungen
- Lysyloxydase: Elastin- und Kollagenstörungen
- Ascorbinsäureoxydase: Kollagenstörungen, rachitisähnliche Störungen im Röntgenbild

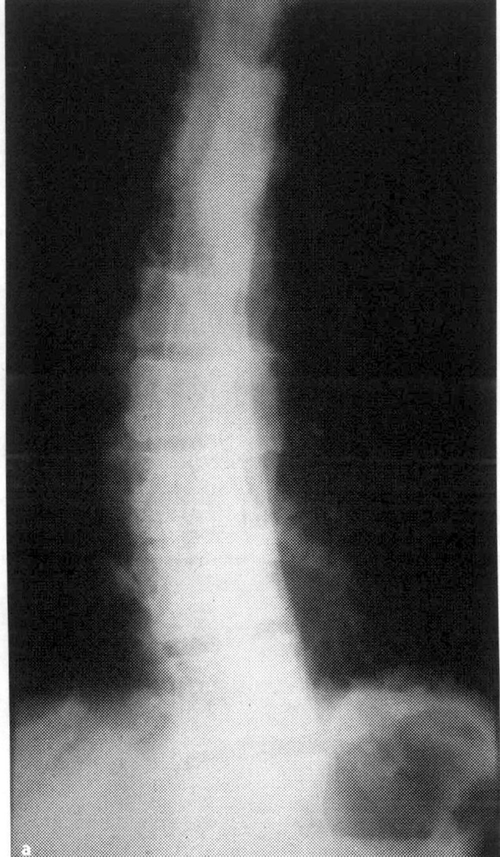

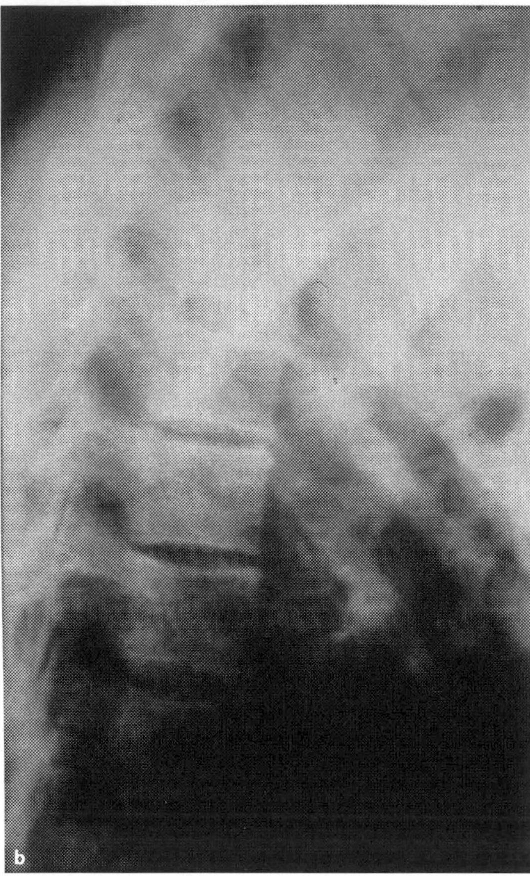

Abb. 2.9a,b. Fluorose nach langjähriger Therapie mit Natriumfluorophosphat wegen Osteoporose: Röntgenaufnahme BWS a.-p. (**a**) und seitlich (**b**)

- Monoaminooxydase: »kinky hair«
- Tyrosinase: Pigmentation

Lokalisation

Da Kupfermangel eine metabolische Knochenerkrankung darstellt, ist das gesamte Skelettsystem betroffen, bevorzugt die schnell wachsenden Knochenendigungen der Knie- und Handgelenke. Eine Abgrenzung zur Rachitis kann schwierig sein.

Klinisches Bild

Menkes-Syndrom

Es liegt eine Hypotonie der Muskulatur mit zahlreichen Gelenkluxationen vor. An ein Menkes-Syndrom muss bei männlichen Patienten mit mentaler Retardierung, Bindegewebsschwäche und Gelenkluxationen gedacht werden.

Kupfermangel und Knochenbrüchigkeit im Kindesalter

Charakteristische Symptome sind eine psychomotorische Retardierung und Hypotonie, Hypopigmentation, eine sidroblastische Anämie, Hepatosplenomegalie und Neutropenie. Der Serumkupferspiegel liegt <40 µg/dl. Pathologische Frakturen treten meist vor dem 5. Lebensjahr auf.

»Temporary brittle bone disease«

Hier liegen Frakturen bei Säuglingen im 1. Lebensjahr vor.

Diagnostik

Röntgen

Beim Menkes-Syndrom zeigen sich radiologisch okzipitale Spornbildungen, Kupfermangel und Knochenbrüchigkeit im Kindesalter führt zu Veränderungen der Metaphysen, metaphysalen Spornbildungen sowie subperiostalen Spornbildungen. Es kann eine Osteoporose vorliegen.

Die »temporary brittle bone disease« zeichnet sich radiologisch durch Frakturen der Röhrenknochen, Rippenfrakturen, metaphysäre Frakturen und periotale Reaktionen aus.

Therapie

Die Therapie besteht in einer Kupfersubstitution. Die tägliche empfohlene Kupferaufnahme sollte bei Säuglingen und Kindern bis 12 Jahre 0,05–0,1 mg/kg Körpergewicht und bei Erwachsenen 2–3 mg/kg Körpergewicht betragen.

2.6.3 Sonstige Toxikosen

Weitere Toxikosen mit Beteiligung des Skelettsystems sind Intoxikationen durch Blei, Wismut und Phosphor. Eine akute Bleivergiftung führt zu starker Übelkeit und Erbrechen, schweren Darmkoliken, Muskelkrämpfen und zu einer Enzephalopathie, was zum Tode führen kann.

Im Vergleich zu akuten Bleivergiftungen sind chronische Bleivergiftungen sehr viel häufiger. Sie zeichnen sich durch Magen-Darm-Beschwerden, Appetitlosigkeit, Kopfschmerzen und Müdigkeit aus. Objektivierbare Symptome sind Anämie, das Bleikolorit, ein Bleisaum an den Zahnhälsen, eine Gewichtsabnahme sowie eine Streckschwäche insbesondere der Vorderarmmuskulatur.

Röntgen

Blei wird im Körper vornehmlich im Knochen abgelagert und gespeichert. Am Knochen manifestiert sich eine Bleiintoxikation jedoch nur im Wachstumsalter. Sie wird als metaphysäre Bleilinie sichtbar. Die Dicke der metaphysären Linie entspricht dem Zeitraum der Bleiexposition. Mit dem Wachstum wandert die Linie in Richtung Diaphyse. Beim Erwachsenen wird das Blei im gesamten Skelettsystem eingelagert. Röntgenologische oder histologische Veränderungen finden sich jedoch nicht.

Welche röntgenologischen oder histologischen Veränderungen ruft das Metall Wismut hervor?

Auch hier finden sich am kindlichen und heranwachsenden Skelett metaphysäre horizontale Verdichtungslinien. Früher wurden diese bei Neugeborenen gefunden, wenn die Mutter in der Schwangerschaft wegen einer Syphilis mit Wismut behandelt wurde.

Eine Intoxikation mit Phosphor führt zu einer verstärkten Knochendichte am heranwachsenden Skelett. Röntgenologisch gleichen die Veränderungen einer Blei- oder Wismutintoxikation.

Literatur

[1] Peters KM (2002) Fluorose. In: Peters KM (Hrsg) Knochenkrankheiten. Steinkopff, Darmstadt, S. 78–79

[2] König DP, Korge BP (2002) Kupfermangelinduzierte Osteopathie. In: Peters KM (Hrsg) Knochenkrankheiten. Steinkopff, Darmstadt, S. 80–82

3 Neurogene Osteoarthropathien des Erwachsenen

3.1 Differenzialdiagnosen der neurogenen Osteopathien

D. P. König

Historie

Im Jahr 1831 wurde erstmals von Mitchell das klinische Erscheinungsbild einer Osteoarthropathie in Kombination mit einer neurologischen Erkrankung in Zusammenhang gebracht [2]. Es folgte 1868 von Charcot die Beschreibung der Entwicklung neuropathischer Gelenke bei Tabes dorsalis. Das Auftreten neuropathischer Veränderungen am Sprunggelenk und Fuß als Spätfolge des Diabetes mellitus wurde von Jordan 1936 erkannt.

Definition

Unter dem Begriff der neurogenen Osteoarthropathien werden deformierende Gelenkveränderungen zusammengefasst, deren Ursache in Erkrankungen des Zentralnervensystems, insbesondere des Rückenmarks und in seltenen Fällen in Schädigungen peripherer Nerven, zu suchen sind. Im Anfangsstadium der Gelenkerkrankung sind Parallelen mit der Arthrosis deformans möglich, jedoch ist bei Fortschreiten der Erkrankung mit zunehmender Gelenkzerstörung, z. T. Knochenneubildung aber auch Osteolyse ein Vergleich mit der »normalen« Arthrose nicht mehr haltbar.

Ätiologie

Seit der Erstbeschreibung von Mitchell 1831, der eine Osteoarthropathie in Zusammenhang mit einer Rückenmarkerkrankung beschrieb, sind zahlreiche andere neurologische Erkrankungen, die mit einer Osteoarthropathie einhergehen, beschrieben worden. Der Tabes dorsalis ist zu 80% Ursache neurogener Osteoarthropathien, gefolgt von der Syringomyelie mit bis zu 10%. Im Gegensatz zum Tabes dorsalis, bei dem nur in 10% der Fälle Arthropathien entstehen, finden sich diese Fälle bei ca. 30% der Patienten mit einer Syringomyelie. In der folgenden ▶ Übersicht sind die Grunderkrankungen bei neurogener Osteoarthropahie aufgeführt [1]:

Grunderkrankungen bei neurogener Osteoarthropathie
- Tabes dorsalis
- Syringomyelie
- Myelopathische perniziöse Anämie
- Lepra nervosa
- Kongenitales Analgesiesyndrom
- Myelodysplasie
- Meningomyelozele
- Multiple Sklerose
- Riley-Day-Syndrom
- Läsion peripherer bzw. spinaler Nerven
- Paraplegie, Hemiplegie, Anodriplegie
- Hereditäre sensorische radikuläre Neuropathie (Akroosteolyse-Syndrom)
- Hereditäre neurale peronäale Muskelatrophie (Charcot-Marie-Tooth)
- Hereditäre hypertrophische Polyneuritis (Morbus Déjerine-Sottas)
- Tumoren des zentralen und peripheren Nervensystems
- Idiopathische Arthropathie

Pathogenese

Das pathogenetische Grundprinzip ist nicht eindeutig geklärt. Sicher ist eine multifaktorielle Genese mit Störung der nervalen Rückkopplung und einem Verlust der Tiefensensibilität und Propriozeption. Nach Resnick [3] kommt es zu:
- Verlust der Tiefensensibilität und Propriozeption,
- Spannungsverlust der paraartikulären Strukturen,
- wiederholten Verletzungen,
- Fehlstellung,
- Erosion der Knorpeloberfläche, des subchondralen Knochens, Sklerosierung, Frakturen, Fragmentation,
- Gelenkzerstörung.

Vier Faktoren sind für die Entstehung der Osteoarthropathie notwendig. Der Ausprägungsgrad ist jedoch abhängig von der Grunderkrankung:

Vier notwendige Faktoren für die Entstehung der Osteoarthropathie
1. Reduzierte Schmerzempfindlichkeit bei gleichzeitiger motorischer Aktivität führt zu einem schonungslosen Gebrauch des Gelenks
2. Muskuläre Hypotonie, die eine Gelenkschädigung fördert
3. Veränderung der Durchblutung aufgrund von Angiopathien, deren Ursache in Veränderungen des Rückenmarks und/oder der vegetativen Innervation bedingt ist
4. Störung des vegetativen Nervensystems

Pathologische Anatomie

Im Angangsstadium der Erkrankung entspricht der Befund der Arthrosis deformans. Die Gelenkveränderungen beginnen mit einer Verschmälerung des Knorpels, Fissuren und Frakturen innerhalb des Knorpels und Ablösen von der Grundplatte bis zur Chondrolyse. Es kommt zu einer vermehrten subchondralen Sklerose. Am Rand der Gelenkfläche zeigen sich osteophytäre Randwülste, die bis in die Muskulatur und ins intra- und extrakapsuläre Gewebe teilweise tumoröse Knochenneubildungen bewirken. Es tritt immer ein Befall des Kapsel-Band-Apparates ein, der im fortgeschrittenen Stadium zum instabilen Schlottergelenk führt. Neben diesen artikulären Veränderungen sind auch Spontanfrakturen der langen Röhrenknochen zu finden.

Differenzialdiagnose und Lokalisation

Die Lokalisation des Gelenkbefalls ist hinweisend auf die Genese der Arthropathie. Bei der Tabes dorsalis sind vornehmlich die Gelenke der unteren Extremitäten betroffen mit Bevorzugung der Kniegelenke. Dagegen findet man bei der Syringomyelie in bis zu 80% der Fälle Veränderungen der oberen Extremität, insbesondere das Schultergelenk, gefolgt von dem Ellenbogen und Handgelenk. Insgesamt trifft die Arthropathie zu über 50% der Fälle das Kniegelenk (◘ Abb. 3.1 und Abb. 3.2).

Die Diagnose stützt sich auf neurologische und radiologische Befunde. Oftmals kommt es zu einer raschen Progredienz der Osteoarthrose (◘ Abb. 3.3a,b). Tritt zuerst die neurologische Erkrankung auf und kommt es erst danach zum Auftreten der Osteoarthropathie, so bereitet die Diagnosestellung keine Schwierigkeit. Problematisch sind die Fälle bei denen »noch« keine neurologische Erkrankung bekannt sind. Radiologisch wegweisend sind die atrophischen und hypertrophischen Veränderungen der Gelenke. Bei der hypertrophen Form sollten kaum Verzögerungen der Diagnose eintreten, bei der atrophen Form kann es anfänglich Schwierigkeiten in der Abgrenzung zur Arthrosis deformans geben. Die starken Gelenkschwellungen, die Instabilität und die relative Beschwerearmut sollten an die neurogene Osteoarthropathie denken lassen (◘ Abb. 3.3b). Abzugrenzen sind Arthritiden, Phlegmonen, eine Osteomyelitis oder Thrombophlebitis. Gesichert werden kann die Diagnose durch neurologische Befunde und Laboruntersuchungen.

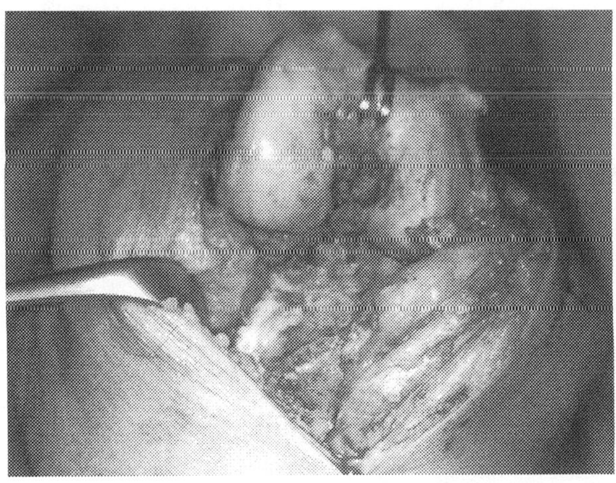

◘ **Abb. 3.1.** Intraoperativer Situs bei neurogener Osteoarthropathie mit ausgeprägter Gelenkdestruktion

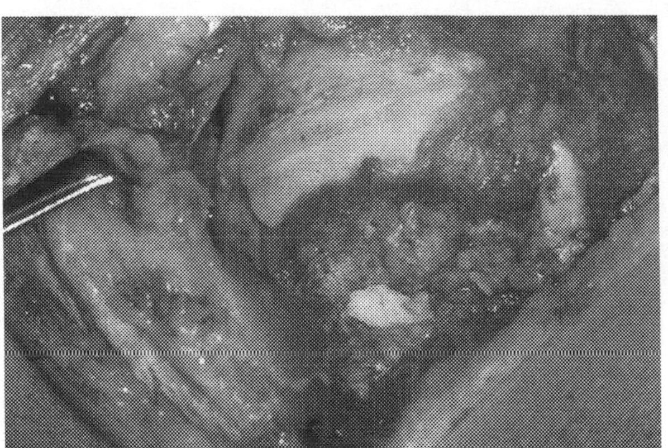

◘ **Abb. 3.2.** Intraoperative Darstellung der Osteonekrose

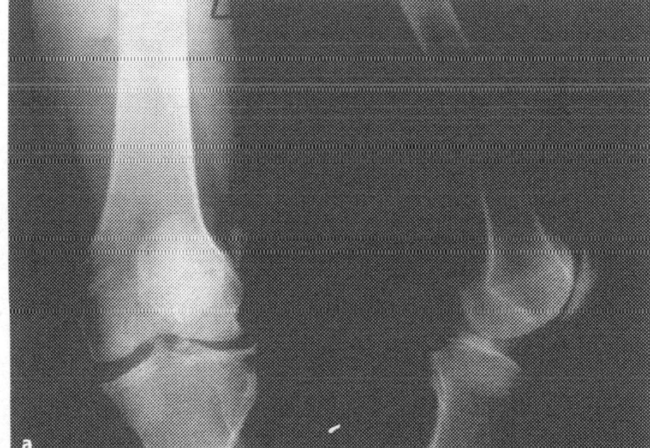

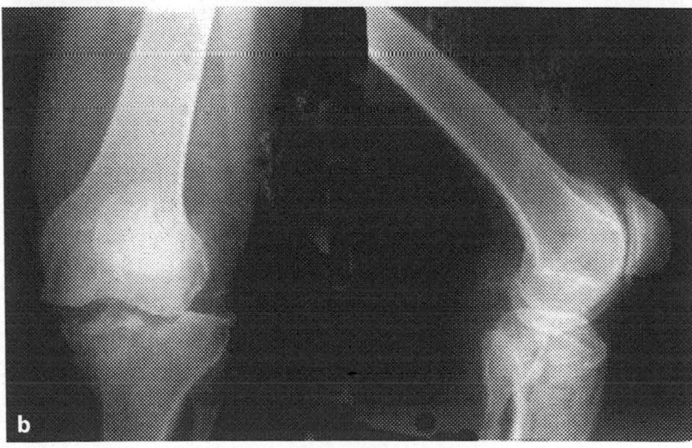

◘ **Abb. 3.3a,b.** Rasch progrediente Entwicklung einer Instabilität bei neurogener Osteoarthopathie. Röntgenaufnahmen vom 12.8.1996 (**a**) und 3.9.1996 (**b**)

Literatur

[1] Hagena F-W (2000) Arthropathien bei Neuropathien. In: Miehle W, Fehr K, Schattenkirchner M, Tillmann K (Hrsg) Rheumatologie in Praxis und Klinik. Thieme, Stuttgart, S 892–896

[2] Koller A, Führer J, Wetz HH (2004) Radiologische und klinische Aspekte der diabetisch-neuropathischen Osteoarthropathie. Orthopade 33(9): 972–982

[3] Resnick D (1981) Neuroarthropathy. In: Resnick D, Niwayana G (eds) Diagnosis of bone and joint disorders, Vol III. Saunders, Philadelphia, pp 2422–2449

3.2 Wundheilungsstörung bei diabetischer Arthropathie: Behandlungsstrategien

K.-S. Delank

Pathophysiologie

Die diabetische Arthropathie besteht in aller Regel als Folge eines lange unerkannten oder aber schlecht eingestellten Diabetes mellitus. Ursächlich verantwortlich ist eine Polyneuropathie der sensiblen und später auch der motorischen und sympathischen Nervenfasern. Als Folge davon kommt es zu Störungen u. a. der Temperatur- und Schmerzempfindung sowie der Schweißsekretion. In ca. 40% der Fälle besteht zusätzlich eine, pathogenetisch unabhängige, periphere Arteriosklerose (pAVK) mit resultierenden Durchblutungsstörungen.

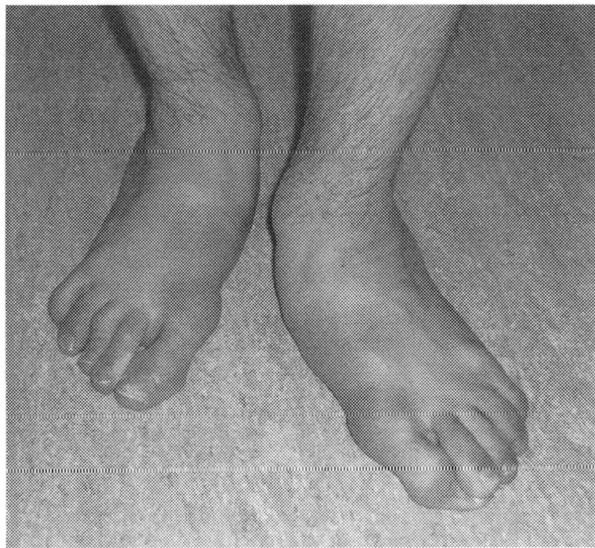

Abb. 3.4. Vollständiger Kollaps des Längsgewölbes mit destruiertem Fußskelett bei der diabetischen Arthropathie

Klinisches Bild

Zwei wesentliche klinische Manifestationen bestimmen den klinischen Verlauf. Das sind zum einen die diabetische Osteopathie und zum anderen die gestörte Wundheilung. Der veränderte Knochenstoffwechsel führt zu einem mechanisch insuffizienten Knochen mit daraus resultierenden multiplen Spontanfrakturen. In der Summe wird das biomechanisch hochkomplexe Fußskelett durch Gelenkzerstörungen mit Subluxationen und Luxationen stark beeinträchtigt. Es kommt hierdurch zu atypischen Belastungen des Fußes und somit unphysiologisch hohen Druckbelastungen der Haut (Abb. 3.4). Die verminderte Elastizität der Sohlenhaut sowie die gestörte Sensibilität begünstigen die Entstehung von Ulzerationen (Malum perforans). Die Heilung dieser Druckulzerationen ist dann durch die gestörte Wundheilung verzögert. Eventuell auftretende Fistelungen begünstigen das Auftreten von Infektionen und damit die Entstehung einer sekundären Osteomyelitis. In einer großen, prospektiven internationalen Studie zur Behandlung des diabetischen Fußsyndroms, waren die Wunden nach einem Jahr bei 23% der Patienten nicht abgeheilt. Negative Prädiktoren bezogen auf die Wundheilung waren hohes Lebensalter, männliches Geschlecht, Herzinsuffizienz, Stand- und Gehunfähigkeit, terminale Niereninsuffizienz, Neuropathie und pAVK [6].

Diagnostik

Wundheilungsstörungen im Bereich der Füße müssen grundsätzlich zu einer diagnostischen Abklärung einer möglicherweise bislang unerkannten diabetischen Stoffwechsellage (HbA1C) führen. Darüber hinaus muss mit geeigneten Untersuchungsmethoden (z. B. Stimmgabeltest, Monofilament, elektrophysiologische Untersuchung) nach einer potenziellen Polyneuropathie gefahndet werden. Differenzialdiagnostisch sollten andere Ursachen (z. B. Tabes dorsalis, Syringomyelie, traumatische Nervenläsionen, hereditäre neuropathische Osteoarthropathien) ausgeschlossen werden. Die körperliche Untersuchung muss eine Palpation der Fuß-, Popliteal- und Leistenpulse beinhalten. Dabei ist zu beachten, dass auch bei einem kräftig tastbaren Kniekehlenpuls und nur schwachen Fußpulsen ein relevantes Perfusionsdefizit in Form des typischen distalen Verteilungsmusters der pAVK vorliegen kann. Eine weitere apparative Abklärung ist in diesen Fällen zwingend indiziert.

Die Behandlung von Wundheilungsstörungen bei der diabetischen Arthropathie ist häufig langwierig und erfordert eine enge inter- und multidisziplinäre Kooperation aller Beteiligten. Der Patient sollte in die Erstellung des Therapiekonzeptes involviert sein, um so bestmögliche Erfolge erzielen zu können. Somit sind eine präzise, standardisierte Wunddokumentation und Informationsweitergabe dringend notwendig. Neben der regelmäßigen Fotodokumentation sind Informationen über die Wundfläche (betroffene anatomische Strukturen, Wundgröße), die Wundmorphologie (Granulation, Epithel, Nekrosen), die Wundumgebung (Mazeration, Ödem, Rötung, Ekzem) und evtl. bestehende Infektionen (lokale oder systemische Infektzeichen) zusammen zu tragen. Missempfindungen oder Schmerzen, sowie aktuelle Probleme und Gesundheitsstörungen müssen dokumentiert werden.

Therapie

Bei der diabetischen Arthropathie ist die Heilungsdynamik des zellulären und humoralen Netzwerks gestört und es besteht zusätzlich ein biomechanisch ungünstig verändertes Fußskelett. Die polykausalen Zusammenhänge der gestörten Wundheilung müssen bei diesen Patienten erkannt und berücksichtigt werden.

Das Fernziel der Behandlung ist der Wundverschluss mit der Ausbildung einer funktionell belastbaren und kosmetisch möglichst zufriedenstellenden Narbe. Vor dem Hintergrund der vielfältigen Heilungshindernisse hat sich die konsequente interdisziplinäre Behandlung bewährt. Berücksichtigung finden müssen dabei neben der Verbesserung der Durchblutung, das lokale Wundmanagement (Debridement, feuchte Wundtherapie, moderne Wundauflagen), die Druckentlastung, eine gezielte Antibiotikatherapie nach erfolgter Resistenzbestimmung, die venolymphatische Drainage sowie die ausreichende Schulung des Patienten und seiner Angehörigen.

Die effektive Wundbehandlung gliedert sich in verschiedene, zeitlich aufeinander aufbauende Phasen. Während der Konditionierung werden Wundheilungshindernisse beseitigt. Es folgt die Präparation der Wunde durch Abtragung von avitalem Gewebe. In der Zeit der frühen Heilungsphase muss eine Balance des Wundgrundes zwischen der Gefahr der Austrocknung und einer eventuellen Hypersekretion erzielt werden. Das sich bildende Epithel muss zunächst konserviert und später gegenüber einem Rezidiv geschützt werden.

Behandlungsstrategien

Bei der Behandlung von Wundheilungsstörungen, nicht nur bei der der diabetischen Arthropathie, müssen intrinsische (Mangel endogener Wachstumsfaktoren, verminderte Fibroblastenaktivität, abnorme extrazelluläre Matrixbestandteile) und extrinsische Faktoren (rezidivierende Traumata, persistierender Druck), welche die Wundheilung verzögern, ausgeschaltet oder reduziert werden [1].

Konditionierung

Um eine Wundheilung einleiten zu können, muss zunächst eine Konditionierung der Wunde erfolgen, d. h., ursächliche Faktoren müssen beseitigt werden. Bei arteriellen Durchblutungsstörungen sollte wenn möglich eine chirurgische oder interventionelle Revaskularisation vorgenommen werden. Druck, der auf der Wunde lastet, z. B. durch enges Schuhwerk oder bestehende Deformitäten, muss konsequent eliminiert werden. Eine ausführliche Aufklärung des Patienten und der Angehörigen über die Ursache, die Therapiemaßnahmen sowie möglichen Komplikationen ist dabei essenziell für den Erfolg der Behandlung. In Abhängigkeit von dem individuellen Allgemeinzustand und dem Ausmaß der Wundfläche sowie des Zustandes der Wunde kann die Entlastung erfolgen durch Bettruhe, Rollstuhl, Unterarmgehstützen oder Entlastungsorthesen. Eine vordergründige venöse Insuffizienz erfordert ggf. eine entsprechende Kompressionsbehandlung.

Nekrotisches, avitales Gewebe im Wundbereich bildet einen optimalen Nährboden für Infektionserreger und verhindert zusätzlich die notwendige Wundretraktion. Nach einer sichergestellten Wundkonditionierung ist daher ein Debridement notwendig.

Debridement

Die schnellste Methode ist das chirurgische Debridement, bei dem avitales Gewebe scharf aus dem Wundareal ausgelöst wird. Entstehende Blutungen weisen auf die Grenzfläche zu gesundem Gewebe hin, die unbedingt erreicht werden sollte. Eine Alternative zu dem chirurgischen Debridement kann das biochirurgische Debridement mit Maden der Gattung Lucilia sericata darstellen. Hierbei werden die Proteasen im Sekret der Maden genutzt, um eine Verflüssigung der Nekrosen und Wundbeläge herbeizuführen. Gesundes Gewebe wird dabei nicht geschädigt. Weiterhin wird das mikrobielle Wachstum in der Wunde unterdrückt. Die Bildung körpereigener Proteasen kann durch die Zuführung von Flüssigkeit, z. B. in Form von Hydrogelen gefördert werden. Dieses Verfahren kann bei oberflächlichen Nekrosen angewendet werden und führt zu dem sog. autolytischen Debridement. Die Effektivität für die Anwendung von Hydrogelpräparaten konnte in drei randomisierten/kontrollierten Studien nachgewiesen werden [7]. Flüssiges nekrotisches Material kann auch sehr effektiv durch Wundduschen vor einem Verbandswechsel abgetragen werden. Dabei ist allerdings immer die Wasserqualität zu beachten. Laut den Empfehlungen des Robert Koch-Instituts (RKI) sollten dazu entsprechende Wasserfilter eingesetzt werden. Die anschließende Anwendung eines geeigneten Antiseptikums ist sinnvoll, um eine mögliche Keimverschleppung zu verhindern.

Balancierung des Wundgrundes

An ein effektives Wunddebridement schließt sich die Phase der Wundheilung an. Nur in einem feuchten, d. h. nicht nassen und nicht trockenen, Milieu kann Wundheilung optimal ablaufen, sodass zu diesem Zeitpunkt die Balancierung des Wundgrundes die wichtigste Voraussetzung darstellt. Hierzu stehen heutzutage verschiedenste moderne Wundauflagen zu Verfügung, die sich im Wesentlichen in ihrer Fähigkeit Wundsekret aufzunehmen und in ihrer Interaktionsfähigkeit mit der Wunde unterscheiden. Es ist jedoch zu berücksichtigen, dass selbst modernste Wundauflagen eine fortgesetzte Traumatisierung, eine Ischämie oder aber eine Infektion nicht kompensieren können. Bereits von Turner [8] wurden die folgenden Anforderungen (▶ Übersicht) an eine Wundauflage formuliert.

Anforderungen an eine Wundauflage

- Aufnahme von überschüssigem Exsudat
- Schaffung eines kontinuierlichen feuchten Wundmilieus
- Unbehinderter Gasaustausch
- Thermische Isolation
- Keimundurchlässigkeit
- Keine Fremdstoffabgabe
- Atraumatischer Verbandswechsel

Die in der Wunde produzierte Flüssigkeit wird von der Auflage idealerweise aufgenommen, sodass Mazerationen der Umgebung verhindert werden. Zusätzlich kann lokal ein transparenter Hautschutzfilm den Wundrand vor zu viel Feuchtigkeit schützen. Fetthaltige Cremes oder Zinkpaste sollten daher heute keine Verwendung mehr finden, da diese aufgrund ihres okkludierenden Effektes zu einer Austrocknung der Hautränder führen [4]. Stark sezernierende Wunden können mittels der Vakuumtherapie sinnvoll behandelt werden. Nach Literaturangaben handelt es sich bei diesem Verfahren, bei einer sorgfältigen Patientenauswahl, um ein wirksames, sicheres und kosteneffektives Verfahren zur Unterstützung der Wundheilung, u. a. bei Patienten mit Diabetes mellitus. Dabei ist jedoch eine ausreichende Perfusion des betroffenen Areals unabdingbar.

Granulationsphase

An die akute Phase, die durch die Konditionierung, das Debridement und die Balancierung des Wundgrundes behandelt wird, schließt sich die Granulationsphase an. Hier kommen eine milde mechanische Wundreinigung und ausreichende Spülung zum Einsatz. Eventuell auftretende Hyperkeratosen müssen regelmäßig abgetragen werden. In diesem Stadium kommen aktivierende Wundauflagen (Hydrokolloide, Alginate, Hyaluronsäure) zum Einsatz. Regelmäßige Verbandswechsel sind notwendig, um die Wundsituation und mögliche Keimbesiedlungen beobachten zu können.

Epithelialisierung

Die sich anschließende Epithelialisierung kann durch den Einsatz von Produkten, die atraumatisch zu entfernen sind und ein Austrocknen der Wunde verhindern, gefördert werden. Die regelmäßige, vorsichtige Spülung des Wundareals muss fortgeführt werden. Eine starke mechanische Belastung ist in jedem Falle zu vermeiden. Bei einer ausreichenden Granulation und nur zögerlicher Epithelialisierung ist auch frühzeitig an eine Hauttransplantation zu denken, um den Behandlungsverlauf abzukürzen und den Wundgrund nicht zu gefährden.

Hyperbare Sauerstofftherapie (HBO)

Als weiterer Behandlungsansatz muss die hyperbare Sauerstofftherapie (HBO) erwähnt werden. Nach evidenzbasierten Kriterien liegen derzeit keine Hinweise für die Wirksamkeit dieser Methoden beim diabetischen Fußsyndrom vor [9]. Gemessen an der Amputationsrate ergeben sich jedoch sowohl bei einem Cochrane Review [2] als auch bei einem aktuellen Review von Hailey et al. [1] Hinweise, dass die Rate der Amputationen mittels HBO-Therapie reduziert werden kann. Angesichts der erheblichen Kosten dieser Therapie sowie der unsicheren Datenlage sollte sie nur im Rahmen von kontrollierten randomisierten Studien angewendet werden.

Orthopädietechnische Schuhversorgung

Das Risiko für ein Ulcusrezidiv ist höher bei schlecht eingestellten Blutzuckerwerten, hohen Alkoholkonsum und einer schweren diabetischen Neuropathie [5]. Die Verhinderung eines Rezidives erfordert nach abgeschlossener Wundheilung bei der diabetischen Arthropathie dringend die orthopädietechnische Schuhversorgung. Das zentrale Ziel dabei ist die effektive Druckentlastung, die durch die folgenden Eigenschaften des Schuhs gewährleistet wird (▶ Übersicht).

Druckentlastung durch geeignete Schuheigenschaften

- Elastische Fußbettung
- Versteifte Fußsohle und Ballenrolle
- Ausreichend Platz für den Vorfuß
- Nahtfreies Obermaterial (weiche Kappe)
- Geringes Gewicht
- Pufferabsätze

Literatur

[1] Hailey Jacobs P, Perry DC, Chuck A, Morrison A, Boudreau R (2007) Overview of Adjunctive Hyperbaric Oxygen Therapy for Diabetic Foot Ulcer. Technology overview no 25. Ottawa: Canadian Ageny for Drugs and Technologies in Health

[2] Kranke Bennett M, Roeckl-Wiedmann I, Debus S (2004) Hyperbaric oxygen therapy for chronicwounds. Cochrane Database Syst Rev 2: CD004123

[3] Krichbaum A, Herzog G (2008) Balance-Akt Wundheilung – Pathogenetische Konzepte, Klinische Diagnostik und Praxisorientierte Behandlung. Medizinisch Orthopädische Technik 6; 128: 15–34

[4] Kujath P, Michelsen A (2008) Wunden – von der Physiologie zum Verband. Dtsch Ärztebl 105; 13: 239–248

[5] Mantey I, Foster AV, Spencer S, Edmonds ME (1999) Why do foot ulcers recur in diabetic patients? Diabet Med 16(3): 245–249

[6] Prompers L, Schaper N, Apelqvist J et al. (2008) Prediction of outcome in individuals with diabetic foot ulcers: focus on the differences between individuals with and without peripheral arterial disease. The EURODIALE Study. Diabetologia 51(5): 747–755

[7] Smith J (2002) Debridement of diabetic foot ulcers. Cochrane Database Syst Rev 4: CD003556

[8] Turner TD (1979) A look at wound dressings. Health Soc Serv J 4; 89: 529–531

[9] Wunderlich RP, Peters EJ, Lavery LA (2000) Systemic hyperbaric oxygen therapy: lower-extremity wound healing and the diabetic foot. Diabetes Care 23(10): 1551–1555

3.3 Diabetische Osteoarthropathie: operative Strategie

M. Walther

3.3.1 Grundsätze der operativen Therapie der diabetisch-neuropathischen Osteoarthropathie (DNOAP)

OP-Planung und Terminierung

Während die Stadien 0 und I (Eichenholtz-Levine) der diabetisch-neuropathischen Osteoarthropathie (DNOAP) eine Domäne der konservativen Therapie darstellen, können sich ab Stadium II verschiedene Operationsindikationen ergeben. Immer wenn bei schweren, konservativ nicht ausreichend therapierbaren Fehlstellungen oder Instabilitäten von Fuß- und Sprunggelenk rezidivierende Ulzerationen vorliegen oder drohen, ist eine operative Intervention zu überlegen. Neben der Ulkusprophylaxe ist das Ziel eines operativen Eingriffs die innere Druckentlastung sowie die Rekonstruktion und Stabilisierung des Fußskeletts, um eine Schuhversorgung zu ermöglichen und damit die Mobilität des Patienten dauerhaft sicherzustellen [37]. Operative Interventionen sollten möglichst nach Abklingen der akuten Phase durchgeführt werden [26]. Vor einem operativen Eingriff ist stets die Durchblutung des Fußes zu überprüfen. Besteht die Möglichkeit die Perfusion der Extremität zu verbessern, so ist die gefäßchirurgische Intervention einem Knocheneingriff voranzustellen.

Berücksichtigt werden muss weiterhin, dass die Knochenheilung bei dem Diabetespatienten verlangsamt ist [10]. Eine ausreichend lange postoperative Entlastungs- bzw. Teilbelastungsphase ist Voraussetzung für den Operationserfolg. In der Literatur werden bei Arthrodesen in dieser Patientengruppe Pseudarthroseraten von über 40% beschrieben. Allerdings ist eine Pseudarthrose nicht zwangsweise mit einem Fehlschlag gleichzusetzen. Klinisch finden sich bei den straffen Pseudarthrosen verglichen zur kompletten knöchernen Durchbauung ähnlich gute Ergebnisse [20].

Indikation

Es bestehen verschiedene relative und absolute OP-Indikationen [7], [8], [25]. In der Mehrzahl der Fälle kann aber eine operative Intervention bei DNOAP mit entsprechender Vorplanung durchgeführt werden. Eine dringliche OP-Indikation kann sich allerdings bei schweren Weichteil- und Knocheninfektionen (PEDIS 3 und 4) ergeben (◘ Tab. 3.1).

◘ Tab. 3.1. PEDIS-Klassifikation (»International Working Group for the Diabetic Foot«) diabetischer Fußinfektionen. (Mod. nach Stevens 2005)

Schweregrad der Infektion	
Grad 1	Wunde ohne Infektzeichen
Grad 2	Infektion des Subkutangewebes: Mehr als 2 Infektzeichen (Pus, Rötung, Schwellung, Schmerz, Überwärmung, Induration) Ausdehnung der Rötung weniger als 2 cm um das Ulkus Infekt begrenzt auf Haut und oberflächliches Subkutangewebe Keine anderen lokalen Komplikationen der systemischen Reaktionen
Grad 3	Infektion tiefer Gewebeschichten: Patient wie Grad 2, aber Ausdehnung der Rötung mehr als 2 cm um das Ulkus Lymphangitisstreifen Infektausdehnung unter die oberflächliche Faszie Tiefer Weichteilabszess Gangrän Befall von Muskel, Sehnen, Knochen oder Gelenken
Grad 4	Schwere Infektion mit systemischer inflammatorischer Reaktion und metabolischer Instabilität

PEDIS: P perfusion, *E* extent (Ausdehnung der Läsion), *D* depth (Tiefe der Läsion, Ausmaß des Gewebeschadens), *I* infection, *S* sensation (Neuropathie).

Absolute OP-Indikationen

- Schwere Infektion des Fußes (PEDIS-Grad 3 und 4)
- Rezidivierende Ulzerationen durch knöcherne Prominenzen oder schwere Fehlstellungen
- Akute, dislozierte Fraktur

Relative OP-Indikationen

- Immobilisierung des Patienten durch erschwerte Schuh- und Orthesenversorgung
- Instabilität des Rückfußes, der Fußwurzel oder des Vorfußes
- Drohende Ulzeration
- Schmerzhaftes Charcot-Gelenk

Im Statium Eichenholtz-Levine 0 und I sollten operative Eingriffe vermieden werden. Darüber hinaus ist ein operativer Eingriff bei einer entgleisten Stoffwechsellage kontraindiziert. Liegt ein Infekt vor, so ist ggf. der Infekt operativ zu therapieren, eine Arthrodese ist in der akuten Infektsituation kontraindiziert.

Behandlungsziele

Je nach Ausgangssituation sind drei grundsätzliche verschiedene operative Szenarien bei der DNOAP denkbar.

- Stabiler Fuß mit Exostose und drohender Ulzeration
- Hochgradige Deformität mit oder ohne Instabilität
- Infektion

Je nach Ausgangssituationen sind unterschiedliche operative Strategien angezeigt, um die Behandlungsziele zu erreichen. Ziel ist die Wiederherstellung einer bestmöglichen Fußform und Fußfunktion, wobei der plantigraden Fußstellung eine besondere Bedeutung zukommt. Amstrong et al. [6] konnten in ihrer Arbeit den positiven Effekt einer präventiven Korrektur von Fehlstellungen nachweisen. Diese erleichtert im weiteren Verlauf die orthopädieschuhtechnische Versorgung und ist ein wesentlicher Faktor die Gehfähigkeit und damit auch die Selbstständigkeit des Patienten dauerhaft zu erhalten. Gegebenenfalls ist der definitiven Versorgung des Fußes eine Infektsanierung vorzuschalten. Amputationen stellen bezüglich der formulierten Ziele meist eine schlechte Lösung dar. Gerade die Unterschenkelamputation ist beim Diabetespatienten mit einer erheblichen Morbidität verbunden [51]. Ist erst ein Unterschenkel amputiert so kommt es in 50% der Fälle innerhalb von 4 Jahren auch zu einer Amputation der Gegenseite [21]. Der Patient wird damit zum Pflegefall. Abgesehen von akuten, nicht beherrschbaren Infektsituationen sind Amputationen zur Behandlung der DNOAP obsolet.

Exostosenabtragung

Exostosen finden sich am häufigsten im Bereich der Fußwurzel bei Veränderungen des Typs II und III nach Sanders. Die Exostose kann zu plantaren Druckmaxima führen [31]. Häufig ist die plantare Exostose kombiniert mit einem Schaukel- oder Tintenlöscherfuß (»rocker bottom deformity«). Führen die plantaren Druckspitzen trotz adäquater Schuhversorgung zu Ulzerationen, so besteht die Indikation zur operativen Abtragung. Besteht keine gleichzeitige Instabilität und ist der Fuß im Stadium Eichenholtz-Levine IV stabil, besteht die Möglichkeit einer isolierten Abtragung der Exostose. Bevorzugt ist der Hautschnitt medial zu wählen, da die Narbe nicht in der späteren Belastungszone liegen sollte [13]. Auch laterale Inzisionen gelten bezüglich der Wundheilung als problematisch. Kann ein präoperatives Abheilen des Ulkus nicht erreicht werden, so kann eine Resektion der Exostose durch die nach Ulkusausschneidung entstandene Wunde erfolgen. Meist gelingt in solchen Situationen der Wundverschluss nur mit einer Vacuumversiegelung.

Bei der Exostosenabtragung über einen medialen Zugang am Oberrand des M. abductor hallucis kann zwischen Knochen und Weichteilen entlang des plantaren Fußskeletts in die Tiefe präpariert werden. Sämtliche Weichteile werden nach plantar weggehalten, eine ausgedehnte Präparation ist zu vermeiden. Dabei wird das Prinzip des »full thickness skin flaps to bone« [25] umgesetzt. Dieses Vorgehen ist mit dem geringsten Risiko für postoperative Wundheilungsstörungen vergesellschaftet. Nach dem Freilegen der Exostose wird diese mit einem breiten Meisel abgetragen und Knochenkanten mit dem Luer geglättet. Abschließend ist das Ausmaß der Resektion mit dem Bildverstärker radiologisch zu kontrollieren. Werden größere Knochenanteile entfernt, ist auf die inserierenden Sehnen zu achten. Besonders gefährdet sind die Tibialis-posterior-Sehne (Os naviculare), die Tibialis-anterior-Sehne (Os cuneiforme mediale) und die Peronaeus-brevis-Sehne (Metatarsale V) [23]. Weiterhin ist darauf zu achten, dass durch die Resektion der Exostose keine Instabilität des Mittelfußes provoziert wird.

Die Exostosenabtragung stellt für den gering deformierten und ansonsten stabilen Fuß mit DNOAP eine für den Patienten nur gering belastende Option dar, die Belastbarkeit des Fußes dauerhaft zu verbessern und sekundären Problemen wie chronischen Infekten vorzubeugen [6].

3.3.2 Korrekturarthrodese bei DNOAP

Korrekturarthrodesen sind indiziert bei hochgradiger Instabilität des Rück- und Mittelfußes bzw. bei schweren Deformitäten, die eine Schuhversorgung erschweren oder unmöglich machen. Ziel operativer Maßnahmen ist hier die Wiederherstellung der Fußform und der Stabilität des Rückfußes. Anschließend erfolgt die Schuh- oder Orthesenversorgung, welche Grundvoraussetzung für die dauerhafte Mobilität des Patienten darstellt. Das geringste Risiko für die Entwicklung von Komplikationen, insbesondere einer Pseudarthrose, besteht im Stadium Eichenholtz-Levine III. Bis dieses Stadium erreicht ist, sollte die betroffene Extremität in einer Orthese oder einem »Total Contact Cast« (TCC) entlastet werden [43]. Kann mit orthopädischen Hilfsmitteln keine ausreichende Entlastung erreicht werden, ist im Einzelfall ein Rollstuhl zu verordnen.

Analog zur Exostosenabtragung erfolgt der operative Zugangsweg direkt bis auf den Knochen, wobei ausgedehnte Präparationen innerhalb des Weichteilmantels zu vermeiden sind [23]. Nach Darstellung der betroffenen Gelenke wird sämtlicher avitaler Knochen reseziert. Anschließend werden die zu arthrodedisierenden Flächen mit der oszillierenden Säge entsprechend der geplanten Korrektur zurechtgesägt. Eine temporäre Fixation kann mit 2,0er K-Drähten erreicht werden. Nach Stellungskontrolle im Bildverstärker werden noch bestehende Defektzonen mit Knochenspänen vom Beckenkamm aufgefüllt. Größere Defekte können mit trikortikalen Knochenblöcken überbrückt werden. Bei ausgedehnter Spongiosaplastik kann diese mit »platelet-derived growth factor« (PDGF) angereichert werden [35].

Die osteosynthetische Versorgung kann prinzipiell durch interne oder externe Verfahren erfolgen.

Fixateur externe

Der Fixateur externe wird vor allem bei problematischen Weichteilen, insbesondere bei gleichzeitigem Infekt, eingesetzt. Einige Autoren bevorzugen den Fixateur auch bei Operationen im Stadium Eichenholtz-Levine I und II, sowie bei schweren Rückfußdeformitäten (Typ IV nach Sanders) [14], [28]. Der Fixateur kann dabei entweder als Rahmenfixateur oder in der Ilizarov-Technik angewandt werden [24], [28], [34]. Vorteil des Ilizariv-Fixateurs sind insbesondere die dünneren Pins. Mithilfe der zahlreichen dreidimensional eingebrachten dünnen Pins kann oft eine bessere Stabilität erreicht werden als mit den dicken Pins eines Rahmenfixateurs. Bis zur vollständigen knöchernen Überbauung vergehen bis zu 6 Monate. Muss der Fixateur aufgrund von Pininfekten oder Pinlockerungen vorzeitig entfernt werden, wird die Extremität in einer Interimsorthese oder einem Cast weiter stabilisiert bis eine definitive Maßschuhversorgung möglich ist. In vielen Fällen kann mithilfe des Fixateurs keine vollständige Überbauung der Arthrodese erreicht werden. Allerdings stellt die straffe Pseudarthrose funktionell meist kein Problem dar und wird als Behandlungsergebnis gut toleriert [9], [30].

Interne Fixation

In den letzten Jahren hat der Einsatz von winkelstabilen Implantaten zu einer gewissen Renaissance der internen Osteosyntheseverfahren geführt. Diese bieten sich immer an, wenn der Weichteilmantel unproblematisch erscheint und keine Infektion oder Ulzeration vorliegt. Arthrodesen des oberen Sprunggelenks und des Subtalargelenks können mit einem retrograden Nagel (◘ Abb. 3.5) mit hoher Primärstabilität versorgt werden [36].

Für den Patienten bietet die interne Osteosynthese einen deutlich höheren Komfort. Weiterhin entfällt der beim Fixateur externe erhebliche Pflegeaufwand. Bei der Aufrichtung und Stabilisierung der medialen Fußsäule kann durch eine medioplantare Plattenposition eine hohe primäre Stabilität erreicht werden. Die medioplantare Plattenpositionierung bietet gegenüber der mediodorsalen Positionierung biomechanisch erhebliche Vorteile. Unter Belastung kommt es zu einem Zuggurtungseffekt mit Kompression der Arthrodesenflächen. Langstreckige Arthrodesen bei Sanders-Typ-II/-III-Läsionen können, z. B. durch eine langstreckige Platte vom Talushals bis hin zum Metatarsale I, überbrückt werden. Kessler [25] und Schon [40] beschrieben die Technik mit einer von medioplantar angelegten Kleinfragment-Neutralisationsplatte [25], [41]. Eine noch höhere primäre Stabilität bietet z. B. der Einsatz einer winkelstabilen Humerusplatte (◘ Abb. 3.6).

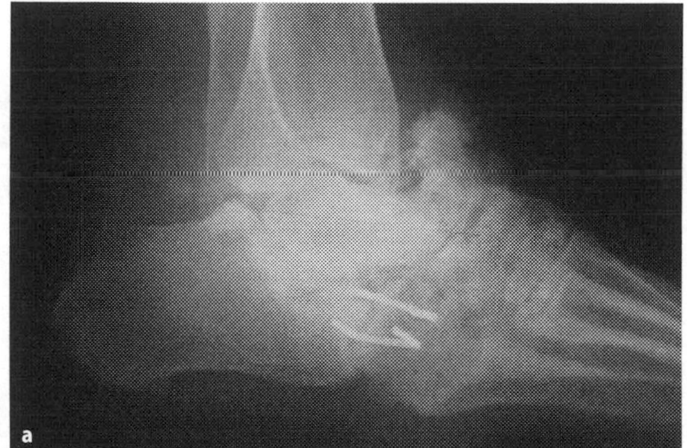

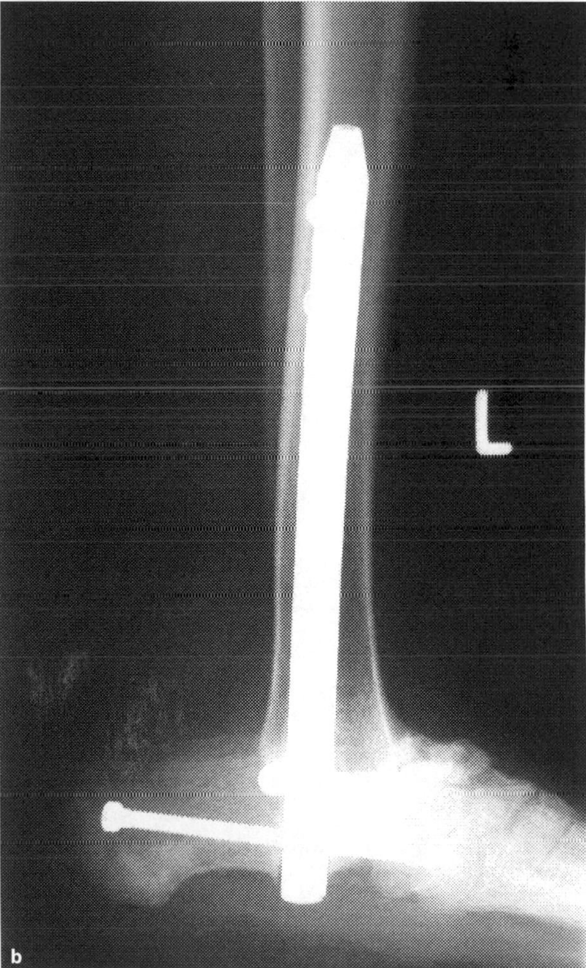

◘ **Abb. 3.5.** **a** Diabetische Neuroarthropathie des Rückfußes mit fehlgeschlagener Fusion des Calcaneocuboidalgelenks. **b** Fusion des oberen Sprunggelenks und des Subtalargelenks mit retrogradem Nagel

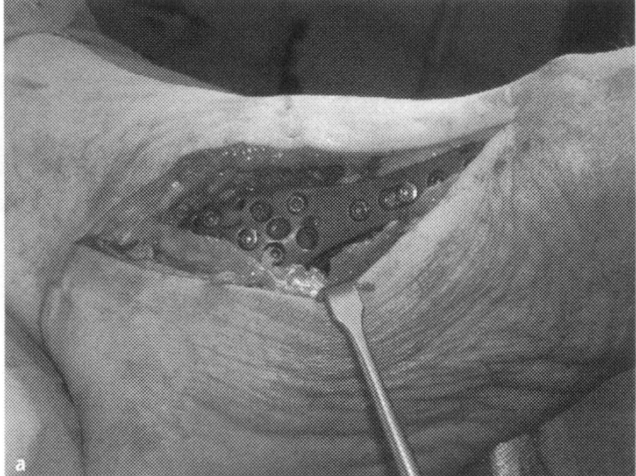

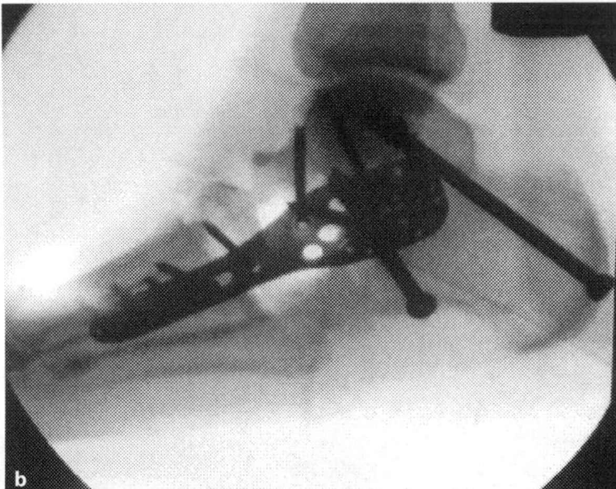

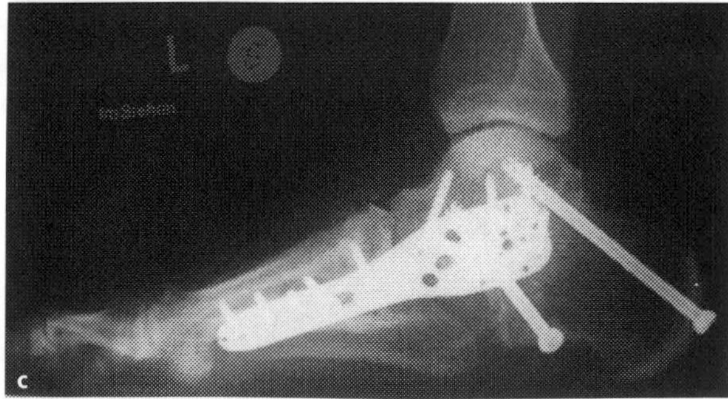

◘ Abb. 3.6a–c. Winkelstabile Humerusplatte. **a** Medioplantare Platte bei DNOAP Sanders Typ III. **b** Intraoperative Röntgenkontrolle. **c** Knöcherne Konsolidierung nach 6 Monaten

3.3.3 Nachbehandlung

Die Knochenheilung dauert beim Diabetespatienten etwa doppelt so lange wie beim Gesunden [45]. Dies langsame Knochenheilung ist bei der postoperativen Immobilisation zu berücksichtigen. Die notwendige Ruhigstellung mit strikter Entlastung beträgt mindestens 3 Monate [23]. Viele Patienten sind nicht in der Lage, eine Entlastung an Unterarmgehstützen umzusetzen und benötigen temporär einen Rollstuhl. Bei interner Fixation wird die Ruhigstellung von extern mit einem Gips oder Walker sichergestellt. Zeichnet sich radiologisch eine Überbauung ab, kann der Belastungsaufbau im Walker oder Gehgips begonnen werden. Alternativ kann eine Interimsprothese eingesetzt werden [30], [32]. Nach 6 bis 12 Monaten erfolgt die abschließende Versorgung mit einem orthopädischen Maßschuh. Eine stabile Schuhversorgung des nicht betroffenen Fußes sollte nie vergessen werden, da in der Ent- bzw. Teilbelastungsphase der betroffenen Seite die Mehrbelastung der Gegenseite eine DNOAP auslösen kann [15], [27]. Aktuelle Richtlinien zur Schuhversorgung wurden von der AG-Fuß der Deutschen Diabetes Gesellschaft (DDG; www.ddg.de) und der Deutschen Gesellschaft für Orthopädie und Unfallchirurgie (DGOU; www.dgou.de) herausgegeben.

3.3.4 Vorgehen bei infizierter DNOAP

Die Situation bei DNOAP mit Infektion unterscheidet sich grundsätzlich von dem Vorgehen bei einer DNOAP ohne Infekt. Grundsätzlich gilt, dass eine Infektion beim Diabetespatienten aufgrund der Immunschwäche, der Neuropathie und der Angiopathie eine die Extremität gefährdende, wenn nicht sogar lebensgefährliche Situation bedeuten kann. Darüber hinaus sind beim Diabetespatienten der CRP-Anstieg, Fieber und Leukozytose meist nur gering ausgeprägt, was das laborchemische Monitoring erschwert [22]. Für die Klassifikation des Schweregrads der Infektion hat sich die PEDIS Klassifikation etabliert (◘ Tab. 3.1), [27].

Das operative Vorgehen ist dem Schweregrad der Infektion angepasst (◘ Tab. 3.2). Für den Therapieerfolg ist ein interdisziplinärer Behandlungsansatz Voraussetzung, der die verschiedenen pathologischen Veränderungen berücksichtigt. Die Betreuung erfolgt im Team durch den Orthopädischen Chirurgen, den Angiologen bzw. Gefäßchirurgen, den Diabetologen, den Mikrobiologen und den Anästhesisten. Ziel aller Maßnahmen ist der Erhalt der Extremität.

Indikationen zur operativen Intervention bei Infekt

Ab PEDIS Grad 2 besteht die Indikation zur operativen Intervention, wobei sich das Vorgehen bei Grad 2 zunächst auf ein lokales Wunddebridement beschränkt (◘ Tab. 3.2). Bei Grad-III- und Grad-IV-Infektionen erfolgt ein radikales Debridement des infizierten Weichteilgewebes und Knochens. Die rein konservative Therapie mit Antibiotikagabe hat sich nicht bewährt [38], [42], [52]. Nachteilig beim konservativen Vorgehen ist die lange Therapiedauer mit entsprechend häufigen Nebenwirkungen der Antibiotika sowie das Risiko der Resistenzentwicklung. Die Vor-

Tab. 3.2. Stadienabhängige chirurgische Maßnahmen bei diabetischem Fußsyndrom mit Infekt. (Mod. nach Köck u. Koester 2007)

PEDIS	Ambulant/stationär	Chirurgische Maßnahmen	Antibiose (AB)
Grad 1	Ambulant	Lokale Wundbehandlung, ggf. oberflächliches Wunddebridement	Nein
Grad 2	Ambulant ggf. stationär	Lokales Wunddebridement	Meist orale AB
Grad 3	Stationär	Abszessspaltung, Nekrosektomie, Sequestrotomie, Drainage	Intial i.v. AB
Grad 4	Stationär/Intensivtherapie	Wie bei Grad 3, bei persistierender Infektion (Guillotine-) Amputation	Hochdosierte i.v. AB, Kombinationstherapie

teile einer frühzeitigen und aggressiven chirurgischen Infektsanierung und einer suffizienten Antibiotikatherapie liegen in der verkürzten Therapiedauer, der geringeren Rate an Amputationen und damit reduzierten Therapiekosten [47]. Analog zum DNOAP ohne Infekt ist vor einer operativen Intervention die Möglichkeit einer Verbesserung der Perfusion zu prüfen. Die chirurgische Infektsanierung erfolgt dann im Anschluss an die Revaskularisierung [17].

Zur Beurteilung des Ausmaßes des Infekts ist die MR-Untersuchung hilfreich, wobei die Abgrenzung zwischen Infekt und DNOAP-Stadium-Eichenholtz-Levine-I schwierig sein kann [48].

Oft ist ein etappenweises Vorgehen sinnvoll, da das Ausmaß des Infektes bei dem Ersteingriff nicht abschließend beurteilt werden kann [3].

Operatives Vorgehen

Operative Zugangswege außerhalb der plantaren Belastungszonen sind von Vorteil, um spätere Narbenprobleme zu vermeiden [13]. Während des Eingriffs helfen multiple Abstriche und histologische Präparate das Ausmaß der Gewebedestruktion abzuschätzen.

Abszesse werden großzügig eröffnet und drainiert. Auch zur lokalen Druckentlastung ist eine langstreckige Eröffnung des betroffenen Kompartments indiziert, da eine Infektion immer zu einem Druckanstieg führt, mit dem Risiko von Ischämie und Nekrosen.

Bei der Sanierung des Infektes ist das zerstörte Gewebe radikal zu resezieren. Dies betrifft Weichteile ebenso wie Knochen. Viele spätere Probleme mit Wundheilung und persistierender Infektion sind Folge eines zu zaghaften Debridements [18]. Ohne Blutsperre lässt sich der Übergang von vitalem zu nekrotischem Gewebe meist gut erkennen.

Nur bei akuter lebensbedrohlicher Infektion mit Zeichen einer Sepsis, bei ausgedehnter Nekrose und nicht therapierbarer schwerer Ischämie besteht die Indikation zur Major-Amputation [53]. In allen anderen Situationen ist das radikale Debridement der Amputation vorzuziehen [9], [11], [49].

Durch den Einsatz von Antiseptika und Wundspüllösungen sind eine effektive Wundreinigung und Keimreduktion möglich. Etablierte Substanzen wie Octenidin-Lösungen oder Polihexamid-Lösungen zeichnen sich durch eine hohe lokale Wirksamkeit aus, ohne die Gefahr einer Resistenzentwicklung. Die mechanische Reinigung kann durch den Einsatz einer Jetlavage weiter verbessert werden.

Der postperative Sekretabfluss wird durch Laschen oder dicke Drainagen sichergestellt. Ist ein spannungsfreier, einschichtiger Wundverschluss mit nichtresorbierbarem, monofilem Nahtmaterial nicht möglich, kann der Wundverschluss mit einer Vacuumversiegelung erfolgen [33]. Durch dieses Verfahren wird die Granulation durch Induktion einer Neovaskularisierung verbessert und Sekret abtransportiert. Verschiedene Studien haben die hohe Wirksamkeit dieses Konzepts bei der Sanierung von Infekten zeigen können [1], [2], [5]. Der erste Wechsel der Vacuumversiegelung erfolgt 2–3 Tage nach Erstanlage. Ist der gesamte Wundgrund mit Granulationsgewebe bedeckt, können verbliebene Defekte mit Mesh-Graft gedeckt werden (Abb. 3.7). Nach einem Mesh-Graft wird der Vakuumverband nochmals 5 Tage angelegt, was einen optimalen Anpressdruck des Transplantats gewährleistet und das Einheilen beschleunigt [4].

3.3.5 Ergebnisse

Operative Eingriffe bei der DNOAP wurden über lange Zeit kontrovers diskutiert. Kritiker argumentierten vor allem mit der hohen Rate an Pseudarthrosen, die in einigen Studien mit bis zu 66% angegeben wird [12], [16], [39], [50]. Als Risiko für eine Pseudathrosenentwicklung gelten Operationen im Stadium Eichenholtz-Levine I [28]. Allerdings ist die klinische Bedeutung einer radiologischen Pseudarthrose umstritten. Koller et al. [29]

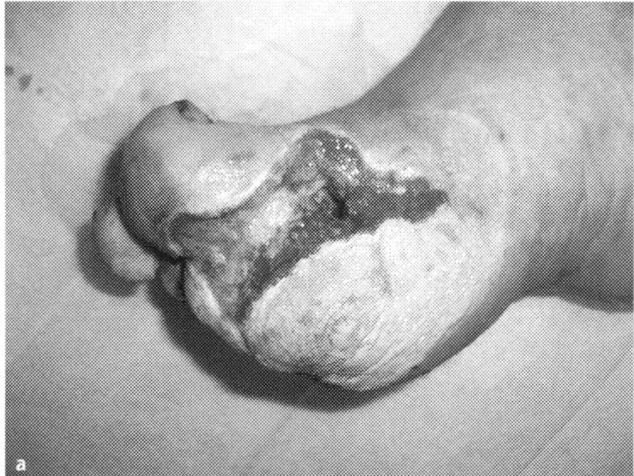

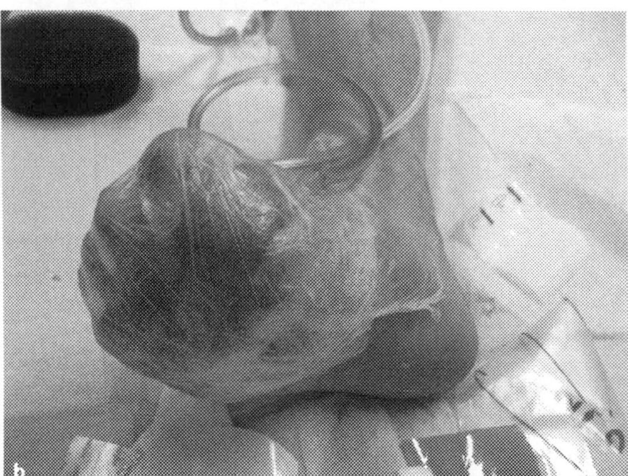

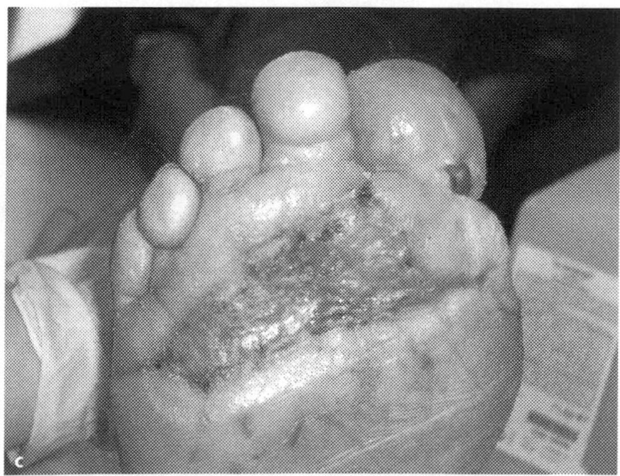

Abb. 3.7. **a** Infiziertes Ulkus am Vorfuß. **b** Versorgung mit Vacuseal-Verband. **c** Ausheilungsergebnis nach Meshgraft-Deckung

konnten funktionell keine Unterschiede zwischen einer straffen Pseudarthrose und einer vollständigen Überbauung feststellen.

Mehrere Strategien wurden beschrieben, um die Rate an Pseudarthrosen und anderen Komplikationen zu senken [27]:

- Stadiengerechter OP-Zeitpunkt (idealerweise im Stadium Eichenholtz-Levine III),
- Moderne Operationsverfahren mit interner oder externer Osteosynthese,
- Spongiosaplastik, ggf. der Einsatz von PDGF,
- Eine adjuvante Weichteilkorrektur,
- Eine ausreichend lange postoperative Entlastung und Immobilisation.

Vorteil einer frühzeitigen operativen Intervention ist die Möglichkeit einer funktionellen Rekonstruktion des Fußes und der Erhalt einer physiologischen, anatomischen Form [6], [44].

Literatur

[1] Akbari A, Moodi H, Ghiasi F et al. (2007) Effects of vacuum-compression therapy on healing of diabetic foot ulcers: randomized controlled trial. J Rehabil Res Dev 44: 631–636

[2] Andros G, Armstrong DG, Attinger CE et al. (2006) Consensus statement on negative pressure wound therapy (V.A.C. Therapy) for the management of diabetic foot wounds. Ostomy Wound Manage Suppl: 1–32

[3] Aragon-Sanchez FJ, Cabrera-Galvan JJ, Quintana-Marrero Y et al. (2008) Outcomes of surgical treatment of diabetic foot osteomyelitis: a series of 185 patients with histopathological confirmation of bone involvement. Diabetologia 51: 1962–1970

[4] Argenta LC, Morykwas MJ, Marks MW et al. Vacuum-assisted closure: state of clinic art. Plast Reconstr Surg 2006;117:127S-42S

[5] Armstrong DG, Lavery LA (2005Negative pressure wound therapy after partial diabetic foot amputation: a multicentre, randomised controlled trial. Lancet 366: 1704–1710

[6] Armstrong DG, Lavery LA, Stern S et al. (1996) Is prophylactic diabetic foot surgery dangerous? J Foot Ankle Surg 35: 585–589

[7] Armstrong DG, Todd WF, Lavery LA et al. (1997) The natural history of acute Charcot‹s arthropathy in a diabetic foot specialty clinic. J Am Podiatr Med Assoc 87: 272–278

[8] Baravarian B, Van Gils CC (2004) Arthrodesis of the Charcot foot and ankle. Clin Podiatr Med Surg 21: 271–289

[9] Baumgartner R. Surgical management of neuropathy and osteoarthropathy of the diabetic foot. Zentralbl Chir 1999;124 Suppl 1:17-24.

[10] Boddenberg U (2004) Healing time of foot and ankle fractures in patients with diabetes mellitus: literature review and report on own cases. Zentralbl Chir 129: 453-459

[11] Bollinger M, Thordarson DB (2002) Partial calcanectomy: an alternative to below knee amputation. Foot Ankle Int 23: 927–932

[12] Bono JV, Roger DJ, Jacobs RL (1993) Surgical arthrodesis of the neuropathic foot. A salvage procedure. Clin Orthop Relat Res 296: 14–20

[13] Brodsky JW, Rouse AM (1993) Exostectomy for symptomatic bony prominences in diabetic charcot feet. Clin Orthop Relat Res 21–26

[14] Cooper PS (2003) Application of external fixators for management of Charcot deformities of the foot and ankle. Semin Vasc Surg 16: 67–78

[15] Crouch J (2005) Charcot‹s joint and bilateral foot neuropathy. Adv Nurse Pract 13: 18

[16] Early JS, Hansen ST (1996) Surgical reconstruction of the diabetic foot: a salvage approach for midfoot collapse. Foot Ankle Int 17: 325–330

[17] Edmonds M (2005) Infection in the neuroischemic foot. Int J Low Extrem Wounds 4: 145–153

[18] Eichenholz S (1966) Charcot joints. Charles C Thomas, Springfield, IL

[19] Faglia E, Clerici G, Caminiti M et al. (2006) The role of early surgical debridement and revascularization in patients with diabetes and deep foot space abscess: retrospective review of 106 patients with diabetes. J Foot Ankle Surg 45: 220–226

[20] Frykberg RG, Mendeszoon E (2000) Management of the diabetic Charcot foot. Diabetes Metab Res Rev 16 Suppl 1: S59–S65

[21] Greitemann B (2009) Preserving amputations or resection techniques on the foot. Vasa 38 Suppl 74: 37–53

[22] Jeandrot A, Richard JL, Combescure C et al. (2008) Serum procalcitonin and C-reactive protein concentrations to distinguish mildly infected from non-infected diabetic foot ulcers: a pilot study. Diabetologia 51: 347-352

[23] Johnson JE (1999) Surgical treatment for neuropathic arthropathy of the foot and ankle. Instr Course Lect 48: 269–277

[24] Jolly GP, Zgonis T, Polyzois V (2003) External fixation in the management of Charcot neuroarthropathy. Clin Podiatr Med Surg 20: 741–756

[25] Kessler SB, Kalteis TA, Botzlar A (1999) Principles of surgical treatment of diabetic neuropathic osteoarthropathy. Internist (Berl) 40: 1029–1035

[26] Kessler SB, Kreuz PC (2001) Diabetic foot syndrome. When is surgery reliable and necessary? MMW Fortschr Med 143: 34–36

[27] Köck FX, Koester B (2007) Diabetisches Fußsyndrom. Thieme, Stuttgart

[28] Koller A, Fiedler R, Wetz HH (2001) External fixator for reconstruction of foot statics in neurogenic osteoarthropathies. Orthopade 30: 218–225

[29] Koller A, Hafkemeyer U, Fiedler R et al. (2004) Reconstructive foot surgery in cases of diabetic neuropathic osteoarthropathy. Orthopade 33: 983–991

[30] Koller A, Meissner SA, Podella M et al. (2007) Orthotic management of Charcot feet after external fixation surgery. Clin Podiatr Med Surg 24: 583–599

[31] Laurinaviciene R, Kirketerp-Moeller K, Holstein PE (2008) Exostectomy for chronic midfoot plantar ulcer in Charcot deformity. J Wound Care 17: 53–58

[32] Lavery LA, Baranoski S, Ayello EA (2004) Options for off-loading the diabetic foot. Adv Skin Wound Care 17: 181–186

[33] Moch D, Fleischmann W, Russ M (1999) The BMW (biosurgical mechanical wound treatment) in diabetic foot. Zentralbl Chir 124 (Suppl 1): 69–72

[34] Oznur A (2003) Management of large soft-tissue defects in a diabetic patient. Foot Ankle Int 24: 79–82

[35] Pinzur MS (2009) Use of platelet-rich concentrate and bone marrow aspirate in high-risk patients with charcot arthropathy of the foot. Foot Ankle Int 30: 124–127

[36] Pinzur MS, Noonan T (2005) Ankle arthrodesis with a retrograde femoral nail for Charcot ankle arthropathy. Foot Ankle Int 26: 545–549

[37] Pinzur MS, Sostak J (2007) Surgical stabilization of nonplantigrade Charcot arthropathy of the midfoot. Am J Orthop 36: 361–365

[38] Pittet D, Wyssa B, Herter-Clavel C et al. (1999) Outcome of diabetic foot infections treated conservatively: a retrospective cohort study with long-term follow-up. Arch Intern Med 159: 851-856

[39] Sammarco GJ, Conti SF (1998) Surgical treatment of neuroarthropathic foot deformity. Foot Ankle Int 19: 102–109

[40] Schon LC, Easley ME, Weinfeld SB (1998) Charcot neuroarthropathy of the foot and ankle. Clin Orthop Relat Res 116–131

[41] Schon LC, Marks RM (1995) The management of neuroarthropathic fracture-dislocations in the diabetic patient. Orthop Clin North Am 26: 375–392

[42] Senneville E, Yazdanpanah Y, Cazaubiel M et al. (2001) Rifampicin-ofloxacin oral regimen for the treatment of mild to moderate diabetic foot osteomyelitis. J Antimicrob Chemother 48: 927–930

[43] Shaw JE, Hsi WL, Ulbrecht JS et al. (1997) The mechanism of plantar unloading in total contact casts: implications for design and clinical use. Foot Ankle Int 18: 809–817

[44] Simon SR, Tejwani SG, Wilson DL et al. (2000) Arthrodesis as an early alternative to nonoperative management of charcot arthropathy of the diabetic foot. J Bone Joint Surg Am 82-A: 939–950

[45] Sinacore DR (1998) Acute Charcot arthropathy in patients with diabetes mellitus: healing times by foot location. J Diabetes Complications 12: 287–293

[46] Stevens DL, Bisno AL, Chambers HF et al. (2005) Practice guidelines for the diagnosis and management of skin and soft-tissue infections. Infectious Diseases Society of America. Clin Infect Dis. 2005 15: 41(10):1373–1406

[47] Tan JS, Friedman NM, Hazelton-Miller C et al. (1996) Can aggressive treatment of diabetic foot infections reduce the need for above-ankle amputation? Clin Infect Dis 23: 286–291

[48] Tan PL, Teh J (2007) MRI of the diabetic foot: differentiation of infection from neuropathic change. Br J Radiol 80: 939–948

[49] Thordarson DB (1998) Treatment of diabetic (neuropathic) foot ulcers with two-stage debridement and closure. Foot Ankle Int 19: 649

[50] Tisdel CL, Marcus RE, Heiple KG (1995) Triple arthrodesis for diabetic peritalar neuroarthropathy. Foot Ankle Int 16: 332–338

[51] Van DH, Limet R (2007) Amputation in diabetic patients. Clin Podiatr Med Surg 24: 569–582

[52] Venkatesan P, Lawn S, Macfarlane RM et al. (1997) Conservative management of osteomyelitis in the feet of diabetic patients. Diabet Med 14: 487–490

[53] Zgonis T, Stapleton JJ, Girard-Powell VA et al. (2008) Surgical management of diabetic foot infections and amputations. AORN J 87: 935–946

3.4 Schuhversorgung beim neuropathischen Fuß

A. Roth, A. Wagner, R. Fuhrmann

Definition

Als neuropathischen Fuß bezeichnet man einen gefühlsgestörten Fuß mit oder ohne Deformitäten. Entscheidend ist dabei die sich hieraus entwickelnde Verletzlichkeit des Fußes, auf die die Betroffenen aufgrund der fehlenden Schmerzen oft nicht reagieren.

Pathogenese

Pathogenetisch kommt es zu Veränderungen der Haut, der Gefäßregulation und häufig auch zu Knochen- und Gelenkdestruktionen, die ihrerseits gravierende Fußdeformitäten verursachen können.

Ein typischer neuropathischer Fuß mit seinen sekundären Veränderungen findet sich als eine Entität beim diabetischen Fußsyndrom. Ein wesentliches Merkmal des neuropathischen Fußes ist die Gefühllosigkeit der Fußweichteile, sodass über prominenten Knochenvorsprüngen ein Ulkus entstehen kann. Deswegen ist beim neuropathischen Fuß nicht etwa der Schmerz das Leitsymptom, sondern neben der oft als strumpfförmig beschriebenen Gefühlsstörung sichtbare Veränderungen wie die Hyperkeratose, der Clavus, die subkutane Einblutung, die Spannungsblase und letztlich das Ulkus. Dieses Malum perforans bildet sich an Stellen großer Druckbelastung aus. Zudem existieren oft Rhagaden und Nagelmykosen. Nicht selten liegen bereits partielle Amputationen oder auch groteske Fußdeformitäten vor.

Aufgrund der sensiblen Neuropathie spürt der Patient Veränderungen infolge repetitiver Druckbelastungen nicht und misst ihnen daher häufig keinerlei Bedeutung bei. Ursache für ein Ulkus sind u. a. Zehendeformitäten wie Hammer-, Krallen- oder Klauenzehen und der Hallux valgus sowie der Klauenhohlfuß, der flexible oder kontrakte Senk-Spreiz-Fuß oder der Charcot-Fuß, der oft im Rahmen eines diabetischen Fußsyndroms auftritt (diabetisch-neuropathische Osteoarthropathie, DNOAP). Oft ist ungeeignetes Schuhwerk Auslöser einer initialen druckbedingten Läsion, die letztlich zum Ulkus führt. Dieses Ulkus aber muss unbedingt vermieden werden, da es häufig zu tiefen Infektionen führt in deren Folge Amputationen dann u. U. unvermeidbar werden. Tatsächlich zieht die systematische Prophylaxe des Ulkus eine Reduktion von Amputationen nach sich [15]. Nach Drerup et al. [5] ist die periphere Neuropathie, die die Entstehung eines Ulkus mit all seinen Folgen begünstigt, durch eine orthopädische Schuhversorgung beeinflussbar. Dies unterstreicht die Forderung nach einer adäquaten Schuhversorgung. Eine begleitende Angiopathie wird durch die Schuhversorgung nicht beeinflusst.

Bedeutung des Schuhwerks

Entscheidend für die Entstehung von Ulzerationen ist der plantare Spitzendruck [6], der orthopädieschuhtechnisch mit der Wahl des richtigen Schuhwerks beeinflusst werden kann.

Geeignetes Schuhwerk

Geeignetes Schuhwerk weist genügend Platz für den Fuß im Schuh auf und ist trotzdem passgenau. Das Oberleder muss weich und schmiegsam sein, dabei jedoch eine ausreichende Stabilität haben. Die Konstruktion des Oberleders darf speziell im Vorfußbereich nicht zu eng sein, um den deformierten Zehen ausreichend Platz zu bieten. Der Schuh hat keine Riemen. Nähte werden vermieden, auf harte Vorderkappen wird verzichtet. Der Schuh ist am Fußrücken und am Knöchel gepolstert [9]. Zu bevorzugen sind Klettverschlüsse, die einem unterschiedlichen Schwellungszustand des Fußes Rechnung tragen.

Ungeeignetes Schuhwerk

Für den diabetischen Fuß ungeeignetes Schuhwerk sind »Gesundheitsschuhe«, Schuhe mit hartem Korkfußbett und »Griffwülsten«, ein Ledersteg zwischen der 1. und der 2. Zehe sowie Schuhe mit Riemen [15]. Auch Einlagen mit Pelotten sowie Maßschuhe aus steifem Leder und mit harten Vorderkappen, Absteppungen im Leder oder Nähte sind nicht geeignet zur Versorgung von neuropathischen Füssen.

Grundsätzlich wird zwischen schützendem Schuhwerk und therapeutischem Schuhwerk unterschieden.

Schützendes Schuhwerk

Schützendes Schuhwerk dient der Prävention eines initialen oder eines Rezidiv-Ulkus. Ohne Schutzschuh erleiden mehr als 90% aller Diabetiker mit abgeheiltem neuropatischem Ulkus innerhalb von 48 Monaten ein Rezidiv [4]. Die Palette von schützendem Schuhwerk reicht vom Konfektionsschuh mit Einlagen über konfektionierte Diabetesschutzschuhe bis hin zu Maßschuhen. Wichtig sind ausreichender Platz für den Fuß und eine geeignete Fußbettung. Der Aufbau des Schuhs ist umso komplexer, je größer die Deformität des Fußes ist.

Therapeutisches Schuhwerk

Therapeutisches Schuhwerk soll ein vorhandenes Ulkus vom Druck entlasten und damit seine Heilung fördern. Grundsätzlich soll jedoch keine vollständige Entlastung gefährdeter Regionen durch Aussparung erfolgen, da in den Randgebieten wiederum mit erhöhter Druckbelastung gerechnet werden muss. Vielmehr wird mit geeignetem Material unterschiedlicher Shorehärten gepolstert, sodass keine aufstoßende Wundbelastung entsteht und die Kraft an gesunde, unbelastete Fußpartien übertragen wird. Dies

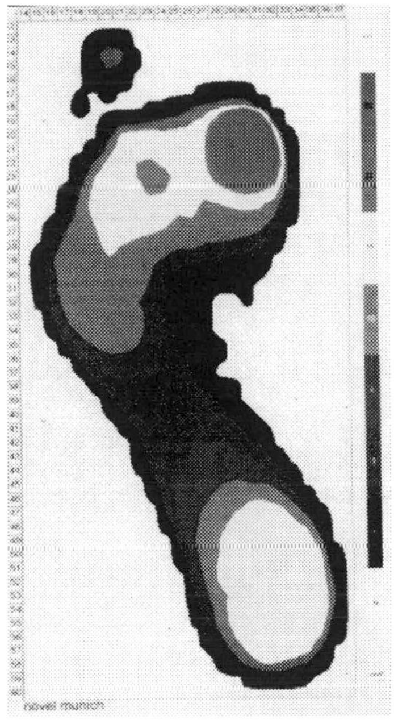

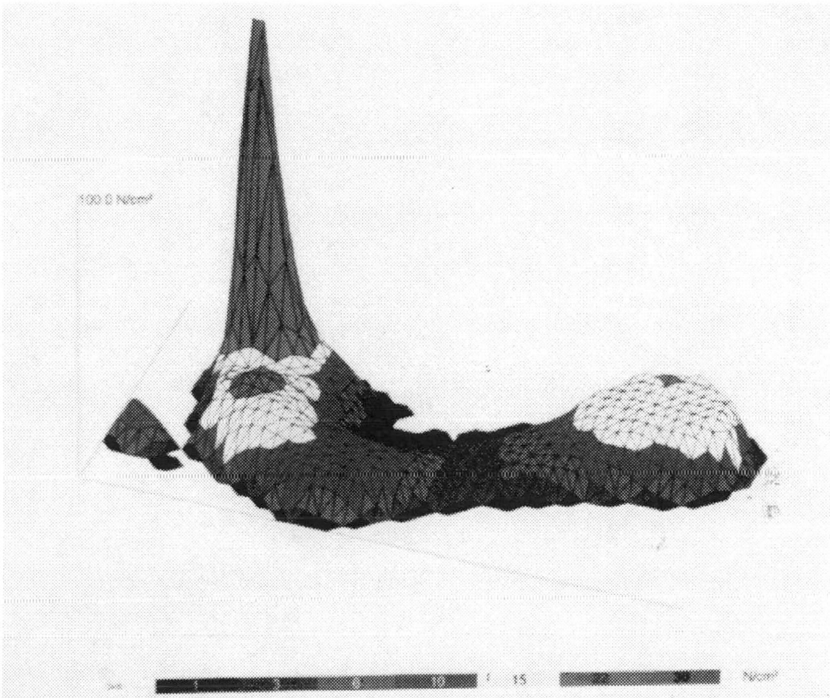

Abb. 3.8. Messung plantarer Fußdruck im Podogramm. Stark belastete Regionen sind deutlich markiert

erfolgt mithilfe von Interimsschuhen, Vorfuß- oder Fersenentlastungsschuhen, Verbandsschuhen, dem Vollkontaktgips (»total contact cast«) sowie dem sog. Diabetes-Walker. Zusätzlich werden befundadaptiert konsequent Gehstützen und Rollstuhl benutzt. Im Vergleich zu konfektioniertem Schuhwerk führt auch therapeutisches Schuhwerk signifikant seltener zu Reulzerationen [7]. Allerdings muss auch die Anwendung therapeutischen Schuhwerks stets hinterfragt werden, da z. B. die unkritische Anwendung des Vorfußentlastungsschuhs Deformitäten im Bereich des Lisfranc-Gelenks begünstigen kann.

Prinzipien der Schuhversorgung

Diabetesadaptierte Fußbettung

Das Herzstück zur Senkung des plantaren Spitzendrucks ist die sog. diabetesadaptierte Fußbettung. Die Herstellung erfolgt individuell und nicht auf Rohlingbasis. Indikation ist ein länger bestehender Diabetes mellitus mit Störungen der nervalen Versorgung und ggf. auch der Durchblutung. Ziel der diabetesadaptierten Fußbettung ist es, ein Malum perforans zu verhindern oder zur Ausheilung zu bringen [18]. Dies wird durch eine werkstoffvermittelte Entlastung des Fußes in gefährdeten Bereichen gewährleistet. Die einwirkenden Kräfte werden durch die Kombination mehrerer Lagen von Werkstoffen unterschiedlicher Shorehärten vermindert und auf die gesamte Fußsohle verteilt, sodass es zu einer Umverteilung bzw. Reduzierung des Druckes unter der Fußsohle kommt. Die diabetesadaptierte Fußbettung übt außerdem eine dämpfende Wirkung aus.

Zur Definition der am stärksten belasteten Regionen wird eine plantare Druckmessung durchgeführt oder ein Blauabdruck angefertigt ◘ Abb. 3.8. Beide Methoden ersetzen jedoch nicht die wiederholte klinische Überprüfung des Lokalbefundes!

Regionen mit Druckspitzen werden in der Fußbettung freigelegt und mit weichem Material aufgefüllt. Dabei ist darauf zu achten, dass glatte Übergänge ohne Kanten entstehen [3]. Unterschiede bestehen hinsichtlich der Materialstärke und der sog. Shorehärten. Da dickere Materialien zu geringeren Druckmaxima führen, werden für die Einlagenstärke eher 10 mm als 6 mm, insgesamt bis zu 16 mm verwendet. Die Shorehärten werden durch das verwendete Material bestimmt. In Bezug auf die mechanischen Eigenschaften sind für Polyurethan und PU-Schaum höhere, für Silikon hingegen niedrigere und für Ethylenvinylacetat (EVA) mittlere Shorehärten zu bevorzugen [12]. Rückstellkräftige Materialien sind unbedingt zu vermeiden. Die Fußbettung wird durch die Kombination unterschiedlicher Materialien letztlich als Sandwichaufbau realisiert. Auch der zeitliche Belastungsverlauf beim Abrollen des Fußes kann durch die Einlage beeinflusst werden. Die oberste Schicht der Fußbettung besteht nicht aus Leder. Hier werden textile Oberflächenstrukturen aus hautfreundlichen Materialien verwendet, die gewaschen und desinfiziert werden können (◘ Abb. 3.9).

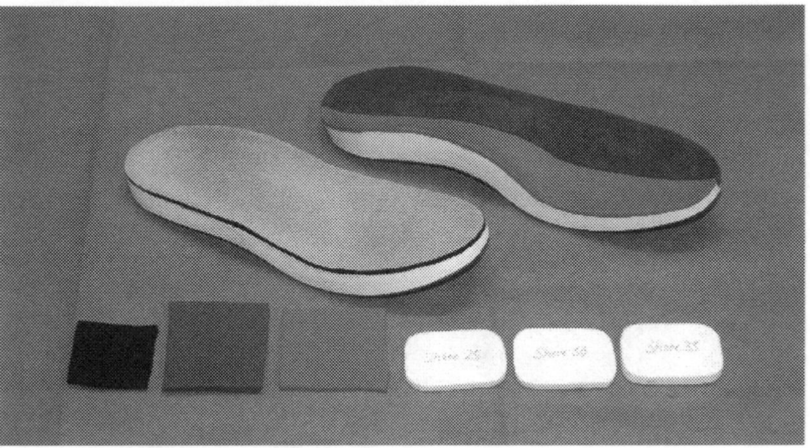

Abb. 3.9. Diabetes adaptierte Fußbettung. Prinzip der Sandwichtechnik mit unterschiedlichen Materialien und Shorestärken

Konfektionsschuhwerk ist in der Regel nicht zur Versorgung eines neuropathischen Fußes einsetzbar.

Konfektionierte Diabetesschutzschuhe

Eine geeignete und finanziell günstige Möglichkeit der Schuhversorgung stellen die konfektionierten Diabetesschutzschuhe dar [17]. Dabei handelt es sich um industriell gefertigte Spezialschuhe, die ggf. mit einer individuellen Zurichtung versehen werden können. Die Indikation zur Verordnung besteht dann, wenn eine angemessene Versorgung mit normalem Konfektionsschuh nicht möglich ist, eine Versorgung mit orthopädischen Maßschuhen jedoch nicht zwingend erforderlich ist. Leistenform, Machart, Sohlengestaltung und Material entsprechen den Anforderungen zur Versorgung eines neuropatischen Fußes. Hierzu werden nur anatomisch ausgereifte Passformen verwendet. Die Ferse ist schmal, das Hinterteil ist kurz geschnitten und der Vorfuß ist breit. Es besteht eine hohe Zehenbox und es ist Platz für die Einlage einer diabetesadaptierten Fußbettung (Abb. 3.10), da Letztere, wie gesagt, mit bis zu 16 mm insgesamt dicker als eine orthopädische Einlage ist. Die Sohle dieser Schuhe ist orthopädieschuhtechnisch zurichtbar (z. B. mit einer Mittelfußrolle oder Sohlenversteifung).

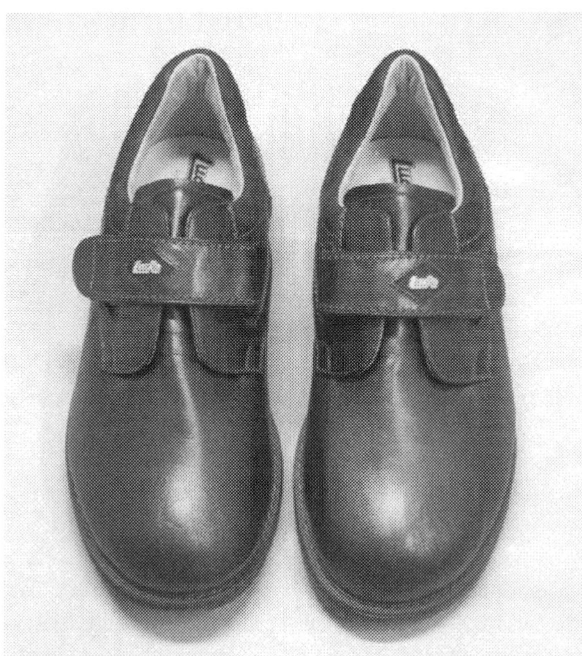

Abb. 3.10. Konfektionierte Diabetesschutzschuhe (Merkmale ▸ Text)

Orthopädische Maßschuhe

Orthopädische Maßschuhe sind in handwerklicher Einzelanfertigung hergestellte individuelle Maßschuhe. Hier wird ein besonderes Maß- und Modellverfahren verwendet und ein individueller Leisten angefertigt. Diese Maßnahmen sind aufgrund bestehender individueller Deformitäten und Schädigungen erforderlich (Abb. 3.11). Die Indikation zur Versorgung ist die optimierte Bettung des formveränderten Fußes und die Rezidivprophylaxe nach abgeheilter Fußläsion. Sie besteht häufig bei fortgeschrittenen Stadien der neuropathischen Fußdeformität. Ziel ist auch hier die Druckentlastung an gefährdeten Stellen. Die Versorgung erfolgt erst bei Abheilung bestehender Läsionen oder kurz vorher.

Grundsätzlich ist bei Vorliegen von Zehendeformitäten ebenfalls auf ausreichenden Platz im Zehenbereich zu achten. Besonders gefährdet durch einen erhöhten plantaren Spitzendruck sind Ferse, Ballen und vorliegende Deformitäten mit plantarer Prominenz. Prinzipiell wird daher eine enge, nicht druckausübende Fersen- und Mittelfußführung hergestellt. In Höhe der Mittelfußköpfe kann der Druck durch eine Schmetterlingsrolle in Kombination mit einer weichpolsternden Einlage reduziert werden.

Unterschieden wird bei Maßschuhen zwischen den Kategorien orthopädischer Straßenschuh, orthopädischer

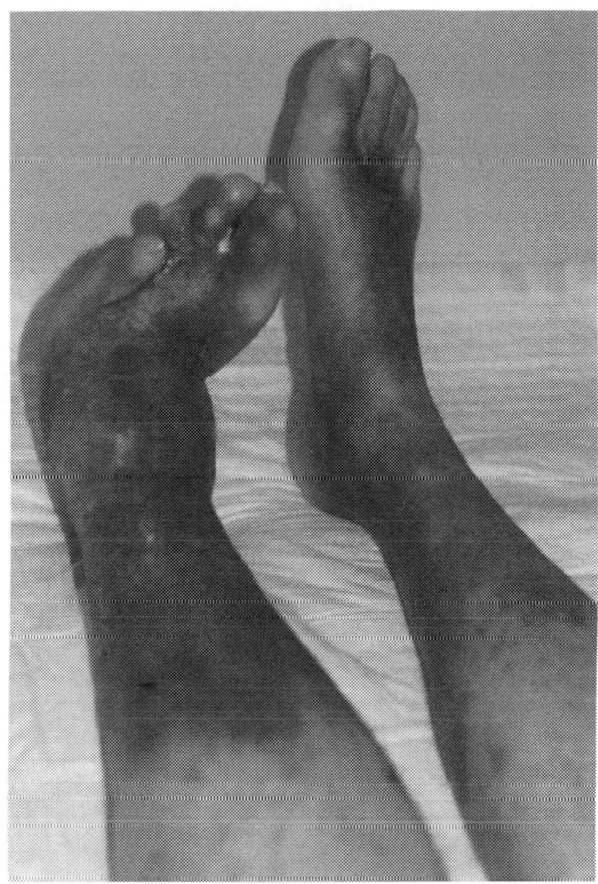

◘ Abb. 3.11. Typische Deformitäten und Schädigungen eines diabetischen Fußes, die orthopädische Maßschuhe erfordern (Versorgung ◘ Abb. 3.12)

Hausschuh, orthopädischer Sportschuh, orthopädischer Badeschuh und orthopädischer Interimsschuh. Die Schuhform, die hergestellt wird, entspricht exakt der Fußform (◘ Abb. 3.12). Der Schuh wird mit einer diabetesadaptierten individuellen Fußbettung ausgestattet.

Übergangslösungen und Interimsschuhe

Übergangslösungen sind erforderlich bei individuellen Versorgungsverläufen, wenn Volumenschwankungen durch Verbände oder Schwellungen Rechnung getragen werden muss und eine Endversorgung noch nicht möglich ist. Übergangsversorgungen erfolgen vor einer definitiven Versorgung in Form orthopädischer Interimsschuhe, die der Mobilisierung des Betroffenen dienen. Sie unterstützen die Blutzirkulation und den Heilungsprozess und verhindern den Verlust von Muskel- und Gelenkfunktion [8]. Ein Interimsschuh wird individuell handwerklich hergestellt. Er enthält Elemente des orthopädischen Schuhs und integriert eventuelle Verbände. Des Weiteren wird eine individuelle Bettung mit Ein- und Aufarbeiten verschiedener Entlastungsmaterialien vorgenommen.

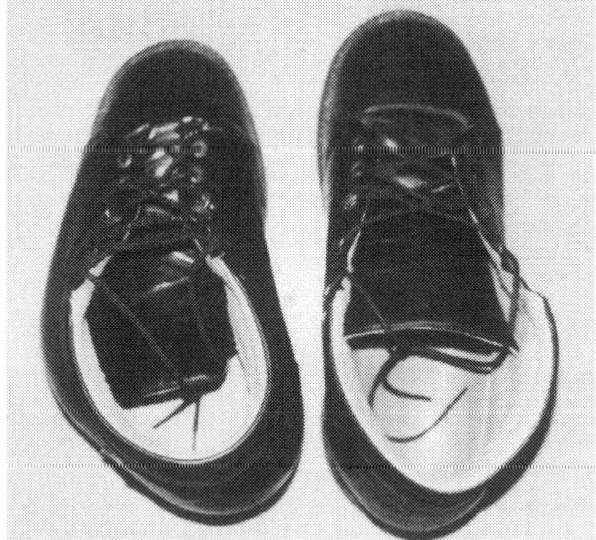

◘ Abb. 3.12. In Einzelanfertigung angefertigte orthopädische Maßschuhe

Verbandsschuhe

Eine weitere Übergangslösung stellen die sog. Verbandsschuhe dar. Diese werden serienmäßig hergestellt, wobei eine frühzeitige Gehfähigkeit bei Schutz des Verbandes gegen äußere Einflüsse ermöglicht wird. Sie werden eingesetzt zur Versorgung des operierten bzw. verletzten Fußes. Unterschieden wird zwischen Kurzzeitverbandsschuhen (mehrere Wochen) und Langzeitverbandsschuhen (mehrere Monate). Bei längerer Tragedauer ist es wichtig, dass auch in diesen Schuh eine individuelle Fußbettung integriert wird.

Vorfußentlastungsschuhe und Fersenentlastungsschuhe

Vorfußentlastungsschuhe können zu einer unphysiologischen Mehrbelastung des Mittelfußes in Höhe der Kippkante führen. Ohne Fußbettung kommt es zur Torquierung im Mittelfuß bis hin zur Luxation im Lisfranc-Gelenk [14]. Daher sind diese Schuhe nicht geeignet zur Versorgung plantarer Ulzera. Sie kommen ausschließlich bei kleinen Läsionen in Kombination mit Unterarmgehstützen und kurzen Gehstrecken zum Einsatz und sollten immer langsohlig sein. Alternativ werden Interimsschuhe angefertigt. Analoges gilt für Fersenentlastungsschuhe.

Allgemeine Regeln

Für die Benutzung und die Auswahl von Schuhwerk gelten Regeln, die wichtig für die Vermeidung eines Ulkus sind. Der Schuh ist 1- bis 2-mal täglich zu wechseln und soll nie ohne Strümpfe getragen werden. Vor dem Anziehen ist der Schuh auf Druckstellen, Nähte und eventuell einliegende kleine Steine auszutasten. Wichtig ist: Schuhe, die bereits zu einem Ulkus geführt haben, dürfen grundsätzlich nie wieder getragen werden!

Der Schuhversorgung oder -anpassung geht immer eine orthopädietechnische Untersuchung voraus. Bei der Beurteilung vorhandener Schuhe ist auf Gebrauchsspuren und einen verstärkten Sohlenabrieb zu achten, die sich als Folge der Veränderungen des Fußes sowie von Fußfehlformen im Schuh entwickelt haben. Weiterhin werden die Passgenauigkeit und Passform des Schuhs beurteilt. Es wird untersucht, ob der Schuh Einlagen, störende Nähte oder zu enge Stellen hat [15].

Neue Schuhe sind abends zu kaufen, wenn die Füße »geschwollen« sind. Die Schuhe müssen beim Kauf lange genug probiert werden, sie sind anfangs nur kurze Zeiten »zum Einlaufen« zu tragen. Bei Neubeschaffungen ist grundsätzlich immer zuerst nur ein Paar zu kaufen bzw. anzufertigen. Die Erstversorgung erfolgt mit einem Paar Straßenschuhen. Bei Eignung werden dann nach ca. 6 Wochen das zweite Paar und Hausschuhe verordnet.

Das eigentliche diabetische Fußsyndrom entwickelt sich durch das Zusammenspiel von mehreren Risikofaktoren, die nicht ausschließlich die Schuhversorgung betreffen. Auch die beste Schuhversorgung kann daher alleine Rezidivläsionen nicht vollständig verhindern. Zur Qualitätssicherung bei der Schuhversorgung des diabetischen Fußes wird deswegen heute eine gestufte Betreuungsstruktur gefordert (»Shared-care-System«). Diese Betreuung reicht vom Allgemeinarzt bis in die spezialisierte Klinik und beinhaltet auch nichtärztliche Heilberufe. Es sind konsequente Kontrollen der Fußpflege, der effektiven Tragezeit der Schuhe und der Schuhversorgung erforderlich. Gegebenenfalls sind notwendige Anpassungen der Schuhversorgung durchzuführen. Wichtig ist auch eine intensive Schulung des Patienten und aller Beteiligten [10], [11], [16].

Geeignet zur Überprüfung der Indikation zur Versorgung mit den erforderlichen Schuhen bei diabetischem Fußsyndrom oder analogen neurogenen Osteoarthopathien ist das Versorgungsschema der »Arbeitsgemeinschaft Diabetischer Fuß« der »Deutschen Diabetes Gesellschaft« (DDG) [2]. Den gesamten Komplex, einschließlich evidenzbasierter Auswertung zum Thema »diabetisches Fußsyndrom«, findet man in den aktuellen Leitlinien der »Arbeitsgemeinschaft der Wissenschaftlichen Medizinischen Fachgesellschaften e.V.« (AWMF) [1]. Eine Basis für die Stadien gerechte Versorgung in Abhängigkeit vom Grad der vorliegenden DNOAP (Typ I–V nach Sanders, [13]) geben die Empfehlungen von Wetz [18].

Literatur

[1] Arbeitsgemeinschaft der Wissenschaftlichen Medizinischen Fachgesellschaften e.V. (AWMF) (2009) Leitlinien. http://leitlinien.net. Gesehen 23. Nov 2009

[2] Arbeitsgemeinschaft Diabetischer Fuß (2009) Aktuelle Fassung der evidenzbasierten Leitlinien; Empfehlung zur Schuhversorgung (Schuhversorgung beim Diabetischen Fußsyndrom – und analogen Neuro-Angio-Arthropathien). http://www.ag-fuss-ddg.de. Gesehen 23. Nov 2009

[3] Bischof F, Meyerhoff C, Eltze J, Türk K (2007) Der Diabetische Fuß. Maurer, Geislingen

[4] Chantelau E, Jung V (1994) Qualitätskontrolle und Qualitätssicherung bei der Schuhversorgung des diabetischen Fußes. Rehabilitation 33: 35–38

[5] Drerup B, Wetz HH, Kolling Ch, Kraneburg S, Möller M, Essen JV (2000) Der Einfluß der Fußbettung und Schuhzurichtung auf die plantare Druckverteilung. Med Orth Tech 3: 84–90

[6] Drerup B, Kolling C, Koller A, Wetz HH (2004) Verringerung des plantaren Spitzendrucks beim Diabetiker durch Verkürzung der Schrittlänge. Orthopäde 33: 1013–1019

[7] Edmonds ME (1986) The diabetic foot: pathophysiology ans treatment. Clin Endocrinol Metab 15: 889–902

[8] Hennicke M (1998) Der Interimsschuh zur Versorgung von Fußläsionen. Orthopädieschuhtechnik 6: 17–18

[9] Jernberger A (1993) The neuropathic foot. Prosthet Orthot Int 17: 189–195

[10] Mohrbach S, Müller E, Reike H, Risse A, Rümenapf G, Spraul M (Autoren), Scherbaum WA, Haak T (Hrsg) (2008) Diagnostik, Therapie, Verlaufskontrolle und Prävention des diabetischen Fußsyndroms. Evidenzbasierte Diabetes-Leitlinie DDG – Diabetisches Fußsyndrom. Update http://leitlinien.net. Gesehen 18. Nov 2009

[11] Mohrbach S, Müller E, Reike H, Risse A, Spraul M (2008) Diabetisches Fußsyndrom. Diabetologe 3 (Suppl 2): 175–180. http://leitlinien.net. Gesehen 18. Nov 2009

[12] Natrup J, Fischer F (2002) Einlagenmaterialien und ihr Einfluss auf die Druckbelastung des Fußes. Orthopädieschuhtechnik 7–8: 18–22

[13] Sanders LJ, Frykberg RG (1991): Diabetic neuropathic osteoarthropathy: The Charcot Foot. In Frykleberg RG (ed) The high risk foot in diabetes mellitus. Livingstone, New York, pp 297–338

[14] Schröter J, Gisbertz D, Dreruo B, Möller M, Kolling C, Wetz HH (1999) Entlastet der Vorfußentlastungsschuh wirklich? Med Orth Tech 119: 22–24

[15] Spraul M (1999) Prävention des diabetischen Fußyndroms. Internist 40: 1056–1066

[16] Spraul M, Chantelau W, Schmidt M (1991) The Diabetic Foot. Excerpta Medica: 150–159

[17] Striesow F (1998) Konfektionierte Spezialschuhe zur Ulkusrezidivprophylaxe beim diabetischen Fußsydrom. Med Klin 93: 695–700

[18] Wetz HH (1998) Diabetisch-neuropathische Osteoarthropathie. Deutsches Ärzteblatt 95: 53–59

4 Knochentransplantation: autolog, homolog, Knochenersatzmaterialien

4.1 Vor- und Nachteile der autologen Spongiosaplastik

C. Niedhart

Knöcherne Defekte, wie sie z. B. bei Knochenzysten, Knochentumoren, periprothetisch bei Prothesenlockerungen oder aber im Rahmen osteoporotisch bedingter Frakturen auftreten können, stellen für den orthopädischen Chirurgen regelmäßig eine Herausforderung dar. Mit zunehmender Lebenserwartung steigt die Zahl knöcherner Defekte. Gleichzeitig nimmt die Qualität des Knochenlagers wegen allgemeiner osteoporotischer Veränderungen ab und die Regenerationspotenz des Knochens verschlechtert sich im Rahmen der Gewebeseneszenz [28], [36].

Zur verfügungstehende Materialien

Für die Auffüllung oder den Verschluss knöcherner Defekte stehen in erster Linie die autologe/allogene Spongiosaplastik, gefäßgestielte Knochentransplantate, Knochenersatzstoffe, der Segmenttransport oder die akute Verkürzung des Knochens zu Verfügung.

Mit der Auffüllung sollen zwei Ziele erreicht werden:

- **Primärstabilität**: Primär soll die Kontinuität des Knochens wiederhergestellt werden und dieser mechanisch belastbar sein, wenn nötig unter Verwendung von Osteosynthesematerial.
- **Resorbierbarkeit/Remodeling**: Sekundär sollte das implantierte Material abgebaut und durch belastungsadäquat gebildeten körpereigenen Knochen ersetzt werden, der dem physiologischen Remodeling unterliegt. Ist ein Knochenersatzstoff nicht resorbierbar, so wird verlangt, dass das Einwachsen des umliegenden Knochengewebes zu dauerhafter Stabilität führt [24].

Autologe Knochenersatzstoffe

Die autologe Spongiosaplastik gilt derzeit als »goldener Standard«, da bei korrekter technischer Durchführung in der Regel ein vollständiges knöchernes Einheilen mit einer »Restitutio ad integrum« erreicht werden kann. Der Grund dafür ist ihr hervorragendes Einbauverhalten in den Defekt, das durch die Kombination aus osteokonduktivem Gerüst, gespeicherten osteoinduktiven und -stimulativen Wachstumsfaktoren und anwesenden Zielzellen verursacht ist. Die autologe Spongiosa ist jedoch von der verfügbaren Menge her insbesondere bei Kindern und älteren Patienten limitiert. Die Entnahme autologer Spongiosa, die in der Regel am ventralen oder dorsalen Beckenkamm erfolgt, führt zu einer Verlängerung der Operationszeit mit daraus resultierenden höheren Kosten und einer erhöhten allgemeinen Komplikationsrate. Es kann so zu einer Reihe von teils schweren Komplikationen kommen, deren Rate in der Literatur mit 2–30% angegeben wird [1], [3], [21], [25], [30]. Häufige Komplikationen sind hierbei Hämatome, Nachblutungen, Wundheilungsstörungen oder Infekte. Seltene, aber schwerwiegende Komplikationen sind Frakturen, Hernien und Gefäß- oder Nervenverletzungen. In bis zu 50% klagen Patienten über persistierende Schmerzen im Bereich der Entnahmestelle [15]. Gefäßgestielte Transplantate sind technisch aufwendig und bleiben daher meist spezifischen Indikationen vorbehalten [12].

Einsatz homologen Knochens

Als Alternative bietet sich der Einsatz homologen Knochens an. Hierbei handelt es sich meist um Hüftköpfe, die im Rahmen einer Hüftendoprothesenimplantation reseziert wurden. Diese Hüftköpfe werden nach Entnahme ausgekocht und anschließend bei -80°C gelagert. Durch diese Behandlung werden die körpereigenen Zellen überwiegend zerstört, jedoch auch die gespeicherten Wachstumsfaktoren. Hierdurch ist das Einheilungsverhalten gegenüber der autologen Spongiosa deutlich verschlechtert. Trotz Hitzebehandlung kann es zu einer Immunisierung gegen das Transplantat kommen, nicht ausgeschlossen ist eine persistierende Kontaminierung des homologen Knochens mit hitzebeständigen Viren oder Prionen, in Zeiten der Diskussion um die bovine spongiforme Enzephalopathie ein ungelöstes Problem. Auch bakterielle Kontaminationen gelagerten homologen Knochens finden sich in bis zu 50% [8], [10], [13], [38]. Zudem liegt der Preis je Hüftkopf mit 350–500 € relativ hoch.

Kallusdistraktion

Knochendefekte an Extremitätenknochen können operativ entweder durch eine akute Verkürzung oder eine Verlängerung der Extremität mittels Kallusdistraktion mit Fixateur externe oder interne durchgeführt werden. Zur Kallusdistraktion werden nach Kortikotomie und Stabilisierung mittels Fixateur die Knochenenden mit einer Geschwindigkeit von einem Millimeter pro Tag auseinandergezogen. Dies führt zur Bildung eines Regeneratknochens über Zellen des Periosts und der Spongiosa [26]. Defekte bis zu 20 cm Länge können mit diesem Verfahren wieder gefüllt werden. Das Verfahren ist jedoch langwierig, da nach abgeschlossener Kallusdistraktion die Reifung (Konsolidierung) des Regeneratknochens pro verlängerten Zentimeter mindestens einen Monat benötigt. Das Verfahren bietet sich insbesondere bei ausgedehnten Segmentdefekten, etwa nach Tumorresektion an. Bei überwiegend spongiösen Defekten mit partiell noch vorhandener Kortikalis kommt die Kallusdistraktion nur begrenzt zum Einsatz.

Um im Einzelfall entscheiden zu können, welches Verfahren für den einzelnen Patienten am vorteilhaftesten ist, müssen die Vor- und Nachteile der einzelnen Verfahren bekannt sein.

Untersuchungsergebnisse

In einer Vielzahl von Veröffentlichungen sind die Komplikationsraten nach Knochenentnahme retrospektiv erfasst worden (Übersicht s. Tabelle 3 in [25]). Nach den Kriterien der evidenzbasierten Medizin (»evidence-based medicine«) (■ Tab. 4.1) sind retrospektive Studien zur Beurteilung von Operationsverfahren und deren Komplikationen jedoch nur eingeschränkt verwertbar, da häufig nicht alle Komplikationen erfasst werden [22]. Bisher liegen nur vier Veröffentlichungen vor, die zur Beurteilung verschiedener Vorgehensweisen bei der Entnahme von autologem Knochen die Komplikationsraten prospektiv erfasst haben [16], [21], [29], [30]. Drei Studien haben jedoch deutliche Mängel: Während Grillon et al. [16] zur Beurteilung ihrer modifizierten Entnahmetechnik eine Fallzahl von 20 Patienten für ausreichend hielten, beschäftigten sich Sasso et al. [30] mit der Frage, ob der Einsatz einer Drainage nach Spongiosaentnahme indiziert sei. Die Darstellung nicht direkt mit dieser Frage verbundener Komplikationen ist mangelhaft. Gleiches gilt für die Arbeit von Robertson u. Wray [29].

Da unter anderem an der Orthopädischen Universitätsklinik Aachen im Rahmen einer kontrollierten Studie zur Verwendung eines resorbierbaren Knochenwachses nach Entnahme von trikortikalen Spänen aus dem Beckenkamm über 14 Tage postoperativ alle Komplikationen standardisiert erfasst wurden, hat der Autor diese Daten genutzt, um im Rahmen dieser prospektiven Studie die allgemeine Komplikationsrate zu erfassen. Gemeinsam mit den verschiedenen retrospektiven Arbeiten, die mit höherer Fallzahl auch seltenere Komplikationen erfassen können, steht letztendlich eine ausführliche und ausrechende Übersicht über die Komplikationsrate nach Entnahme autologer Spongiosa am Beckenkamm zur Verfügung.

■ **Tab. 4.1.** Validierung von Publikationen

Einschätzung	Studiendesign
A	Prospektiv, mit Kontrollgruppe, mit adäquaten Scores und adäquater Nachuntersuchung bezogen auf Zeit und Umfang
B	Prospektiv, ohne Kontrollgruppe, mit adäquaten Scores und adäquater Nachuntersuchung bezogen auf Zeit und Umfang
C	Prospektiv, ohne Kontrollgruppe mit entweder nicht ausreichender Nachuntersuchungszeit oder nicht adäquater Nachuntersuchung
D	Alle anderen Studien, außer Abstracts
E	Abstracts

Im Rahmen einer prospektiven, kontrollierten und offenen Multicenterstudie zur Ermittlung der Sicherheit eines neuartigen resorbierbaren Knochenwachses (Fa. Merck Biomaterial GmbH, Darmstadt) im Vergleich zu einem Kollagenvlies (Lyostypt, Fa. Braun, Melsungen) wurde insgesamt 112 Patienten (113 Entnahmen) ein mono- bis trikortikaler Beckenkammspan entnommen. Die Knochenwunde wurde randomisiert entweder mit einem resorbierbaren Knochenwachs oder einem Kollagenvlies abgedeckt [27]. Die in dieser Studie erhobenen Daten wurden für diese Arbeit gesondert ausgewertet, eine Genehmigung der lokalen Ethikkommissionen lag vor [25].

Bei allen Patienten wurde die Größe des entnommenen Knochenblocks sowie die OP-Zeit für die Entnahme dokumentiert. Alle Patienten erhielten ein Drainagesystem, fast immer ohne Sog. Die Drainage wurde in der Regel 48 Stunden postoperativ entfernt. Die Wunde wurde an den Tagen 2, 3, 5–7 und 8–14 anhand eines Scores bezüglich Induration, Dehiszenz, Hämatom und Purulenz beurteilt (1: nein, 2: mäßig, 3: stark). Nach 5–7 Tagen (postoperativ) wurde zusätzlich eine Sonografie der Entnahmestelle durchgeführt. Laut Studienprotokoll sollten die Patienten mindestens 14 Tage postoperativ überwacht werden. Wie im Rahmen klinischer Studien üblich, wurden alle Patienten instruiert, sich im Falle von Beschwerden beim jeweiligen Prüfarzt zu melden. Unerwünschte Ereignisse waren dokumentationspflichtig und mussten sofort gemeldet werden.

Zur Berechnung der Korrelationen wurde der Korrelationskoeffizient nach Spearman verwendet.

In 7 Prüfzentren (Aachen, zweimal in Essen, Hamburg, Heidelberg, Leipzig, Wetter) wurde von September 1999 bis März 2001 113 Patienten (71 Männer, 42 Frauen) im Alter von 20–80 Jahren (Median 48 Jahre) Beckenkammknochen entnommen. Primäroperationen waren 46 Spondylodesen, 26 Pseudarthrosenstabilisierungen, 15 Auffüllungen ossärer Defekte, 10 Arthrodesen, 10 Frakturen mit ossärem Defekt, 2 Spaneinfalzungen bei rezidivierender Schulterluxation, 2 Umstellungsosteotomien, 1 Hüftkopfnekrose und 1 Revisionseingriff bei Totalendoprothesen-(TEP-)Lockerung. Das durchschnittliche Gewicht betrug 77 kg (51–137 kg), die durchschnittliche Größe 172 cm (150–192 cm). Es ergab sich hieraus ein medianer Body-mass-Index von 25,4 kg/m^2 (18,1–45,3 kg/m^2).

Die Entnahme erfolgte in 73 Fällen am vorderen und in 40 Fällen am hinteren Beckenkamm (53-mal rechts, 60-mal links). Im Mittel hatte der entnommene Knochen eine Größe von 10,2 cm^3 ventral (0,3–42,9 cm^3) und 8,9 cm^3 dorsal (0,4–43,2 cm^3). Die Entnahme dauerte durchschnittlich 28 min (12–65 min). Die Komplikationsraten der zwei Prüfgruppen (resorbierbares Knochenwachs vs. Kollagenvlies) zeigten statistisch keine Unterschiede, sodass die Ergebnisse gepoolt dargestellt werden.

Tab. 4.2. Komplikationsrate nach Beurteilung der Wunde anhand des Wundheilungsscores aufgeteilt nach ventraler und dorsaler Entnahme

	Ventraler Beckenkamm (n=73)		Dorsaler Beckenkamm (n=40)	
Hämatom stark	7	(9,6%)	3	(7,5%)
Hämatom mäßig	25	(34,3%)	6	(15,0%)
Induration	6	(8,2%)	4	(10,0%)
Purulenz	0		0	
Dehiszenz	2	(2,7%)	0	

Es erhielten 110 der 113 Patienten eine Thromboseprophylaxe mit niedermolekularem oder low-dose Heparin, 110 der 113 Patienten erhielten mindestens eine perioperative Antibiotikaprophylaxe.

Die Beurteilung der Wunde anhand des Wundheilungsscores erfolgte an den Tagen 2, 3, 5–7 und 8–14. Bei Auftreten eines der genannten Kriterien wurde der Patient als positiv eingestuft. In Tab. 4.2 sind die Ergebnisse zusammengefasst. Die allgemeine Komplikationsrate (Anzahl Patienten mit Komplikationen/Gesamtzahl Patienten) lag nach Entnahme am ventralen Beckenkamm höher als am dorsalen Beckenkamm (48% vs. 32,5%), obwohl die Defektgröße mit 10,2 cm^3 ventral nur gering über der dorsalen Defektgröße (8,9 cm^3) lag.

Es bestand eine leichte, nichtsignifikante Korrelation zwischen Defektgröße und Komplikationsrate (r=0,169, p=0,07), eine signifikante Korrelation fand sich zwischen Defektgröße und Hämatomgröße (r=0,260, p=0,006) sowie zwischen Body-Maß-Index und Komplikationsrate (r=0,224, p=0,02).

Sonografisch zeigte sich in 54 Fällen kein abgrenzbares Hämatom (32 ventral, 22 dorsal), in den restlichen 59 Fällen betrug die Hämatomgröße ventral durchschnittlich 25,19 cm^3 (0,9–300 cm^3) und dorsal durchschnittlich 8,6 cm^3 (0,4–28 cm^3). Ein Hämatom am ventralen Beckenkamm wurde durch Punktion entlastet, ein Hämatom nach ventralem Crista-iliaca-Abriss musste offen revidiert werden.

Zusätzlich zur kontrollierten Auswertung und Beurteilung der Wundverhältnisse mittels Score sowie der sonografischen Kontrolle fanden sich folgende Komplikationen:

- Eine Fraktur der Beckenschaufel nach ventraler Keilentnahme (1,4%).
- Ein Crista-iliaca-Abriss nach ventraler Entnahme (1,4%).
- Eine Hypästhesie im Bereich der Narbe am ventralen Beckenkamm.
- Ein Patient mit Druckempfindlichkeit am ventralen Beckenkamm. Nach Entnahme am dorsalen Beckenkamm fanden sich keine weiteren Komplikationen.
- Bei zwei Patienten fand sich ein Exanthem am Unterbauch bzw. ein Ekzem im Bereich der Hüfte, ein direkter Zusammenhang mit der Spongiosaentnahme konnte hier weder nachgewiesen noch ausgeschlossen werden.
- Nach Spondylodese mit Beckenkammspan zeigte sich bei je drei Patienten ein motorisches bzw. sensibles Defizit. Hierbei handelte es sich jedoch um isolierte Wurzelstörungen in den operierten Segmenten, sodass ein Zusammenhang mit der Spongiosaentnahme unwahrscheinlich ist. Läsionen des Nervus cutaneus femoralis lateralis im Sinne einer Meralgia paraesthetica wurden nicht festgestellt. Innerhalb des Nachuntersuchungszeitraumes von 14 Tagen zeigten sich keine Gefäßverletzungen oder Hernien.

Der Einsatz autologen Knochens zur Füllung ossärer Defekte sowie zur Spondylodese ist ein anerkanntes, häufig durchgeführtes Verfahren, das zu Recht als »goldener Standard« zu bezeichnen ist. In einer Vielzahl von Veröffentlichungen ist die Komplikationsrate nach Knochenentnahme retrospektiv ausgewertet worden (Tab. 4.3). Die Fallzahlen sind zum Teil beeindruckend. Nach Kriterien der evidenzbasierten Medizin sind retrospektive Studien wegen der unsicheren Datenerfassung nur begrenzt aussagekräftig. Zur effizienten Beurteilung der Komplikationsrate nach Knochenentnahme am Beckenkamm liegt nur eine prospektive, kontrollierte Studie vor [21]. Hierbei sollten Vor- und Nachteile der ventralen und dorsalen Entnahme verglichen werden. Der Schwerpunkt der Arbeit lag auf der Dokumentation von Blutverlust, Schmerz und Gangbild. Die angegebene Komplikationsrate erschien verglichen mit der eigenen klinischen Erfahrung eher niedrig.

Im Rahmen der vorliegenden Studie wurden die üblichen postoperativen Komplikationen nach Knochenentnahme am Beckenkamm prospektiv kontrolliert erfasst und insbesondere der Wundbereich sonografisch kontrolliert. Da die Erfassung der Daten im Rahmen einer klinischen Prüfung mit entsprechender Dokumentationspflicht erfolgte, ist von einer lückenlosen Registrierung aller Komplikationen auszugehen.

Dies zeigt sich auch beim Vergleich der eigenen Daten mit bereits vorliegenden Studien: Die Hämatomgesamtrate betrug 43,9% am ventralen und 22,5% am dorsalen Beckenkamm. Diese Werte liegen deutlich über allen anderen Studien (Tab. 4.3) und sind auf die genaue Dokumentation zurückzuführen. Nur zwei Hämatome

Tab. 4.3. Literaturübersicht über Komplikationsraten nach Entnahme von Beckenkammknochen (Wertung des Studiendesigns entsprechend Tab. 4.1)

Studien-design	Autor	Patienten-zahl	Tiefe Infektion	Oberfl. Infektion	Wund-heilungs-störung	Keloid-bildung	Hämatom	Serom	Gefäß-verletzung	Nerven-verletzung/ Parästhesien	Fraktur/ Instabilität	Hernie	Schmerzen	Gesamt schwer	Gesamt leicht
B	Eigene Ergebn.	73 ventr. 40 dorsal	0% 0%	0% 0%	2,7% 0%	k. A.	62, 5% 22,5%	0% 0%	0% 0%	1,4% 0%	2,7% 0%	0% 0%	k. A.	5,4% 0%	64,6% 22,5%
B	Marx 1988 (29)	50 ventr. 50 dorsal	0% 0%	0% 0%	k. A.	k. A.	6% 0%	12% 2%	k. A.	k. A.	2% 0%	k. A.	–	2% 0%	18% 2%
B	Sasso 1998 (30)	107	10,3%	–	–	–	–	–	–	–	–	–	–	–	–
C	Grillon 1984 (28)	20	0%	0%	0%	0%	0%	0%	0%	10%	0%	0%	0% (2 w)	0%	10%
C	Robertson 2001 (31)	106	0,9%	k. A.	k. A.	k. A.	k. A.	k. A.	k. A.	k. A.	k. A.	k. A.	12% (12 m)	1,9%	35%
D	Laurie 1984 (11)	60	0%	0%	5%	k. A.	k. A.	k. A.	0%	8,3%	0%	k. A.	10 (2a)	0%	–
D	Keller 1987 (12)	160	0%	0,6%	k. A.	k. A.	k. A.	1,2%	k. A.	1,2%	k. A.	k. A.	7,5% (3 m)	–	–
D	Younger 1989 (4)	239	2,9%	0%	k. A.	k. A.	1,3%	k. A.	k. A.	1,3%	0%	0%	8,5%	8,6%	20,6%
D	Banwart 1995 (13)	261	0%	0,4%	1,2%	5%	k. A.	0,4%	0%	10%	0%	0%	–	10%	39%
D	Arrington 1996 (14)	414	1,7%	1,2%	k. A.	k. A.	5,8%	4,8%	0,7%	1,4%	0,5%	0,5%	k. A.	5,8%	10%
D	Colterjohn 1997 (15)	110	0%	2,7%	0,9%	1,8%	2,7%	0%	k. A.	k. A.	k. A.	k. A.	54-60% (6 m)	0%	65%
D	Goulet 1997 (16)	170	0,6%	1,8%	k. A.	1,2%	k. A.	3,5%	k. A.	0,6%	k. A.	–	18,3% (2 a)	2,4%	21,8%
D	Schnee 1997 (17)	142	0,7%	5,6%	5,6%	k. A.	1,4%	k. A.	k. A.	0,7%	0,7%	k. A.	2,8% (3 m)	2,8%	22,2%

Tab. 4.3 (Fortsetzung)

Studien-design	Autor	Patienten-zahl	Tiefe Infektion	Oberfl. Infektion	Wund-heilungs-störung	Keloid-bildung	Hämatom	Serom	Gefäß-verletzung	Nerven-verletzung/ Parästhesien	Fraktur/ Instabilität	Hernie	Schmerzen	Gesamt schwer	Gesamt leicht
D	Sawin 1998 (18)	300	0%	0%	2,7%	k. A.	1%	k. A.	k. A.	1,3%	0,5%	k. A.	17% (3 m)	3,7%	19,3%
D	Skaggs 2000 (19)	214	1%	0%	k. A.	k. A.	k. A.	k. A.	0,5%	0,5%	0%	k. A.	24% (2 a)	2%	24%
D	Westrich 2001 (20)	390	0%	0,8%	1,6%	0,3%	1,5%	k. A.	0%	3,3%	0%	0%	4,6%	1,3%	14,1%
D	Ahlmann 2002 (21)	66 ventr. 42 dorsal	0% 0%	0% 0%	k. A.	k. A.	3% 0%	k. A.	0%	13% 2%	0%	1,5%	7% 0%	8% 2%	15% 0%
E	Cockin 1971 (22)	118	k. A.	k. A.	k. A.	k. A.	k. A.	k. A.	0%	1,7%	0,9%	0,9%	k. A.	3,4%	6%
E	Siebert 1995 (23)	81	0%	0%	k. A.	k. A.	6,2%	k. A.	k. A.	1,2%	k. A.	k. A.	k. A.	-	7,7%

waren jedoch so ausgeprägt, dass sie einer Intervention bedurften, diese Rate deckt sich mit anderen Studien [2].

Die Komplikationsrate lag bei ventraler Entnahme deutlich über der bei dorsaler Entnahme. Dies bestätigt die Ergebnisse von Marx et al. [21], steht jedoch im Gegensatz zu den Ergebnissen von Younger u. Chapman [41]. Schnee et al. [32] machen für die höhere Hämatomrate am ventralen Beckenkamm die fehlende Kompression in Rückenlage verantwortlich. Der Einsatz von Redondrainagen hat laut einer prospektiven Studie von Sasso et al. [30] keinen Einfluss auf die Hämatomrate.

Abgesehen von nicht revisionspflichtigen Hämatomen (22,5%) und Indurationen (10%) traten bei dorsaler Entnahme keine Komplikationen, insbesondere keine schweren Komplikationen auf. Da die Ausbeute an Knochen dorsal höher liegt [21], sollte die Entnahme von autologem Knochen am dorsalen Beckenkamm bevorzugt werden, wenn nicht wichtige Gründe, wie etwa mehrfache Umlagerung des Patienten, dagegen sprechen.

Bei den 73 Knochenentnahmen am ventralen Beckenkamm traten eine Fraktur des Os ilium sowie ein Crista-iliaca-Abriss auf (2,7%). Marx beobachtete eine Frakturrate von 2% [21], Schnee et al. von 0,7% [32]. Da Frakturgefahr vor allem bei großen Entnahmemengen, insbesondere mit Resektion der inneren Kompakta, besteht, sollte nicht mehr Knochen als notwendig entnommen werden. Gegebenenfalls kann mit synthetischen Materialien »gestreckt« werden [42].

Bei Entnahme am dorsalen Beckenkamm kann es nach Verletzung der superioren Bänder zu Instabilitäten des Sakroiliakalgelenks selbst sowie des gesamten Beckenrings bis hin zur Stressfraktur des Os pubis oder Symphyseninstabilität kommen [7], [20]. Dies wurde bei dem Untersuchungskollektiv des Autors nicht beobachtet.

Gefäßverletzungen wurden nicht festgestellt, nach retrospektiven Studien an größeren Kollektiven liegt die Rate bei etwa 0,5% [2], [35]. Das Einsetzen des Hakens im Foramen ischiadicum gefährdet die A. glutealis superior und sollte daher nur mit entsprechender Vorsicht erfolgen.

Eine Verletzung des N. superficialis femoris lateralis wurde in dieser Studie nicht beobachtet, lediglich bei einem Patienten entwickelte sich eine Hypästhesie unterhalb des Schnittbereiches nach Durchtrennung eines Hautastes. Bei ventraler Entnahme sollte der N. cutaneus femoris lateralis durch einen Sicherheitsabstand von 2 cm zur Crista iliaca anterior superior geschont werden, bei dorsaler Entnahme empfiehlt sich zur Schonung der Nn. clunii superiores und medii ein längsgerichteter Schnitt.

In Studien mit Patientenbefragung fällt die hohe Rate an chronischen postoperativen Schmerzen auf [6], [15], [31], [35]. Die Ursache chronischer postoperativer Schmerzen kann sowohl in der direkten Verletzung von Nerven als auch in der Entstehung von Neuromen liegen [32].

Ein Großteil der chronischen postoperativen Schmerzen scheint jedoch kein direktes morphologisches Korrelat zu besitzen: Fernyhough et al. [11] fanden bei 147 Patienten nach Knochenentnahme am Beckenkamm zum Einsatz an der Wirbelsäule, dass bei primär traumatischem Geschehen nur 18% über chronische Schmerzen im Bereich des Beckenkammes klagten, während es bei degenerativer Grunderkrankung 39% waren. Sie schlossen daraus, dass dem Schmerz eher eine gestörte Schmerzverarbeitung oder ein Sekundärinteresse zugrunde liegt. Goulet et al. [15] und Colterjohn et al. [6] erzielten ähnliche Ergebnisse.

Die Angabe chronischer postoperativer Schmerzen liegt bei Befragung der Patienten im Vergleich zur retrospektiven Auswertung der Krankenakten deutlich höher [15], [35]. Ursache ist zum einem die nicht immer vollständige Dokumentation der Schmerzen im Krankenblatt, zum anderen kann die direkte Patientenbefragung suggestiv zu einer Überbewertung der Schmerzen führen. Der Rücklauf von Fragebögen liegt in den meisten Studien zwischen 50% und 80%. Bei geringer Rücklaufquote besteht die Gefahr der Verfälschung, da betroffene Patienten eher antworten als schmerzfreie Patienten [6], [9], [11], [15], [35], [37].

Schmerzen wurden in der Studie des Autors aufgrund ihrer o. g. Subjektivität bewusst nicht erfasst, da vor allem objektivierbare Komplikationen nach Knochenentnahme am Beckenkamm dokumentiert werden sollten. Zudem war der Untersuchungszeitraum auf 14 Tage begrenzt.

Finanzielle Aspekte werden in Zeiten knapper Ressourcen die Entscheidung zusätzlich beeinflussen: In der Studie des Autors wurde die für die Knochenentnahme notwendige Zeit exakt dokumentiert, sie betrug im Durchschnitt 28 min (12–65 min). In der Literatur findet sich keine weitere Arbeit mit exakter Angabe der Entnahmezeit: Nur Schnee et al. [32] schätzten die Entnahmezeit auf etwa 30 min. Bedenkt man, dass üblicherweise an Personal 2–3 Operateure, 1 Anästhesist sowie 2–3 Pflegekräfte im Saal anwesend sind, ergeben sich daraus allein Personalkosten nach BAT in Höhe von etwa 130 €, Sachkosten, Betriebskosten und Amortisation nicht mitgerechnet. In betriebswirtschaftlichen Studien wird eine Stunde OP-Zeit mit etwa 500 € veranschlagt. Unter diesem Aspekt werden synthetische Knochenersatzstoffe trotz ihres hohen Preises auch finanziell interessant.

Es bleibt festzustellen, dass die Komplikationsrate nach Knochenentnahme am dorsalen Beckenkamm vergleichsweise niedrig liegt. Gerade bei Eingriffen an der Wirbelsäule, bei denen keine Umlagerung des Patienten und kein zusätzlicher Hautschnitt notwendig sind, werden sich Alternativen wie Fremdspongiosa oder synthetische Knochenersatzstoffe nur schwer durchsetzen können. Zu bedenken ist jedoch die Kombination von autologem Knochen mit synthetischen Knochenersatzstoffen, die eine Reduktion der Entnahmemenge und damit auch der Frakturgefahr ermöglichen [42].

Anders verhält es sich bei Entnahme am ventralen Beckenkamm: Hier ist die Komplikationsrate, gerade auch der schweren Komplikationen, durchaus ernst zu nehmen und gegen die Vorteile des autologen Knochens abzuwägen: Für Defekte überschaubarer Größe, z. B. benigne Tumoren, Radius-/Tibiakopfimpressionsfrakturen oder bei Umstellungsosteotomien ist der effiziente Einsatz von Knochenersatzstoffen, teils in Kombination mit osteoinduktiven Proteinen, in vielen Studien nachgewiesen worden [4], [14], [17], [23], [34], [39]. Hier sollte der Einsatz autologen Knochens zum Wohle des Patienten kritisch überprüft werden.

Literatur

[1] Ahlmann E, Patzakis M, Roidis N, Shepherd L, Holtom P (2002) Comparison of anterior and posterior iliac crest bone grafts in terms of harvest-site morbidity and functional outcomes. J Bone Joint Surg Am 84: 716–720

[2] Arrington ED, Smith WJ, Chambers HG, Bucknel AL, Davino NA (1996) Complications of iliac crest bone graft harvesting. Clin Orthop Rel Res 329: 300–309

[3] Banwart JC, Asher MA, Hassanein RS (1995) Iliac crest bone graft harvest donor site morbidity. A statistical evaluation. Spine 20: 1055–1060

[4] Chapman MW, Buchholz R, Cornell C (1997) Treatment of acute fractures with a collagen-calcium phosphate graft material: a randomized clinical trial. J Bone Joint Surg Am 79: 495–502

[5] Cockin J (1971) Autologous bone grafting – complications at the donor site. J Bone Joint Surg Br 53: 153

[6] Colterjohn NR Bednar DA (1997) Procurement of bone graft from the iliac crest. J Bone Joint Surg Am 79: 756–759

[7] Coventry MB, Tapper EM (1972) Pelvic Instability. A consequence of removing iliac bone for grafting. J Bone Joint Surg Am 54: 83–101

[8] Deijkers RL, Bloem RM, Petit PL, Brand R, Vehmeyer SB, Veen MR (1997) Contamination of bone allografts: analysis of incidence and predisposing factors. J Bone Joint Surg Br 79: 161–166

[9] Delawi D, Dhert WJ, Castelein RM, Verbout AJ, Oner FC (2007) The incidence of donor site pain after bone graft harvesting from the posterior iliac crest may be overestimated: a study on spine fracture patients. Spine 32: 1865–1866

[10] Doppelt SH, Tomford WW, Lucas AD, Mankin HJ (1981) Operational and financial aspects of a hospital bone bank. J Bone Joint Surg Am 63: 1472–1481

[11] Fernyhough JC, Schimandle JJ, Weigel MC, Edwards CC, Levine AM (1992) Chronic donor site pain complicating bone graft harvesting from the posterior iliac crest for spinal fusion. Spine 17: 1474–1480

[12] Friedlaender GE (1987) Current concepts review: Bone grafts. J Bone Joint Surg Am 69: 786–790

[13] Galea G, Kopman D, Graham BJ (1998) Supply and demand of bone allograft for revision hip surgery in Scotland. J Bone Joint Surg Br 80: 595–599

[14] Goodman SB, Bauer TW, Carter D et al. (1998) Norian SRS cement augmentation in hip fracture treatment. Clin Orthop Rel Res 348: 42–50

[15] Goulet A, Senunas LE, DeSilva GL, Greenfield MLVH (1997) Autogenous iliac crest bone graft. Complications and functional assessment. Clin Orthop Rel Res 339: 76–81

4.5 Knochenbank

Die eigene Gewebebank nach dem neuen Transplantationsgesetz aus Sicht einer »lokalen« Knochenbank

A. Wagner, A. Roth, R. A. Venbrocks

Knochenregenerationsverfahren

Knochendefekte unterschiedlichster Genese erfordern befundabhängig regelmäßig eine Defektauffüllung, um eine Defektausheilung zu erzielen und/oder die Belastbarkeit des Knochens wiederherzustellen. Ziel der Unterstützung der Knochenregeneration ist die »Restitutio ad integrum«.

Die operative Rekonstruktion von Knochendefekten durch Auffüllung kann prinzipiell durch autologe (autogene), allogene oder xenogene Knochentransplantation oder durch Knochenersatzstoffe (alloplastische Knochenaufbaumittel) erfolgen. Die in Hinblick auf die Einheilung des Transplantats als günstigstes Verfahren einzuschätzende autologe Knochentransplantation (Eigenspende, z. B. durch Beckenkammspongiosatransplantation) wird vor allem durch die Menge an verfügbarem Knochen limitiert und birgt als weiteren Nachteil die Hebemorbidität am Spendeort. Die hohe Einheilungspotenz beruht neben der Osteokonduktivität (Leitschienenfunktion, Struktur erlaubt das Einwachsen von Gefäßen und Bindegewebe) vor allem auf der Osteoinduktivität aufgrund des Gehaltes an lebenden Zellen.

Durch die limitierte Verfügbarkeit ist das Ausweichen auf die allogene bzw. xenogene Knochentransplantation oder die Knochenersatzstoffe notwendig. Der Begriff »allogene Knochentransplantation« beschreibt das Verfahren der Übertragung von Knochen eines Individuums auf ein anderes gleicher Art. Diese ist gegenüber der artfremden (xenogenen) Transplantation abzugrenzen. Xenogene (bovine) Transplantate würden prinzipiell in mehr als ausreichender Menge zur Verfügung stehen. Ihre Verwendung setzt eine intensive chemische und physikalische Aufbereitung voraus, um deren Immunogenität zu reduzieren. Verfahrensspezifisches Infektionsrestrisiko, Immunogenität und auch generelle Akzeptanz durch Empfänger und transplantierenden Arzt begrenzen den Einsatz [4]. Die physikalischen Eigenschaften der tierischen Spongiosa, mit höherer Festigkeit und kleinerer Porengröße bedingen einen langsameren Umbau in Wirtsspongiosa.

Allogene Knochentransplantation

In den letzten Jahrzehnten hat sich deshalb die allogene Knochentransplantation zu einem etablierten und essenziellen Bestandteil der Behandlung großer Knochendefekte entwickelt [6]. Als Spenderknochen kommt dabei prinzipiell die Verwertung von Knochen Verstorbener oder die Verwendung von operativ resezierten Knochenanteilen von lebenden Spendern infrage. Bei Lebendspendern bietet sich in erster Linie die Verwendung des resezierten Hüftkopfes im Rahmen des endoprothetischen Gelenkersatzes am Hüftgelenk an, da der Hüftkopf operationsbedingt reseziert werden muss. Dieser ansonsten zu verwerfende Hüftkopf enthält regelhaft >30 cm^3 (bis ca. 90 cm^3) Spongiosa. Alternative Operationen, die annähernde Mengen von spongiosahaltigen Knochenresektaten liefern, werden nicht durchgeführt. Deshalb stellt die Verwertung des endoprothesenbedingt resezierten Hüftkopfes eine wesentliche Quelle von Transplantatknochen dar. Der Bedarf an diesen allogenen Knochentransplantaten übersteigt die tatsächlich zur Verfügung gestellte Anzahl [6], [7]. Allerdings erweist sich der dezentrale Anfall der Transplantate im Operationssaal als nicht unproblematisch, da dies eine dezentrale »Vor-Ort«-Aufarbeitung des Transplantatknochens oder die Weiterleitung dieser an eine verarbeitende Einrichtung erzwingt. Aus diesem Grund entwickelten sich als lokale »Vor-Ort«-Aufarbeitungseinrichtungen »lokale Knochenbanken«, die selbstständig Gewebe entnehmen, aufarbeiten, konservieren, lagern und abgeben. Andererseits entstanden periphere »Sammelstellen«, die Resektate an Verarbeitungsbetriebe abgeben können. Es ist deshalb zwischen lokalen Knochenbanken, die in erster Linie den Eigenbedarf der eigenen Abteilung decken wollen und überregionalen Knochenbanken, die Überschuss produzieren und damit Transplantate abgeben können, zu differenzieren.

Die Anwendung des Spenderknochens zur Transplantation setzt unter medizinischen und ethischen Aspekten voraus, dass das Risiko-Nutzen-Verhältnis minimiert wird.

Vor diesem Hintergrund wurden verschiedene chemische und physikalische Verfahren etabliert, die die Risiken allogener Transplantate minimieren und gleichzeitig eine möglichst gute Einheilung gewähren sollen. Es stehen deshalb verfahrensspezifisch bedingt sehr unterschiedliche Transplantate auf der Grundlage humanen Knochens zur Verfügung.

Verfahren zur Aufarbeitung des Spenderknochens zielen dabei auf folgende Aspekte:
- Senkung des Infektionsrisikos durch Pathogene des Spenders bzw. durch Kontamination
- Reduktion der Immunogene
- Einheilungspotenz
- Transplantatstabilität
- Konservierung und Lagerungsfähigkeit

Diese Anforderungen werden von unterschiedlichen Aufbereitungsverfahren auch unterschiedlich erfüllt.

Zum Schutz des Empfängers wurden in Deutschland 1996 die »Richtlinien zum Führen einer Knochenbank« veröffentlicht, deren Novellierung von 2001 [8] bis heute die Grundlage des ärztlichen Handelns beim Führen einer Knochenbank bildet. In diesen Richtlinien sind anerkannte Forderungen zur Spenderauswahl, Qualitätssicherungsmaßnahmen und konkrete Handlungsanweisungen für einen möglichst sicheren Umgang mit Knochentransplantaten dargelegt. Externe Kontrollen zur tatsächlichen Umsetzung dieser Richtlinien waren nicht vorgesehen. Eine Studie von Knaepler [5] belegte die z. T. mangelhafte Einhaltung der eigentlich verbindlichen Richtlinien, sodass weiterführende Kontrollmechanismen sinnvoll erscheinen.

Rechtliche Grundlagen

Historie bis 2004

Konform zu den »Richtlinien zum Führen einer Knochenbank« waren (und sind) allogene Knochentransplantate in Deutschland Arzneimittel im Sinne des Arzneimittelgesetzes (AMG) und des Transplantationsgesetzes (TPG) von 1997 [8]. Knochentransplantate waren damit als Arzneimittel zulassungspflichtig durch die Bundesbehörde und bedurften einer Herstellungserlaubnis durch die zuständige Überwachungsbehörde.

Die Möglichkeit der Entwicklung und Existenz genehmigungsfreier »lokaler« Knochenbanken beruhte auf der Ausnahmeregelung des § 80 AMG (alt). Diese beinhaltete, dass Knochentransplantate, die unter der fachlichen Verantwortung eines Arztes entnommen und transplantiert wurden, nicht den Regelungen des AMG unterlagen. Diese Ausnahmeregelung wurde auch als »Arztprivileg« [§ 4 a AMG (alt)] bezeichnet [2].

Dies bedeutete aber auch, dass alle Knochenbanken, die o. g. Bedingungen nicht erfüllten, weil sie z. B. abteilungsüberschreitend Transplantate abgaben, zulassungspflichtige und damit erlaubnispflichtige Arzneimittel herstellten.

Wesentlich waren somit die genehmigungsfreie rechtskonforme Existenz und Entwicklung lokaler Knochenbanken, die es ermöglichte, ohne den bürokratischen Aufwand der Arzneimittelzulassung das »Arzneimittel Knochen« zu gewinnen, aufzuarbeiten, zu lagern und zu verwenden, d. h. allogen zu transplantieren. Allerdings wurde der hiermit verbundene Aufwand an Logistik, Organisation und Dokumentation bereits damals und ohne Arzneimittelzulassung als durchaus problematisch und aufwendig angesehen [5].

Übergangszeit 2004–2008

Die Änderung der gesetzlichen Rahmenbedingungen wurde »gestützt auf den Vertrag zur Gründung der Europäischen Gemeinschaft« durch die EG-Richtlinie 2004/23/EG [1] initiiert. In dieser Richtlinie wurden »... Qualitäts- und Sicherheitsstandards für die Spende ... Verarbeitung ... Verteilung von menschlichen Geweben ...« [1] festgelegt, die von den Mitgliedstaaten fristgebunden umzusetzen waren. Hintergrund der Richtlinie 2004/23/EG war dabei die Erkenntnis, dass die Transplantation von menschlichen Zellen und Geweben einen stark wachsenden Sektor der Medizin mit stetig wachsendem Angebot und Bedarf darstellte und dass einheitliche Regelungen zum Schutz der Empfänger wie auch zur Sensibilisierung potenzieller Spender notwendig waren [1].

Als Frist für die nationale Umsetzung der EG-Richtlinie 2004/23/EG wurde der 07. April 2006 (Artikel 31, Absatz 1) festgesetzt, wobei den Mitgliedsstaaten das Recht eingeräumt wurde, diese gesetzlichen Regelungen für ein weiteres Jahr nicht auf Gewebeeinrichtungen anzuwenden, die vor Inkrafttreten der Richtlinie nach geltenden nationalen Richtlinien betrieben wurden.

In Deutschland hatte damit die Umsetzung der EG-Richtlinie 2004/23/EG in nationales Recht ab 07. April 2007 für bestehende Knochenbanken zu erfolgen.

Die Änderung des deutschen Rechtes erfolgte dann auch mit Inkrafttreten des (neuen) Gewebegesetzes zum 27.07.2007 (Gewebegesetz), das u. a. die Änderungen des Transplantationsgesetzes und Arzneimittelgesetzes als Artikelgesetze beinhaltete.

Damit war ein weiteres Betreiben lokaler Knochenbanken ohne Genehmigung nicht mehr möglich. Die Ausnahmeregelung einer genehmigungsfreien allogenen Knochentransplantation wird nun nur noch in Personalunion des entnehmenden und transplantierenden Arztes erfüllt (§ 4 a Absatz 3 AMG), wenn die zweckgebundene Herstellung unter der unmittelbaren fachlichen Verantwortung des transplantierenden Arztes durchgeführt wird. Der Fortbestand dieser Ausnahmeregelung ist nicht sicher, da es Überlegungen zur Aufhebung des § 4 a Absatz 3 AMG bereits gibt (Referentenentwurf des BMG für ein Gesetz zur Änderung des AMG).

Eine fristgemäße Beantragung der entsprechenden Genehmigungen nach dem nun neuen deutschen Recht war damit für alle lokalen Knochenbanken erforderlich, zumal diesbezügliche Verstöße gegen das AMG mit »Freiheitsstrafen bis zu einem Jahr« bestraft werden konnten und können (§ 96 Nr. 4 AMG).

Wesentlich war im zeitlichen Verlauf, dass nur derjenige seine »Knochenbank« weiterhin, also vor Erteilung oder Entsagung der eigentlichen Genehmigung, betreiben durfte, der fristgerecht die Anträge zur Erlaubnis (§ 20 b AMG: »zur Gewinnung und Laboruntersuchung von Gewebe und Gewebezubereitungen« und § 20 c AMG: »zur Be- und Verarbeitung, Konservierung, Lagerung und das Inverkehrbringen von Gewebe und Gewebezubereitungen«) und zur Genehmigung (§ 21 a AMG: »von Gewebezubereitungen … [mit bekannten, nichtindustriellen] … Verfahren«) einreichte.

Somit war zum 01.10.2007 der Antrag zur Erlaubnis (§§ 20 b und c AMG) beim zuständigen Gesundheitsministerium (Landesbehörde) und zum 01.02.2008 der Antrag zur Genehmigung (§ 21 AMG) bei der Oberlandesbehörde (Paul-Ehrlich-Institut) zu stellen. Der hiermit verbundene Aufwand wäre von einem einzelnen »lokalen« Knochenbankleiter (der jetzt als »verantwortliche Person nach §§ 20 b bzw. c AMG bzw. § 8 d (1) TPG« zu bezeichnen ist), der nebenbei im Regelfall seine anderen ärztlichen Aufgaben zu erfüllen hat, nicht zu bewältigen gewesen. Nur durch die Hilfe der Industrie, deren Interesse sich durch die Beteiligung am Prozess der Knochenaufarbeitung begründet, und in Zusammenarbeit mit dem Arbeitskreis »Knochentransplantation der Deutschen Gesellschaft für Orthopädie und Orthopädische Chirurgie« (DGOOC) war eine erfolgsversprechende Beantragung überhaupt möglich. Zwingend hervorzuheben ist in diesem Zusammenhang auch die jährliche Schulung der Knochenbankleiter und damit die Möglichkeit der kontinuierlichen Auseinandersetzung mit der Thematik im Rahmen der Fortbildungsveranstaltungen des Arbeitskreises Knochentransplantation, zumal über die Interpretation des neuen Rechts durchaus verschiedene Ansichten bestanden. Der zu bewältigende bürokratische Aufwand war trotz dieser hervorragenden Zuarbeit enorm.

Uneinigkeit besteht über die Notwendigkeit der Genehmigung nach § 21 a (AMG) für Knochenbanken, die die gewonnen Transplantate ausschließlich für den Eigenbedarf herstellen, also die Hüftköpfe »nicht in Verkehr« bringen wollen und werden. Diese Zielsetzung entspricht der klassischen Aufgabe der lokalen Knochenbank, die nur den Eigenbedarf an Transplantatknochen decken will und kann. Primär war es Ansicht der Oberlandesbehörde, dass auch die Abgabe von Transplantaten innerhalb einer solchen Abteilung genehmigungspflichtig nach § 21 a (AMG) ist.

Dieser Auffassung widersprachen einige Landesbehörden [9]. Es liegt zurzeit im Ermessen der zuständigen Landesbehörde, ob unter der Voraussetzung des »Nichtinverkehrbringens« eine Genehmigung nach § 21 a (AMG) zu fordern ist oder nicht.

Aktueller Stand (2009)

Die Neuaufnahme der Tätigkeit einer Knochenbank setzt die vorherige behördliche Erteilung der Erlaubnis zum Betreiben einer Gewebeeinrichtung nach § 20 b und c voraus. Das Weiterbetreiben einer bestehenden Knochenbank ist bei erfolgter fristgerechter Antragstellung bis zum Entscheid über den Antrag rechtskonform möglich. Dabei liegt es im Ermessen der zuständigen Landesbehörde, ob bei ausschließlicher abteilungsinterner Abgabe eine Genehmigungspflicht nach § 21 a (AMG) besteht.

Gliederung des Genehmigungsverfahrens

1. Gewinnungserlaubnis (§ 20 b: »Erlaubnis zur Gewinnung und Laboruntersuchung von Gewebe und Gewebezubereitungen«) und bei nichtindustriell und mit bekannten Verfahren be- oder verarbeiteten Geweben
2. Be- und Verarbeitungserlaubnis (§ 20 c: »Erlaubnis zur Be- und Verarbeitung, Konservierung, Lagerung und das Inverkehrbringen von Gewebe und Gewebezubereitungen«)
3. Zulassungspflicht (§ 21) für das Inverkehrbringen des Arzneimittels (§ 21 a: »Genehmigung von Gewebezubereitungen«) mit der Einschränkung der Interpretation des »Inverkehrbringens« entsprechend der Entscheidung der zuständigen Landesbehörde bei abteilungsinterner Transplantatabgabe

Beispiel: Knochenbank Eisenberg

Am Lehrstuhl für Orthopädie der Friedrich-Schiller-Universität Jena am Waldkrankenhaus Eisenberg wurde nach den »Richtlinien zum Führen einer Knochenbank von 1996 bzw. 2001 [8] eine Knochenbank auf Grundlage des Thermodesinfektionsverfahrens betrieben. Entsprechend der Änderungen der Rechtslage und auch aufgrund rechtlicher Unsicherheit während der Übergangsphase wurden im zeitlichen Verlauf folgende Anträge bzw. Anzeigen gestellt:

- Anzeige der Herstellung von allogenen Knochentransplantaten (2003).
- Antrag zur Erteilung der Erlaubnis zum Betreiben einer Knochenbank (2004).
- Antrag auf Herstellungserlaubnis nach § 13 AMG (2006).
- Antrag zur Erlaubnis zum Betreiben einer Gewebeeinrichtung nach §§ 20 b/c AMG (2007).
- Antrag auf Genehmigung zur Gewebezubereitung nach § 21 a AMG (2008).

Die diesbezügliche Zusammenarbeit mit der Thüringer Landesbehörde gestaltete sich konstruktiv.

Antrag auf Herstellungserlaubnis nach § 13 AMG (2006) wurde aufgrund der arzneimittelrechtlichen Änderungen 2007 in den Antrag auf Erlaubnis zum Betreiben einer Gewebeeinrichtung nach §§ 20 b und c AMG abgeändert und nach Inspektion der Betriebsstätte (2008) die Erlaubnis nach §§ 20 b und c (AMG) durch das Thüringer Landesamt für Lebensmittelsicherheit und Verbraucherschutz im März 2009 erteilt.

Tab. 4.6. Größenordnung und Verwendung der Transplantate, Knochenbank Eisenberg, 2008

	Anzahl
▬ Primäre Hüfttotalendoprothesen mit Hüftkopfresektion	830
▬ Bedarfsgerecht aufbereitete Hüftköpfe	131
▬ Verwendete Transplantate	107
Transplantation zur Defektrekonstruktion bei:	
– Hüfttotalendoprothesenwechseloperationen	41
– Knietotalendoprothesenwechseloperationen	3
– Wirbelsäulenoperationen	8
– Fuß- und Sprunggelenksoperationen	47
– Tumoren	5
– Anderen Operationen	3
▬ Verworfene Transplantate	24
Gründe des Verwerfens waren:	
– Störung des Thermodesinfektionsverfahrens	3
– Defekt des Thermodesinfektionsbehälters	1
– Fehlende oder positive Laboruntersuchung auf Hepatitis B	4
– Positive oder fehlerhafte mikrobiologische Untersuchung	6
– Fehlende spenderspezifische Anamnese	2
– Spenderausschluss aufgrund der Anamnese	6

Im Januar 2009 legte die zuständige Thüringer Landesbehörde dar, dass keine Genehmigung nach § 21 a (AMG) zu fordern sei, wenn eine Abgabe an Dritte nicht erfolgt. Aus diesem Grund konnte der primär gesetzlich zum Weiterbetreiben der Knochenbank zwingend notwendige und fristgerecht zu stellende Antrag auf Genehmigung von Gewebezubereitungen nach § 21 a (AMG) zurückgezogen werden.

Dies bedeutet, dass die Einrichtung ihre lokale Knochenbank mit Erlaubnis nach §§ 20 b und c AMG betreibt, aber keine abteilungsüberschreitende Abgabe vornehmen wird und darf, da eine Genehmigung von Gewebezubereitungen nach § 21 a (AMG) nicht vorliegt und nicht mehr beantragt ist.

Zur Verdeutlichung der Größenordnung und Verwendung der Transplantate werden im Folgenden die Daten des Jahres 2008 exemplarisch aufgelistet.

Fazit

- Das Betreiben einer lokalen Knochenbank zur Deckung des Eigenbedarfes an allogenen Knochentransplantaten ist rechtskonform möglich, wenn die Bedingungen für die Erlaubnis nach §§ 20 b und c AMG gegeben sind und der Antrag fristgerecht gestellt bzw. positiv beschieden wurde. Wesentlich für die Erteilung der Erlaubnis nach §§ 20 b und c ist das Einhalten der Anforderungen gemäß der »Richtlinien zum Führen einer Knochenbank [8], die Anwendung eines validierten Verfahrens der Knochenaufbereitung »mit bekannten, nichtindustriellen … Verfahren und das Vorliegen eines umfassenden Qualitätsmanagement-, Kontroll- und Dokumentationssystems.
- Es besteht weiterhin rechtlicher Klärungsbedarf des Begriffes »Inverkehrbringen«, sodass die Entscheidung zur Notwendigkeit der Genehmigung der Gewebezubereitung nach § 21 a AMG auf Landesebene getroffen werden muss und somit landesspezifische Differenzen bestehen.
- Die Genehmigung der Gewebezubereitung nach § 21 a AMG ist bei Abgabe des Knochens an Dritte immer erforderlich.
- Eine genehmigungs- und erlaubnisfreie allogene Knochentransplantation ist rechtlich möglich, wenn Personenidentität des transplantatentnehmenden und -anwendenden Arztes vorliegt und das Transplantat »ausschließlich zu diesem Zweck unter der unmittelbaren Verantwortung des behandelnden Arztes …« (§ 4 a AMG) verbleibt. Eine Änderung bzw. Abschaffung dieses Ausnahmefalles wird diskutiert.
- Auch bei Abgabe von Transplantatknochen an externe Hersteller ist eine Gewinnungserlaubnis (§ 20 b AMG) notwendig.

Die Umsetzung der europäischen Richtlinien in deutsches Recht hat zu einer deutlichen Bürokratisierung des Erlaubniswesens der bestehenden lokalen Knochenbanken geführt. Der zusätzliche Arbeitsaufwand zur Erteilung der Gewinnungs-, Be- und Verarbeitungserlaubnis sowie die landesspezifische Notwendigkeit der Genehmigung der Gewebezubereitung sind groß.

Das neue Erlaubniswesen ändert jedoch primär nichts an der Qualität und Sicherheit des Transplantatknochens, insofern die Richtlinien zum Führen einer Knochenbank, wie gefordert, auch zuvor eingehalten wurden.

Die jetzt erforderlichen externen Kontrollen und Inspektionen sowie die umfassenden Qualitätssicherungsmaßnahmen sind aus Sicht der Autoren zu befürworten und wären auch ohne rechtliche Änderungen wünschenswert gewesen.

Literatur

[1] EG-Richtlinie 2004/23/EG des Europäischen Rates und des Parlamentes (2004) Amtsblatt der Europäischen Union vom 7.4.2004

[2] Frommelt L (2008) Historischer Überblick zur Entwicklung des Gewebegesetzes. Vortrag zur Fortbildungsveranstaltungen des Arbeitskreises Knochentransplantation in Kassel

[3] Gesetz über Qualität und Sicherheit von menschlichen Geweben und Zellen (Gewebegesetz) (2007) Bundesgesetzblatt Jahrgang 2007 Teil 1 Nr. 35, ausgegeben zu Bonn am 27. Juli

[4] Jerosch J, Bader A, Uhr G (2002) Knochen. Curasan Taschenatlas spezial. Thieme, Stuttgart

[5] Knaepler H (2000) Standard der allogenen Knochentransplantation. OP-Journal 16: 290–292

[6] Pruss A, Knaepler H, Katthagen BD, Frommelt L (2005) Auswirkungen der EU-Geweberichtlinie 2004/23/EG auf deutsche Knochenbanken. Orthopäde 34:1160, 1162–1166, 1168

[7] Pruß A, Katthagen BD (2008) Muskuloskelettale Gewebebanken. Rechtliche Grundlagen und Transplantatsicherheit. Orthopäde 37: 749–755

[8] Richtlinien zum Führen einer Knochenbank (2001) Dt Ärztebl 98: A1011–1016 (Heft 15)

[9] Wanninger G (2008) Überwachung von Knochenbanken durch die Landesbehörden. Vortrag zum Symposium des Arbeitskreises Knochentransplantation am 29.11.2008Derzeitige klinische Relevanz von Knochenerstatzstoffen

4.6 Derzeitige klinische Relevanz von Knochenersatzstoffen

C. H. Lohmann

Zur verfügungstehende Knochenersatzmaterialien

Knochenersatzmaterialien werden bei verschiedenen Indikationen in der Orthopädie, Traumatologie oder Kieferchirurgie eingesetzt und wurden zunächst nur in Form von autologen oder allogenen Knochen verwendet. Weitere Materialien wurden im Laufe der Zeit als Knochenersatzquellen entwickelt.

Autograft

Autograft ist der »goldene Standard« und er erlaubt, vom Empfänger selbst stammenden Knochen zu implantieren. Die Infektionsübertragung ist dabei gering und die Antigenität keine Gefahr, aber Autograft birgt eigene Probleme wie erhöhte Morbidität der Entnahmestelle (<30%) und limitierte Verfügbarkeit [82].

Allograft

Das am meisten verwendete Knochenersatzmaterial ist Allograft – in gefrorener, gefriergetrockneter und/oder demineralisierter Form. Allograft hat den Vorteil des osteogenen Potenzials und nicht vorhandener Donormorbidität. Jedoch ist Allograft auch nicht unbegrenzt verfügbar, und die Bearbeitung zur Infektionsprophylaxe können die strukturelle Integrität und biologische Aktivität kompromittieren. Bei den herstellenden Gewebebanken gibt es auch deutliche Unterschiede hinsichtlich des osteogenen Potenzials der jeweiligen Produkte [64]. Es gibt auch noch keine Standardisierungen der humanen Allograftmaterialien bei experimentellen oder klinischen Untersuchungen. Diese Tatsache und die begrenzte Verfügbarkeit haben zur Entwicklung verschiedener anderer Knochenersatzmaterialien geführt. Das ideale Knochenersatzmaterial wäre osteoinduktiv, osteokonduktiv, vorhersagbar resorbierbar, biologisch und mit einem Sicherheitsprofil ohne lokale oder systemische adverse Effekte. Das perfekte Material existiert noch nicht, obwohl verschiedene Materialien einzelnen dieser Anforderungen Rechnung tragen.

Materialeigenschaften

Verschiedene klinische Situationen erfordern aber auch verschiedene Eigenschaften von Knochenersatzmaterialien. Beim Einsatz in strukturschwachen Knochenlagern oder an Stellen, die einen strukturellen Support benötigen, müssen die Knochenersatzmaterialien bestimmte physikalische Eigenschaften besitzen, die eine Osteokonduktion unterstützen. Knochenersatz wird auch mit anderen Biomaterialien bei Osteosynthesen oder Gelenkersatzimplantaten kombiniert oder auch allein zur Defektfüllung verwendet. Auch wenn der klinische Einsatz unterschiedlich sein mag, alle Knochenersatzmaterialien haben eine Funktion gemeinsam – die Neubildung eines knochenähnlichen Materials an einer Stelle, wo Knochendefekte durch verschiedene Pathologien entstanden sind.

Synthetische Knochenersatzmaterialien sind Keramiken, Polymere und auch Substanzen wie Kalziumsulfate oder Koralle und bovine Knochen. Diese Materialien sind osteokonduktiv aber nicht osteoinduktiv. Osteokonduktive Materialien können auch mit verschiedenen Wachstumsfaktoren gemeinsam verwendet werden, um die biologische Aktivität des Empfängergewebes zu steigern, was in einer gesteigerten Knochenbildung münden kann. Zudem kann der Zusatz von spezifischen Wachstumsfaktoren, wie z. B. knochenmorphogenetischen Proteinen (BMP), diese Materialien zu einem osteoinduktiven »Komposite« machen. Osteokonduktive Materialien werden häufig kombiniert mit Zusatz von osteopromotiven Agenzien, d. h., Substanzen, die die Aktivität dieser Materialen erhöhen, entweder aus dem Empfängergewebe oder synthetisiert durch rekombinante Produktion. Knochenmarkzellen können ebenfalls als biologische Zusätze benutzt werden. Um eine Knochenneubildung zu induzieren, müssen im Implantatbett – sowohl beim autologen als auch für allogenen Knochenersatz – Zellen vorhanden sein, die das Potenzial besitzen, in Knochenzellen zu differenzieren. Diese Zellen müssen also in der Lage sein, der osteoblastären Differenzierungskaskade zu folgen, Osteoid zu produzieren und zu kalzifizieren, um dann »bone lining cells« oder Osteozyten in einer neu gebildeten Matrix zu sein. Solche multipotenten Zellen sind im menschlichen Knochenmark vorhanden [26], [44]. Frühe Versuche mit Rattenstromazellen zeigten in Kombination mit keramischen Gewebeträgern, dass diese Komposites eine Osteogenesis und auch eine Knochenheilung ermöglichen, auch nach längerer Expansion in der Zellkultur [22], [49], [48]. Diese Fähigkeit ist abhängig von lokalen Faktoren, einschließlich Wachstumsfaktoren und anderer Peptiden, [10], [25] und der Sauerstoffsättigung des Umgebungsgewebes [38]. Andere, das osteogene Potenzial bestimmende Faktoren schließen Alter und Geschlecht der Tiere ein. Die Zahl der osteogenen Zellen ist z. B. größer bei jungen Menschen und auch jungen Kaninchen [30], [46]. Der Einfluss des Geschlechts ist bisher nicht nachgewiesen.

Die Oberflächencharakteristika der Knochenersatzmaterialien beeinflussen die Adhäsion und Differenzierung von Stromazellen [63], [67]. Es ist möglich, diese Oberflächen durch den Zusatz von verschiedenen Proteinen wie z.B. Fibronektin oder Laminin [15], Peptide oder Wachstumsfaktoren [18] zu verändern, um Zelladhäsion, -proliferation und osteoblastäre Differenzierung zu unterstützen.

Synthetische Knochenersatzmaterialien

Keramiken

Keramiken sind hochkristalline Strukturen, die durch Sintern entstehen. Viele Keramiken sind biokompatibel und in verschiedenen Anwendungen in der Orthopädie im Gebrauch. Hierzu gehören ebenfalls resorbierbare Keramiken wie Trikalziumphosphatkeramiken, Keramiken mit hochreaktiven Oberflächen wie bioaktiven Gläsern und Keramiken mit einer Oberflächenchemie, die nicht mit Bioflüssigkeiten reagieren kann [31]. Die am wenigsten reaktiven Keramiken, z. B. mit Aluminium- oder Zirkoniumbasis, werden als Prothesenkomponenten beim Gelenkersatz verwendet, während mehr reaktive Keramiken als Knochenersatzstoffe in partikulärer Form, porösen Formkörpern oder Zementen verwendet werden.

Das Knocheneinwachsverhalten ändert sich auf verschiedenen Biokeramiken, was zumindest zum Teil auf den unterschiedlichen morphologischen Charakteristiken beruht. So kann die Korngröße die Partikelverdichtung intraoperativ modulieren und dadurch auch das Einwachsen des Knochens beeinflussen [51]. Die Sinterungstemperatur der Keramiken kann die biologische Antwort der Empfängergewebe durch Änderungen der Chemie und der Oberflächenbeschaffenheit des Knochenersatzmaterials verändern [18]. Die Kristallgrößen und -ausbildung können die zellulären und Gewebeantworten durch die unterschiedliche Adsorption von Serumkomponenten auf der Oberfläche beeinflussen [17]. Keramiken können kontrolliert verändert werden, sodass die Gewebeantwort positiv beeinflusst wird: Poröse Keramiken bieten eine »osteogene Plattform« für Stromazellen [22], [48] und die Adhäsion dieser Zellen kann durch Fibronektin- und Lamininzusatz auf keramische Oberflächen gesteigert werden [15].

Hydroxylapatit

Hydroxylapatit ist eine Familie von Kalziumphosphaten und eine der am besten biologisch kompatiblen Substanzen, die als Knochenersatz verwendet werden. Obwohl synthetische Hydroxylapatite eine Ähnlichkeit mit der mineralischen Phase von Knochen haben, unterscheiden sie sich doch hiervon sehr. Hydroxylapatit wird seit mehr als 50 Jahren in partikulärer Form benutzt [55]. Poröse Blöcke werden durch Sintern erstellt [59], was dem Kliniker ermöglicht, Strukturen zu rekonstruieren. Diesem Vorteil stehen die hohe Kristallinität und die langsame Resorption (über langjährige Zeiträume) gegenüber. Andere Kalziumphosphate wie Trikalziumphosphate sind etwas schneller resorbierbar, jedoch ist auch hier die Resorption langsamer als es eine Knochenneubildung und das Knochenremodeling benötigen würden.

Idealerweise sollte ein Knochenersatzmaterial in der Zeit resorbiert werden, während der neuer Knochen synthetisiert und remodelliert wird. Falls ein keramisches Implantat nach der Knochenheilung in situ verbleibt, hat es das Potenzial die Materialeigenschaften des Knochens zu verändern, z. B. Elastizitätsmodulus etc. Hydroxylapatite sind osteokonduktiv, bei der Verwendung von großen Blöcken – selbst bei hoher Porosität –, ist es möglich, dass Progenitorzellen das Implantat nicht vollständig durchdringen können, sodass es Überlegungen gibt, Kombinationen mit schnell resorbierbaren Materialien wie Kollagenen oder synthetische Biopolymeren zu verwenden [11], [13], [53], [69].

Die optimale Porengröße ist ein wesentlicher Faktor für die Knochenbildung in Ersatzmaterialien [36]. Das Einwachsen von Knochen blieb bei Porengrößen von 15–40 µm aus, während bei einer Porengröße ab ca. 100 µm Osteoid synthetisiert wurde. Porengrößen von 300–500 µm werden als ideal angesehen, weil hier eine Vaskularisation stattfinden kann. Sehr wichtig neben der Porengröße sind auch Querverbindungen zwischen den Poren [16]. Diese Poren gewähren die nötige Sauerstoffsättigung, ohne die sich die Progenitorzellen in Knorpel, Bindegewebe oder Fett differenzieren würden [47].

Poröse Hydroxylapatitkeramiken werden z. B. nach der Kürettage von benignen Tumorläsionen verwendet [79], weil sie osteokonduktiv sind und auch strukturellen Support bieten können. Kürzliche Tierversuchsstudien ziehen die Möglichkeit in Betracht, dass Hydroxylapatit auch induktiv wirken kann [21], [56], was jedoch bezweifelt werden muss. In jedem Fall sind diese Materialien aber hocheffektiv [8], [32], [61].

Biphasische Kalziumphosphate

»Basic«-biphasisches Kalziumphosphat ist ein Komposit aus Hydroxylapatit und Beta-Trikalziumphosphatkeramik (β-TCP). Es ist schneller resorbierbar als Hydroxylapatit allein. Biphasisches Kalziumphosphat ist kommerziell erhältlich und wird vorwiegend als Knochenersatzmaterial gemischt mit Autograft verwendet [19]. Die klinischen Ergebnisse sind sehr gut.

Kalziumphosphat-Zemente

Kalziumphosphat-Zemente werden mit einer wässrigen Lösung angerührt und härten dann aus. In Jahr 1985 erfanden Brown u. Chow den ersten Kalziumphosphat-Zement, der bei Raumtemperatur und mit Wasser hergestellt werden konnte [7]. Moderne Zemente lassen die direkte Applikation des Zementes in den Defekt zu, ohne dass sich eine relevante exotherme Reaktion entwickelt [12], [37], [39], wodurch die lokale Gewebsnekrose um den Zement verringert wird.

Kalziumphosphat-Zemente sind als Trägersubstanzen für Wachstumsfaktoren, Antibiotika und BMP in der Erprobung. Über ihren Einsatz ist vornehmlich bei der Behandlung von Frakturen des distalen Radius, Kalkaneus und Tibiaplateau berichtet [33], [35], [70]. Sie gelten jedoch als ungeeignet für die Behandlung von diaphysären Frakturen.

Kalziumsulfat

Kalziumsulfat ist eine osteokonduktive, kristalline Substanz. Die variable Kristallinität wurde durch die Herstellung verbesserter Kalziumsulfate kontrolliert, um vorhersagbare Eigenschaften und Strukturen zu erreichen. Knochendefekte konnten so erfolgreich durch pelletiertes Kalziumsulfat behandelt werden. Kelly et al. [34] berichten über den Gebrauch von Kalziumsulfat-Pellets allein oder in Kombination mit anderen Substanzen bei der Behandlung von Patienten mit Knochenläsionen, die in 88% mit trabekulärem Knochen gefüllt wurden. Turner et al. [71] beschreiben in einem Hundemodell, in dem große Defekte mit Pellets gefüllt und mit Autograft oder Leerdefekten verglichen wurden. Die Kalziumsulfatgruppe wies vergleichbare Ergebnisse auf wie die Autograftgruppe: die histologischen Auswertungen zeigten die Resorption des Kalziumsulfats und die Defektheilung mit neuem Knochen. In einem Schafsmodell fanden sich ebenfalls vergleichbare Ergebnisse von Autograft und Kalziumsulfat (bezüglich Histologie und Bruchfestigkeit) [23], [24].

Kalziumsulfat wurde auch in Kombination mit anderen Graftmaterialien eingesetzt [14], [57], [78]. Jedoch bedeutet die schnelle und vollständige Resorption, dass dieses Material für Defektrekonstruktionen mit struktureller Abstützfunktion nicht geeignet ist. Möglicherweise kann sich Kalziumsulfat aber als Trägermaterial für Wachstumsfaktoren und BMP herausstellen.

Demineralisierte Knochenmatrix (DBM)

Demineralisierte Knochentransplantate sind osteoinduktiv. Das Material besteht aus Zellresten, extrazellulärer Matrix und residualem Knochenmineral. Basierend auf den Studien von Urist, Reddi und Glowacki [58], [62], [72], [73], [74], ist der Gebrauch von DBM in der Klinik akzeptiert – besonders in Situationen, in denen die Osteoinduktion vor der mechanischen Stabilität erwünscht ist. Warum DBM osteoinduktiv ist, ist letztlich noch nicht geklärt. Diese Eigenschaft wird der Anwesenheit von aktiven »bone morphogenetic proteins« (BMP) und deren Freisetzung aus der mineralisierten Matrix des Knochens während der Demineralisationsschritte zugeschrieben, aber auch andere Faktoren können hierbeieine wirksame Rolle spielen. Nach der heterotopen Implantation von DBM können mesenchymale Zellen auf der Implantatoberfläche adhärieren. Eventuell wird die Oberfläche der DBM in einem initialen Schritt remineralisiert, weil Gewebe mit implantiertem DBM röntgendichte Strukturen zeigen, wobei histologisch kein Nachweis neuen Knochens erbracht werden kann [80]. Wenn in DBM die osteoinduktive Potenz erhalten blieb und eine geeignete Zellpopulation am Implantationsort gegeben ist, proliferieren diese Zellen und differenzieren in Chondroblasten. Die Chondroblasten synthetisieren eine Knorpelmatrix und die neugebildeten Strukturen durchlaufen dann die Stadien der enchondralen Ossifikation mit schlussendlicher Kalzifizierung ihrer Matrix. Diese wird dann vaskularisiert und Osteoprogenitorzellen können dann Knochen auf der kalzifizierten Knorpelmatrix bilden. Zuletzt wird das Gewebe (Fasermark) in den entstandenen knochenfreien Räumen durch knochenmarkähnliche Strukturen ersetzt.

Strukturelle Allografts haben alle Inhalte wie auch DBM, jedoch sind Allografts nicht osteoinduktiv. Die Demineralisation ist erforderlich [40], um diese Eigenschaften zu erzeugen. Bei der heterotopen Implantation eines Allograft wird dieser resorbiert [20]. Wenn ein Allograft jedoch orthotop verwendet wird, ist er sehr effektiv, sogar effektiver als man es durch alleinige Osteokonduktion erwarten würde. Dieses Phänomen wird vermutlich durch die Freisetzung von induktiven Faktoren im Implantatlager bei der osteoklastären Resorption des Grafts erzeugt. Bei humaner DBM zeigen sich einige Besonderheiten: Die interindividuelle Variabilität der Spender ist signifikant, Spenderalter korreliert negativ mit Osteoinduktion, während aber das Geschlecht der Spender keinen Einfluss hat [66]. Andere Faktoren tragen auch zu diesem Problem bei; die Länge der Zeit vom Tod des Spenders bis zum Verarbeiten der Knochen kann entscheidend sein, wie auch die Bearbeitungsmethoden die Osteoinduktion modulieren können [81]. Dabei hat jede Knochenbank ihre eigenen Methoden der Bearbeitung [64]. Obwohl es einige definierte Schritte der Prozessierung des Knochens gibt, existiert (noch) kein einheitliches Protokoll. DBM wird nicht nur demineralisiert, sie wird auch gewaschen, Extraktionsschritte mit organischen Lösungsmitteln erfolgen, Trocknungen, Schneiden, Pulverisieren, Sieben und Sterilisieren werden mit knochenbankspezifischen Methoden durchgeführt. Daher kann auch die Osteoinduktivität der DBM abhängig von der einzelnen Knochenbank als Folge der Verarbeitung resultieren [60].

Letztendlich gibt es noch keine Übereinkunft für eine Definition der Osteoinduktivität und ihre Überprüfung. Es ist für »Non-profit«-Knochenbanken nicht möglich, jede Charge einer DBM auf ihre Osteoinduktivität in vivo zu beweisen. In-vitro-Assays werden zzt. entwickelt, jedoch existiert bisher noch kein validiertes Versuchsmodell in der Literatur, das als Osteoinduktivitätsassay gelten kann [1], [83].

Trotz dieser Schwierigkeiten ist DBM ein exzellentes Knochenersatzmaterial im klinischen Gebrauch, weil es osteoinduktiv ist und zumindest osteogen wirkt. DBM wird dem Kliniker als Trockenpulver angeboten. Um das Material im Defekt zu halten und ein Auswaschen zu vermeiden, vermischen es Kliniker mit autologem Blut. Bei kommerziell erhältlichen Präparaten hat man nun auch neben der Sterilisierungstechnologie und die Haltbarkeiten auf die Handhabbarkeit fokussiert. Zurzeit wird DBM kombiniert mit Glycerol, Kalziumsulfat, Hyaluronsäure und Polymeren und anderen als Trägermaterial angeboten. Jeder dieser Träger unterscheidet sich jedoch erheblich von den Eigenschaften der DBM und trägt selbst zu den Eigenschaften des Produkts bei. Während diese Modifikationen das Material einerseits z. B. besser handhabbar machen können, muss andererseits bedacht werden, dass das Endprodukt möglicherweise sogar die Induktivität der DBM reduzieren oder behindern kann. Selbst wenn die Osteoinduktivität der DBM nicht negativ beeinflusst wird, ist es möglich, dass die Trägersubstanzen das Komposite zu einem »nichtosteoinduktiven« Graft machen, weil z. B. eine Adhäsion der Progenitorzellen etc. unmöglich wird.

Die DBM ist selbst ein exzellenter Carrier. Sie konnte sehr effektiv als Träger für BMP-2 eingesetzt werden [65]. Die Aktivität einer nachgewiesen induktiven DBM kann durch den Zusatz von osteogenen Substanzen wie Proteinen aus porkiner fetaler Zahnmatrix (Enamelmatrix) gesteigert werden [6].

Polymere

Polymere werden in einer Reihe von chirurgischen Anwendungen eingesetzt. Nichtresorbierbare Polymere sind z. B. Polyethylene (UHMWPE) als Gelenkpartner bei Endoprothesen oder Polymethylmetacrylat, das als Knochenzement zur Implantatfixation oder Defektfüllung benutzt wird. Diese Materialien sollen nicht durch Knochen ersetzt werden, obwohl sie als Implantate mit dem Knochen kommunizieren.

Bioresorbierbare Gewebeträger werden auf verschiedenen Gebieten eingesetzt. Hier sind zu nennen: Nahtmaterialien (Polyglykole, Polydioxan) [29], [54], wie auch Osteosynthesematerialien, die resorbiert werden und eine Implantatentfernung nicht mehr erforderlich ist [9]. In neuester Zeit sind Polymere entwickelt worden, die zum »tissue engineering« verschiedene Geometrie und Architekturformen enthalten (poröse Membranen und Blöcke, Mikrosphären etc.). Diese Materialien sind als »Carrier« entwickelt worden, um mit Zellen, Wachstumsfaktoren und Proteinen beladen zu werden [2], [3], [5], [28], [42], [50], [77]. So soll eine lokale Stimulation der Osteogenese erfolgen während gleichzeitig ein Netzwerk für das Einwachsen des Knochens angeboten wird.

Es gibt viele Stellungnahmen zur Porengröße von keramischen Knochenersatzmaterialien und das Verhältnis von Porengröße, Porosität und Knocheneinwachsverhalten. Die Porengröße von Polymerträgern beruht auf der Herstellungstechnik des 3-D-Konstruktes und viele Gewebeträger aus Polymer haben eine Porengröße, die unter der von keramischen Werkstoffen liegt. Es ist in Polymere jedoch auch Einwachsen von Knochen in diese kleineren Poren beobachtet worden [76], was den Schluss nahe legt, dass die Gesamtporosität des Materials entscheidender ist als die Porengröße allein.

Eines der interessantesten Forschungsgebiete in der Polymerwissenschaft ist der Einsatz der Polymere als Träger für osteogene Substanzen und Zellen. Verschiedene Untersuchungen haben sich mit Freisetzungskinetik aus den Polymeren und ihrer Kontrolle befasst. Polymere werden erfolgreich als Träger für rhBMP-2 eingesetzt [28]. Interessanterweise hat BMP-2 auch die Resorption des Polymers beschleunigt, was mit einer Stimulation der Makrophagen zusammenhängen kann[5], [28]. Das Einbringen von »vascular endothelial growth factor« (VEGF) oder Endothelzellen in Polymere könnte die Vaskularisierung und Inkorporierung in den Empfängerknochen beschleunigen [45], [68]. Durch den Gebrauch von verschiedenen Differenzierungsfaktoren, um so Vorläuferzellen zu modulieren, und durch Veränderung der physikalischen Charakteristika der Polymere durch z. B. Kalziumsalze etc. [43], [52] entsteht hier ein nahezu unendliches Potenzial für Polymere als Knochenersatz, wenn nicht sofort eine Lastaufnahme erforderlich wird.

Fazit

Die in dieser Übersicht beschriebenen Konzepte und Versuche geben nur einen Ausschnitt der verschiedenen Materialklassen wieder, die als Knochenersatz möglich scheinen. Diese Materialien schließen Kalziumsalze und kalziumbasierte Keramiken, synthetische Polymere und Biopolymere wie auch synthetische »Komposites« und Biohybridkonstrukte mit Zellen, Proteinen und Gewebeträgern ein. Kein Material wird in jeder klinischen Situation optimal wirken können. Durch die Entwicklung von geeigneten präklinischen Modellen ist es möglich geworden, angemessene Knochenersatzmaterialien in den vergangenen Jahren (weiter-) zu entwickeln. Abhängig von der Defektklasse und dem Gesundheitszustand des Empfängers gibt es spezifische Anforderungen an den strukturellen Support des Implantats, Abbauraten im Körper und den Zusatz von osteogenen Komponenten wie Wachstumsfaktoren und Vorläuferzellen.

In vielen orthopädischen Anwendungen ist es erforderlich, dass ein Knochenersatzmaterial mindestens so gut ist wie ein Autograft. Es ist wichtig zu beachten, dass ein Material, das als Extender (»Verlängerung«) des Autografts eingesetzt wird, die osteoinduktive und osteokonduktive Wirkung des Autografts nicht behindert. Eine der weiteren wichtigen Funktionen eines Knochenersatzmaterials ist, das lokale Hämatom in einer knöchernen Wunde zu stabilisieren und ein Netzwerk für die Zellmigration und Wachstumsfaktorfreisetzung aus dem Hämatom zu bieten.

4

Die Europäische Union hat in einer Direktive mittlerweile klare Forderungen aufgestellt, unter welchen Bedingungen Knochenersatzmaterialien herzustellen, zu verarbeiten und einzusetzen sind. Das gleiche gilt künftig zum Führen von Knochenbanken. Hierin werden eindeutige Vorgaben für das in den Prozess eingebundene Personal und auch das Inverkehrbringen von Knochenbankknochen gegeben. Zurzeit gelten noch Übergangsregelungen – die Fachgesellschaften arbeiten an Ausführungsbestimmungen, die die Direktive umsetzen und den Gebrauch von Knochenersatz regeln sollen.

Literatur

[1] Adkisson HD, Strauss-Schoenberger J. Gillis M, Wilkins R, Jackson M, Hruska KA (2000) Rapid quantitative bioassay of osteoinduction. J Orthop Res 18(3): 503–511

[2] Agrawal CM, Best J, Heckman JD, Boyan BD (1995) Protein release kinetics of a biodegradable implant for fracture non-unions. Biomaterials 16(16) 1255–1260

[3] Athanasiou KA, Singhal AR, Agrawal CM, Boyan BD (1995) In vitro degradation and release characteristics of biodegradable implants containing trypsin inhibitor. Clin Orthop Relat Res 315: 272–281

[4] Bostman OM, Pihlajamaki HK (2000) Adverse tissue reaction to bioresorbable fixation devices. Clin Orthop Relat Res 371: 216

[5] Boyan BD, Lohmann CH, Somers A et al. (1999) Potential of porous poly-D,L-lactide-co-glycolide particles as a carrier for recombinant human bone morphogenetic protein-2 during osteoinduction in vivo. J Biomed Mater Res 46(1): 51–59

[6] Boyan BD, Weesner TC, Lohmann CH et al. (2000) Porcine fetal enamel matrix derivative enhances bone formation induced by demineralized freeze dried bone allograft in vivo. J Periodontol 71(8): 1278–1286

[7] Brown W, Chow L (1985) Dental restorative cement pastes. US Patent No. 4518430

[8] Bucholz RW, Carlton A, Holmes R (1989) Interporous hydroxyapatite as a bone graft substitute in tibial plateau fractures. Clin Orthop Relat Res 240: 53–62

[9] Bucholz RW, Henry S, Henley MB (1994) Fixation with bioabsorbable screws for the treatment of fractures of the ankle. J Bone Joint Surg. American Volume 76A(3): 319–324

[10] Cassiede P, Dennis JE, Ma F, Caplan AI (1996) Osteochondrogenic potential of marrow mesenchymal progenitor cells exposed to TGF-beta 1 or PDGF-BB as assayed in vivo and in vitro. J Bone Miner Res 11(9):1264–1273

[11] Chapman MW, Bucholz RW, Cornell CN (1997) Treatment of acute fractures with a collagen-calcium phosphate graft material A randomized clinical trial. J Bone Joint Surg American Volume 79A(4): 495–502

[12] Constantz BR, Ison IC, Fulmer et al. (1995) Skeletal repair by in situ formation of the mineral phase of bone. Science 267(5205) 796–1799

[13] Cornell CN, Lane JM, Chapman MW et al. (1991) Multicenter trial of Collagraft as bone graft substitute. J Orthop Trauma 5(1): 1–8

[14] Damien CJ, Parsons JR, Benedict JJ, Weisman DS (1990) Investigation of a hydroxyapatite and calcium sulfate composite supplemented with an osteoinductive factor. J Biomed Mater Res 24(6): 639–654

[15] Dennis JE, Caplan AI (1993) Porous ceramic vehicles for rat-marrow-derived (Rattus norvegicus) osteogenic cell delivery: effects of pre-treatment with fibronectin or laminin. J Oral Implantol 19(2): 106–115

[16] Eggli PS, Muller W, Schenk RK (1988) Porous hydroxyapatite and tricalcium phosphate cylinders with two different pore size ranges implanted in the cancellous bone of rabbits A comparative histomorphometric and histologic study of bony ingrowth and implant substitution. Clin Orthop Relat Res 232: 127–138

[17] Frank RM, Klewansky P, Hemmerle J, Tenenbaum H (1991) Ultrastructural demonstration of the importance of crystal size of bioceramic powders implanted into human periodontal lesions. J Clin Periodontol 18(9): 669–680

[18] Frayssinet P, Rouquet N, Fages J, Durand M, Vidalain PO, Bonel G (1997) The influence of sintering temperature on the proliferation of fibroblastic cells in contact with HA-bioceramics. J Biomed Mater Res 35(3): 337–347

[19] Fujibayashi S, Jitsuhiko S, Tanaka C, Matsushita M, Nakamura T (2001) Lumbar posterolateral fusion with biphasic calcium phosphate ceramic. J Spinal Disord 14(3): 214–221

[20] Glowacki J, Cox KA (1986) Osteoclastic features of cells that resorb bone implants in rats, Calcified Tissue International 39(2): 97–103

[21] Gosain AK, Song L, Amarante MT, Nagy PG, Wilson CR, Toth JM, Ricci JL (2000) A 1-year study of osteoinduction in hydroxyapatite-derived biomaterials in an adult sheep model: part 1. Plast Reconstr Surg 109(2): 619–630

[22] Goshima J, Goldberg VM, Caplan AI (1991) Osteogenic potential of culture-expanded rat marrow cells as assayed in vivo with porous calcium phosphate ceramic. Biomaterials 12(2): 253–258

[23] Hadjipavlou AG, Simmons JW, Tzermiadianos MN, Katonis PG, Simmons DJ (2001) Plaster of Paris as bone substitute in spinal surgery. Eur Spine J 10 (Suppl 2): 189–196

[24] Hadjipavlou AG, Simmons JW, Yang J, Nicodemus CL, Esch O, Simmons DJ (2000) Plaster of Paris as an osteoconductive material for interbody vertebral fusion in mature sheep. Spine 25(1): 10–15

[25] Hanada K, Dennis JE, Caplan AI (1997) Stimulatory effects of basic fibroblast growth factor and bone morphogenetic protein-2 on osteogenic differentiation of rat bone marrow-derived mesenchymal stem cells. J Bone Miner Res 12(10): 1606–1614

[26] Haynesworth SE, Goshima J, Goldberg VM, Caplan AI (1992) Characterization of cells with osteogenic potential from human marrow. Bone 13(1): 81–88

[27] He S, Yaszemski MJ, Yasko AW, Engel PS, Mikos AG (2000) Injectable biodegradable polymer composites based on poly(propylene fumarate) crosslinked with poly(ethylene glycol)-dimethacrylate. Biomaterials 21(23): 2389–2394

[28] Heckman JD, Ehler W, Brooks BP, Aufdemorte TB, Lohmann CH, Morgan T, Boyan BD (1999) Bone morphogenetic protein but not transforming growth factor-beta enhances bone formation in canine diaphyseal nonunions implanted with a biodegradable composite polymer. J Bone Joint Surg Am 81A(12): 1717–1729

[29] Hermann JB, Kelly RJ, Higgins GA (1970) Polyglycolic acid sutures. Arch Surg 100: 486–490

[30] Huibregtse BA, Johnstone B, Goldberg VM, Caplan AI (2000) Effect of age and sampling site on the chondro-osteogenic potential of rabbit marrow-derived mesenchymal progenitor cells. J Orthop Res 18(1): 18–24

[31] Hulbert SF, Bokros JC, Hench LL, Wilson J, Heimke G (1987) Ceramics in clinical investigations: Past, present and future, High Tech Ceramics. Elsevier, Amsterdam, pp 189–213

[32] Irwin RB, Bernhard M, Biddinger A (2001) Coralline hydroxyapatite as bone substitute in orthopedic oncology. Am J Orthod 30(7): 544–550

[33] Keating JF, Hajducka C (1999) The use of Norian SRS and minimal internal fixation in the management of tibial fractures. Proceedings of the Annual Meeting of the Orthopaedic Trauma Association

[34] Kelly CM, Wilkins RM, Gitelis S, Hartjen C, Watson JT, Kim PT (2001) The use of a surgical grade calcium sulfate as a bone graft substitute: results of a multicenter trial. Clin Orthop Relat Res 382: 42–50

[35] Kopylov P, Runnqvist,K, Jonsson K, Aspenberg P (1999) Norian SRS versus external fixation in redisplaced distal radial fractures: a randomised study in 40 patients. Acta Orthopaedica Scandinavica 70(1) 1–5

[36] Kuhne JH, Bartl R, Frisch B, Hammer C, Jansson V, Zimmer M (1994) Bone formation in coralline hydroxyapatite Effects of pore size studied in rabbits. Acta Orthop Scand 65(3): 246–252

[37] Larsson S, Bauer TW (2002) Use of injectable calcium phosphate cement for fracture fixation: a review. Clin Orthop Relat Res 395: 23–32

[38] Lennon DP, Edmison JM, Caplan AI (2001) Cultivation of rat marrow-derived mesenchymal stem cells in reduced oxygen tension: effects on in vitro and in vivo osteochondrogenesis. J Cell Physiol 187(3): 345–355

[39] Lobenhoffer P, Gerich T, Witte F, Tscherne H (2002) Use of an injectable calcium phosphate bone cement in the treatment of tibial plateau fractures: a prospective study of twenty-six cases with twenty-month mean follow-up. J Orthop Traumal 16(3) 143–149

[40] Lohmann CH, Andreacchio D, Koster G et al. (2001) Tissue response and osteoinduction of human bone grafts in vivo. Arch Orthop Trauma Surg 121(10): 583–590

[41] Lu L, Peter SJ, Lyman MD et al. (2000) In vitro and in vivo degradation of porous poly(DL-lactic-co-glycolic acid) foams. Biomaterials 21(18): 1837–1845

[42] Lu L, Stamatas GN, Mikos AG (2000)n Controlled release of transforming growth factor beta 1 from biodegradable polymer microparticles. J Biomed Mater Res 50(3): 440–451

[43] Lu L, Yaszemski MJ, Mikos AG (2001) TGF-beta1 release from biodegradable polymer microparticles: its effects on marrow stromal osteoblast function. J Bone Joint Surg Am 83A (Suppl 1,Pt 2): S82–91

[44] Majors AK, Boehm CA, Nitto H, Midura RJ, Muschler GF(1997) Characterization of human bone marrow stromal cells with respect to osteoblastic differentiation. J Orthop Res 15(4): 546–557

[45] Murphy WL, Peters MC, Kohn DH, Mooney DJ (2000) Sustained release of vascular endothelial growth factor from mineralized poly(lactide-co-glycolide) scaffolds for tissue engineering. Biomaterials 21(24): 2521–2527

[46] Muschler GF, Nitto H, Boehm CA, Easley KA (2001) Age- and gender-related changes in the cellularity of human bone marrow and the prevalence of osteoblastic progenitors. J Orthop Res 19(1) 117–125

[47] Nakahara H, Goldberg VM, Chaplan AI (1992) Culture-expanded periosteal-derived cells exhibit osteochondrogenic potential in porous calcium phosphate ceramics in vivo. Clin Orthop Rel Res 276: 291–298

[48] Ohgushi H, Goldberg VM, Caplan AI (1989) Repair of bone defects with marrow cells and porous ceramic experiments in rats. Acta Orthopaedica Scandinavical 60(3): 334–339

[49] Ohgushi H, Okumura M, Tamai S, Shors EC, Caplan AI (1990) Marrow cell induced osteogenesis in porous hydroxyapatite and tricalcium phosphate: a comparative histomorphometric study of ectopic bone formation. J Biomed Mater Res 24(12): 1563–1570

[50] Oldham, JB, Lu, L, Zhu, X, Porter, BD, Hefferan, TE, Larson, DR, Currier, BL, Mikos, AG, Yaszemski, MJ, Biological activity of rhBMP-2 released from PLGA microspheres, Journal of Biomechanical Engineering, Vol 122, No 3, 2000, pp289–292

[51] Oonishi H, Hench LL, Wilson J, Sugihara F, Tsuji E, Kushitani S, Iwaki H (1999) Comparative bone growth behavior in granules of bioceramic materials of various sizes. J Biomed Mater Res 44(1): 31–43

[52] Peter SJ, Lu L, Kim DJ, Mikos AG (2000) Marrow stromal osteoblast function on a poly(propylene fumarate)/beta-tricalcium phosphate biodegradable orthopaedic composite. Biomaterials 21(12): 1207–1213

[53] Porter BD, Oldham JB, He SL et al. (2000) Mechanical properties of a biodegradable bone regeneration scaffold. J Biomech Eng 122(3): 286–288

[54] Ray JA, Doddi N, Regula D, Williams,JA, Melveger A (1981) Polydioxanone (PDS), a novel monofilament synthetic absorbable suture. Surg Gynecol Obstet 153: 497–507

[55] Ray R, Degge G, Gloyd P, Mooney G (1952) Bone regeneration. J Bone Joint Surg Am 34A(3): 638–647

[56] Ripamonti U (1996) Osteoinduction in porous hydroxyapatite implanted in heterotopic sites of different animal models. Biomaterials 17(1) 31–35

[57] Robinson D, Alk D, Sandbank J, Farber R, Halperin N (1999) Inflammatory reactions associated with a calcium sulfate bone substitute. Ann Transplant 4(3–4): 91–97

[58] Rosenthal RK, Folkman J, Glowacki J (1999) Demineralized bone implants for nonunion fractures, bone cysts, and fibrous lesions. Clin Orthop Relat Res 364: 61–69

[59] Roy D, Linnehan S (1974) Hydroxyapatite formed from coral skeletal carbonate by hydrothermal exchange. Nature 247: 220–222

[60] Russell JL, Block JE (1999) Clinical utility of demineralized bone matrix for osseous defects, arthrodesis, and reconstruction: impact of processing techniques and study methodology. Orthopedics 22(5): 524–531

[61] Sakano H, Koshino T, Takeuchi R, Sakai N, Saito T (2001) Treatment of the unstable distal radius fracture with external fixation and a hydroxyapatite spacer. J Hand Surg Am Vol 26(5): 923–930

[62] Sampath TK, Reddi AH (1984) Distribution of bone inductive proteins in mineralized and demineralized extracellular matrix. Biochem Biophys Res Commun 119(3): 949–954

[63] Schwartz Z, Braun G, Kohavi D, Books BP, Amir D, Sela J, Boyan BD (1993) Effects of hydroxyapatite implants on primary mineralization during rat tibial healing: Biochemical and morphometric analyses. J Biomed Mater Res 27: 1029–1038

[64] Schwartz Z, Mellonig JT, Carnes DL, Jr de la Fontaine J, Cochran DL, Dean DD, Boyan BD (1996) Ability of commercial demineralized freeze-dried bone allograft to induce new bone formation. J Periodontol 67(9): 918–926

[65] Schwartz Z, Somers A, Mellonig JT et al. (1998) Addition of human recombinant bone morphogenetic protein-2 to inactive commercial human demineralized freeze-dried bone allograft makes an effective composite bone inductive implant material. J Periodontol 69(12): 1337–1345

[66] Schwartz Z, Somers A, Mellonig JT, Carnes DL, Jr Dean DD, Cochran,DL, Boyan BD (1998) Ability of commercial demineralized freeze-dried bone allograft to induce new bone formation is dependent on donor age but not gender. J Periodontol 69(4): 470–478

[67] Schwartz Z, Swain LD, Marshall TS, Sela J, Gross U, Amir D, Mueller-Mai C, Boyan BD (1992) Modulation of matrix vesicle enzyme activity and phosphatidylserine content by ceramic implant materials during endosteal bone healing. Calcif Tissue Int 51: 429–437

[68] Suggs LJ, Mikos AG (1999) Development of poly(propylene fumarate-co-ethylene glycol) as an injectable carrier for endothelial cells. Cell Transplantation 8(4): 345–350

[69] Thomson RC, Yaszemski MJ, Powers JM, Mikos AG (1998) Hydroxyapatite fiber reinforced poly(alpha-hydroxy ester) foams for bone regeneration. Biomaterials 19(21): 1935–1943

[70] Thordarson DB, Hedman TP, Yetkinler DN, Eskander E, Lawrence TN, Poser RD (1999) Superior compressive strength of a calcaneal fracture construct augmented with remodelable cancellous bone cement. J Bone Joint Surg Am 81A(2): 239–246

[71] Turner TM, Urban RM, Gitelis S et al. (1999) Efficacy of calcium sulfate, a synthetic bone graft, material, in healing a large canine medullary defect. Transactions Orthopaedic Research Society 24: 522

[72] Upton J, Glowacki J (1992) Hand reconstruction with allograft demineralized bone: twenty-six implants in twelve patients. J Hand Surg Aml 17(4): 704–713

[73] Urist MR, Strates BS (1970) Bone formation in implants of partially and wholly demineralized bone matrix Including observations on acetone-fixed intra and extracellular proteins. Clin Orthop Relat Res 71: 271–278

[74] Urist MR, Dawson E (1981) Intertransverse process fusion with the aid of chemosterilized autolyzed antigen-extracted allogeneic (AAA) bone. Clin Orthop Relat Res 154: 97–113

[75] Vert M, Li MS, Spenlehauer G, Guerin P (1992) Bioresorbability and biocompatibility of aliphatic polyesters. J Med Sci 3: 432–446

[76] Whang K, Healy KE, Elenz DR et al. (1999) Engineering bone regeneration with bioabsorbable scaffolds with novel microarchitecture. Tissue Eng 5(1): 35–51

[77] Whang K, Tsai DC, Nam EK, Aitken M, Sprague SM, Patel PK, Healy KE (1998) Ectopic bone formation via rhBMP-2 delivery from porous bioabsorbable polymer scaffolds. J Biomed Mater Res 42(4) 491–499

[78] Wilkins RM, Kelly CM, Giusti DE (1999) Bioassayed demineralized bone matrix and calcium sulfate: use in bone-grafting procedures. Ann Chir Gynaecol 88(3): 180–185

[79] Yamamoto T, Onga T, Marui T, Mizuno K (2000) Use of hydroxyapatite to fill cavities after excision of benign bone tumours Clinical results. J Bone Joint Surg Br 82B(8): 1117–1120

[80] Yamashita K, Takagi T (1992) Calcification preceding new bone formation induced by demineralized bone matrix gelatin. Arch Histol Cytol 55(1): 31–43

[81] Yazdi M, Bernick S, Paule WJ, Nimni ME (1991) Postmortem degradation of demineralized bone matrix osteoinductive potential Effect of time and storage temperature. Clin Orthop Relat Res 262: 281–285

[82] Younger EM, Chapman MW (1989) Morbidity at bone graft donor site. J Orthop Trauma 3(3): 192–195

[83] Zhang M, Powers RM, Jr Wolfinbarger L, Jr (1997) A quantitative assessment of osteoinductivity of human demineralized bone matrix. J Periodontol 68(11): 1076–1084

4.7 Struktur, Wirkmechanismen und Einsatzgebiete neuer Knochenersatzsubstanzen und Knochenregenerationsmaterialien

H. Bösebeck, H. Büchner

Historie, Entwicklung, und Begriffsdefinition

Der Einsatz von »Knochenersatzmaterial« bei der Therapie von Defekten unterschiedlicher Genese, Größe und Form am knöchernen Skelett ist heutzutage eine anerkannte und etablierte Vorgehensweise in der Trauma-, der orthopädischen sowie auch der Mund-, Kiefer-, Gesichts- und der dentalen Chirurgie.

Die Entwicklung und Anwendung der unterschiedlichen Materialien hat sich derart beschleunigt und verzweigt (◘ Abb. 4.4), dass zum einen die Definition des Begriffes »Knochenersatzmaterial«, entsprechend der Wirkweise, selbst überdacht werden sollte und zum anderen eine für den Anwender handhabbare und relativ einfache Übersicht gefunden werden muss. Die Vielfalt der Substanzen und Formen im Zusammenhang mit den geeigneten Indikationen macht eine Differenzierung und Auswahl des geeigneten Materials selbst für den Spezialisten äußerst schwierig.

Letztendlich überschaut man mit dem Vorgehen, Knochendefekte zu heilen, einen Prozess von mehreren Tausend Jahren, der in der Frühzeit der Menschheit mit einfachsten manuell gefertigten Rekonstruktionsmaterialien aus Pflanzenschalen oder Tierbestandteilen begann und bis zum heutigen Entwicklungsstand mit hochtechnischen Entwicklungen von Zellkulturen, Zytokinen wie z. B. den »bone morphogenetic proteins« (BMP) oder mineralischen Kompositen andauert. Während die Berichterstattung über Knochenersatzmaterialien in der älteren Medizingeschichte eher bruchstückhaft ist, geht eine detaillierte Dokumentation erst seit etwa der Mitte des 19. Jahrhunderts einher mit der Dynamik von Neuentwicklungen [11], [31], [32], [35].

Neben der Etablierung moderner Knochenbanken seit etwa Ende der 50er Jahre [19], [25] begründet vor allem die Entdeckung [45] und Isolierung knochenbildender Signalmoleküle durch Urist [12], [43] den Untersuchungen von Reddi [33] und deren erstmalige Zulassung als Präparat »OP-1« (rhBMP-7) 2001 oder als »Infuse« (rhBMP-2) im

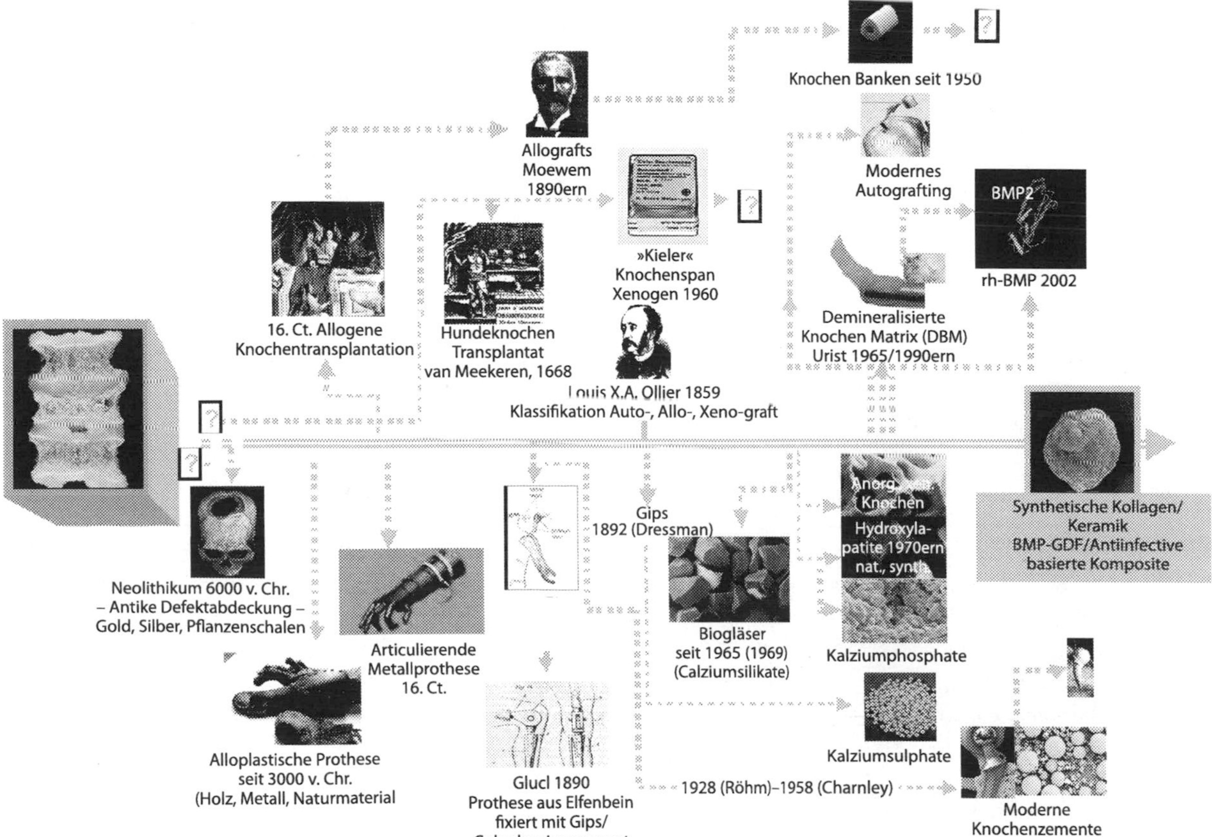

◘ **Abb. 4.4.** Die Entwicklung der Knochenersatzmaterialien zeigt eine starke Aufzweigung über einen Zeitraum von mehreren Tausend Jahren. Deutlich werden dabei die beiden Ebenen synthetisch, mineralbasierten Ersatzmaterialien (*unten*) gegenüber den proteinbasierten Substanzen

Jahre 2002 [22] eine neue Ära vor allem der biologisch aktiven Knochenersatzmaterialien. Dies gilt insbesondere im Hinblick auf die Beeinflussung der Knochenneubildung durch die Modulation der Interaktion von Signalmolekülen und Rezeptoren im intra- und/oder extrazellulären Bereich [24], [37].

Wirkprinzipien

Die Knochenersatzmaterialien differenzieren sich hinsichtlich ihrer Wirkprinzipien in Produkte mit **osteokonduktivem**, **osteoinduktivem** oder **osteogenetischem** Potenzial [5], [8], [16].

Osteokonduktive Materialien

Diese Gruppe umfasst zellbiologisch inaktive, passive Substrate mit einer Grundstruktur, die als Andockstelle für knochenbildende Zellen und Mineralisationsstrukturen und so als Leitschiene für die Knochenbildung dient und diese fördert. Beispiele sind Hydroxylapatite, Kalziumsulfate, Kalziumphosphate und prozessierte mineralische Knochenchips.

Osteoinduktive Materialien

Hier zu zählen Substanzen mit der Fähigkeit im ektopen Zellgewebslager Knochen zu induzieren. Dies basiert auf der Eigenschaft mithilfe ihrer Zytokine ortsständige Progenitorzellen (z. B. mesenchymale Stammzellen) zur Differenzierung in Richtung knochenbildender Zellen zu veranlassen. Beispiele sind die »bone morhogenetic proteins« (BMP) wie etwa Infuse (BMP-2) oder auch verschiedene demineralisierte »bone matrices« (DBM) wie etwa Allomatrix, Bioset, ACCEL.

Osteogenetische Materialien

Dies sind Materialien mit der Eigenschaft, aufgrund ihres Anteils an knochenbildenden Vorläuferzellen oder osteogener Matrix, unmittelbar am Einsatzort Knochen zu bilden. Beispiele sind autogene Spongiosa oder Knochenmarkaspirat.

Osteopromotive Materialien

Unter diesen Begriff fallen Materialien oder Substanzen mit der Eigenschaft, den natürlichen Knochenbildungsprozess in seinen verschiedenen Stadien durch die Bereitstellung stimulierender Signale zu verstärken und zu unterstützen. Beispiele sind PRP und DBM. Teilweise wird auch der Begriff: »osteoproduktiv« verwendet. Diese Bezeichnung ist allerdings wissenschaftlich nicht definiert und dient vielfach zur Umgehung oder zur Vermischung der oben genannten Wirkprinzipien.

Ursprünglich war die Klassifizierung von osteoinduktiven Substanzen an den Nachweis der Fähigkeit gebunden, im ektopen Knochenlager, so z. B. im Abdominalmuskel der Ratte [45], Ossikel (Knochenfrühformationen) erzeugen zu können. Nachdem aber die Generierung von Knochengewebe auch durch einfache Einlagerungen anderer, nicht als primär induktiv zu bewertender Substanzen, wie z. B. von Hydroxylapatit oder von Kalziumsulfaten oder -phospaten, zu erreichen war [13], wurde in jüngster Zeit der Begriff der Induktion dahingehend konkretisiert, biochemisch und zytologisch nachzuweisen, dass die zu klassifizierende Substanz einen Einfluß auf die Differenzierung von Zellen, z. B. mesenchymalen Stammzellen oder auch Fettzellen, in Richtung einer Knochenzellentwicklung hat. Spezielle Markerproteine, wie z. B. Osteoprotegerin (OPG) oder die alkalische Phosphatase (BAP), spielen dabei als den Aufbau und Rank sowie Osteonectin und Osteopontin als den Abbau beeinflussende Substanzen eine wichtige Indikatorrolle für den Nachweis einer Osteoneogenese [42]. Aufgrund dieser sehr unterschiedlichen Wirkprinzipien ist der Begriff »Knochenersatzmaterial« eigentlich neu zu definieren oder zu differenzieren in:

- Knochen**ersatz**materialien
- Knochen**rekonstruktions**materialien

Per Definitionem sensu strictu sind eigentlich nur die Entwicklungen aus nichtresorbierbaren Werkstoffen wie Metallprothesen oder Zemente, wie z. B. Spacer für Hüftgelenke und ähnliche Konstrukte, als Ersatzmaterial zu betrachten, da sie z. T. zeitlich begrenzt oder im Falle des Zementes bei der Fixierung von Hüftgelenksimplantaten, als permanenter Schädelkalottenersatz oder Wirbelkörperersatz den Knochen wirklich ersetzen. Hier überschneiden sich natürlich die Begrifflichkeiten der sog. Implantate und der Knochenersatzstoffe.

Im Falle der bioaktiven, also biologische Prozesse modulierenden Substanzen, wäre aber die Bezeichnung »Knochenrekonstruktionsmaterialien« angebrachter, da diese in ihrem Wirkpotenzial die unterschiedlichen Regulationsmechanismen z. B. die Osteoblasten- oder Osteoklastendifferenzierung und -aktivität steuern, also wie oben bereits genannt, osteoanabole, und auch -katabole Prozesse beeinflussen. Sie zielen so in ihrer letztendlichen Effektivität darauf ab, den Knochen nicht atypisch dauerhaft zu ersetzen, sondern nativen, funktionell adaptierten Knochen durch eine auch dem Remodelingprozess [3], [14], [47] unterliegende Osteoneogenese zu schaffen und/oder diese Entwicklung zu unterstützen.

In der Bilanz dieser Entwicklung der vergangenen 20 Jahre hat sich gezeigt, dass neben dem derzeitigen, vor allem in Europa geltenden »goldenen Standard« der autogenen Knochentransplantation isoliert betrachtet, keine der derzeitigen Materialien letztlich als die ideale Substanz oder das ideale Verfahren anzusehen ist. Nahezu alle Fraktionen, mit wenigen Ausnahmen, wie z. B. den Methacryllat-Entwicklungen, Biogläsern [28], [38] oder Kalziumphosphat-

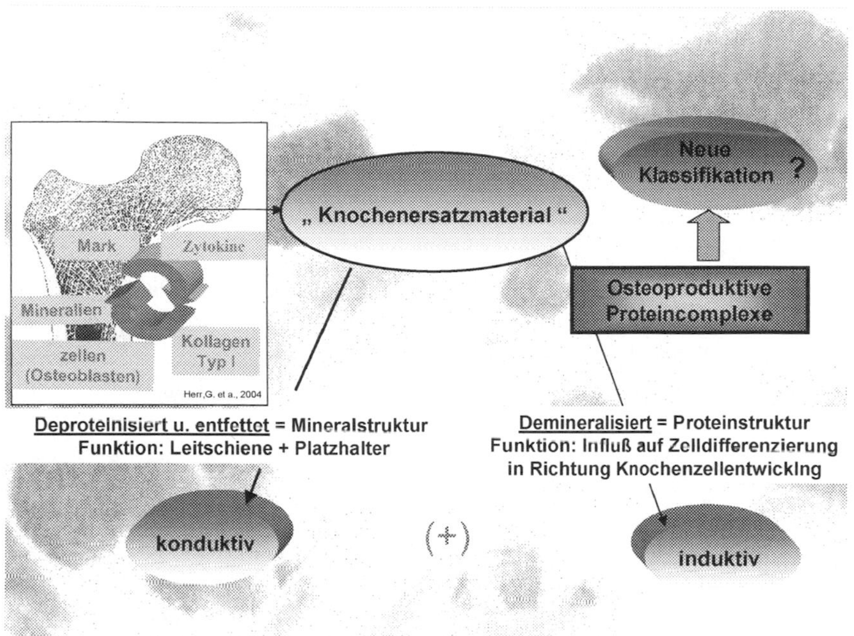

Abb. 4.5. Der Entwicklungstrend der »Knochenersatzmaterialien« zeigt nach einer Aufspaltung der Substanzen in die zwei Hauptwirkgruppen in letzter Zeit wieder in ein Kompositsystem aus knochennativen Einzelsubstanzen

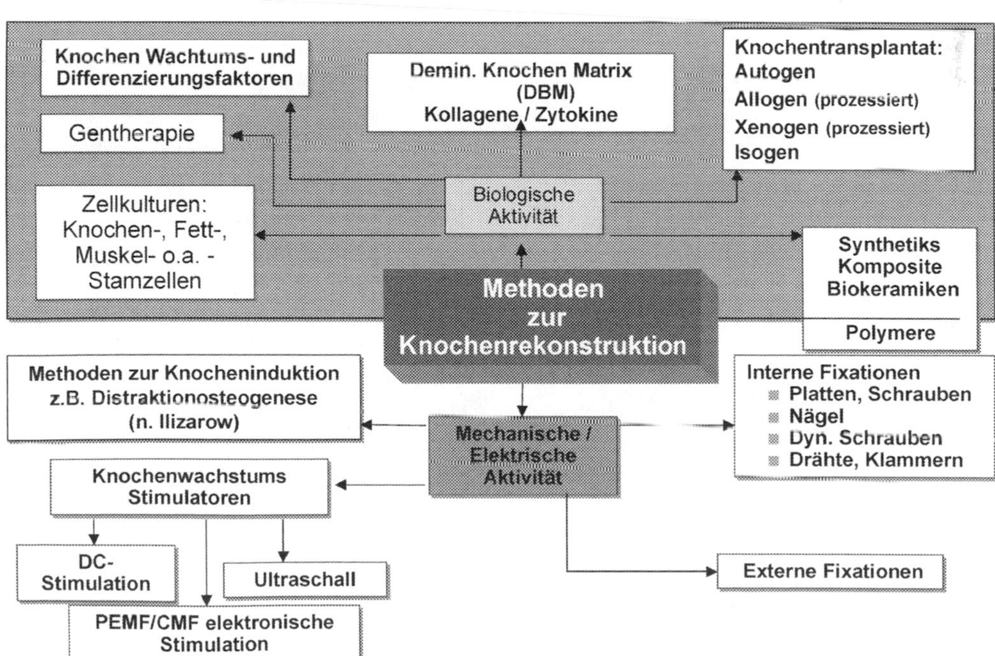

Abb. 4.6. Verfahren zur Knochendefektheilung. Unterschiedliche Wirkprinzipien können zur Defektsanierung u. U. auch kombiniert angewendet werden

zementen (»Bone Source«, »Easy Graft«, »Biobon«, »Norian«), stellen im Grunde nur Fraktionen dar, die als Teilprodukte isoliert und z. T. synthetisch produziert Anwendung finden, aber eigentlich im nativen, gesunden Knochen in einem ausbalancierten Verhältnis bereits als natürlicher Bestandteil vorhanden sind (Abb. 4.5).

Klassifizierung von Knochenersatzmaterialien

Insgesamt betrachtet stehen die Knochenersatzmaterialien in einem großen Umfeld vieler unterschiedlicher therapeutischer Optionen zur Behandlung von Knochendefekten (Abb. 4.6). Dabei lassen sich vor allem zwei Hauptbereiche unterscheiden:

Tab. 4.7. Unterschiedliche Klassifikationsmöglichkeiten für Knochenersatzmaterialien

Herstellungsweise:	synthetisch, teilsynthetisch, natürlich
Chemischer Grundsubstanz:	Kalziumsulfat, Kalziumcarbonat, Kalziumphosphat Hydroxylapatit etc.
Implantatbasis:	Matriximplantate, GDF-Implantate, Vitalimplantate
Wirkprinzip:	induktiv, konduktiv, osteogen

- biologisch basierte Methoden und
- mechanisch/elektrisch/elektronisch basierte Verfahren.

Beide Teilbereiche initiieren und/oder unterstützen mit verschiedenen Wirkansätzen die Knochensynthese bzw. -rekonstruktion und so die Knochendefektheilung.

Es existieren viele unterschiedliche Klassifikationsmöglichkeiten für Knochenersatzmaterialien Tab. 4.7.

Für den Kliniker erscheint eine Übersicht, die den Produktnamen sowie die wesentlichen Anwendungseigenschaften und Stoffcharakteristiken darstellt, am besten geeignet (Tab. 4.8)

Auswahlkriterien, Applikationen und Randbedingungen

Grundsätzlich ist der Einsatz der Materialien im Gefüge der Wirkungstrias (Abb. 4.7) zu sehen. Hierbei ist das Zusammenspiel von induktiven Signalen, einer osteokonduktiven Matrix, korrespondierenden osteogenen Zellen und einer ausreichenden Vaskularisation ausschlaggebend für den Erfolg [29].

Entsprechend dem Angebot von etwa 104 derzeit in Europa, USA und Japan zugelassenen und erhältlichen Knochenersatzmaterialprodukten unterschiedlicher Substanzgruppen und Wirkprinzipien sollten vor der Anwendung im Knochendefekt folgende Auswahlkriterien abgeprüft werden (Übersichten in [16], [21]):

Forderungen an Eigenschaften geeigneter Materialien (zusammengestellt und ergänzt nach: [1], [14], [34])

- Gute Biokompatibilität
- Möglichst keine Nebeneffekte (Immunreaktion, Reizung, Entzündung)
- Chemische und mechanische Materialstabilität für einen gewünschten Zeitraum
- Physiologisch adaptierte Biodegradation (z. B. passiv durch Lösung oder aktiv durch Zellresorption)
- Keine Abschwemmung des Augmentationsmaterials aus der Defektzone
- Einfache Handhabung und geeignete Applikationsform (formbar, injizierbar, fest etc.)
- Beschleunigung der Defektheilungszeit in Form knöcherner Konsolidierung
- Schnelle, vollständige Wiederherstellung der spezifischen Funktion im Defektbereich
- inklusive der Knochenreifung (Remodeling) im Sinne
- einer plastisch rekonstruktiven Osteosynthese oder
- einer funktional rekonstruktiven Osteosynthese
- Erhaltung und/oder Rekonstruktion von ortsständigen, nativen knöchernen Strukturen
- Optimierte Menge und Qualität an neugebildetem Knochen
- Adäquater, wirtschaftlicher Preis

Eigenschaften und Rahmenbedingungen des Einsatzes von Ersatzmaterialien

Trotz der Tatsache, dass die autologe Spongiosa weithin als »goldener Standard« gilt, weil sie konduktive, induktive und osteogene Eigenschaften besitzt, ist doch immer mehr die Überlegung da, bei großen Knochendefekten (»critical size defects«) mehr oder generell Ersatzmaterialien einzusetzen. Die möglichen Probleme der Eigenspongiosa sind schlechte Knochenqualität, etwa bei osteoporotischen und/oder alten Patienten, begrenzte Verfügbarkeit und Menge sowie Probleme an der Entnahmestelle [15], [39] und immer häufiger auch die Zusatzkosten für die Entnahme [2], [4], [22].

Sehr viele Gundlagenarbeiten und Studien gehen von mehr oder weniger intakten, jungen und gesunden Verhältnissen aus. Bei Problempatienten wie Rauchern oder auch alten Menschen (Reduktion der Osteoblastenvorläufer, verminderte Proliferation von osteogenen Vorläuferzellen, reduzierte Reifung von Osteoblastenvorläufern, Veränderungen der BMP-Sekretion und veränderte Rezeptoreigenschaften) liegen aber oft gestörte Bedingungen vor, die in entscheidendem Maße den erfolgreichen Einsatz von Ersatzmaterialien beeinflussen können [40].

Wichtige Bedingungen für den erfolgreichen Einsatz von Ersatzmaterialien

- Interfaceprobleme
- Komedikation
- Last- und Gewichtsparameter

▼

Tab. 4.8. Übersicht zu Anwendungseigenschaften und Materialcharakteristiken verschiedener Knochenersatzmaterialgruppen

Typ	Mechanische Eigenschaften	Konduktives Potenzial	Induktives Potenzial	Osteogenes Potenzial	Verfügbarkeit	Entnahme-problematik	Sicherheit
Autograft (Sponiosa)	+	++++	++++	++++	++	+ - +++	++++
Autograft (Compacta)	++++	++++	++	++	++	+ - +++	++++
Allograft	+++	++++		++	+++	0	+++
BMP	+	0	+++(+)	++	++++	0	++++
DBM	++	++	+++	0	++++	0	++++
HA	+++	++++	0	0	++++	0	++++
Korallin	+++	++++	0	0	++++	0	++++
Ca-Phosphate	+++	++++	0	0	++++	0	++++
Ca-Sulfate	+++	++++	0	0	++++	0	++++
Biogläser	+++	++++	0	0	++++	0	++++
Biopolymere	+++	++++	0	0	++++	0	++++

BMP knochenmorphogenetische Proteine, DBM demineralisierte Knochenmatrix, HA Hydroxylapatit.

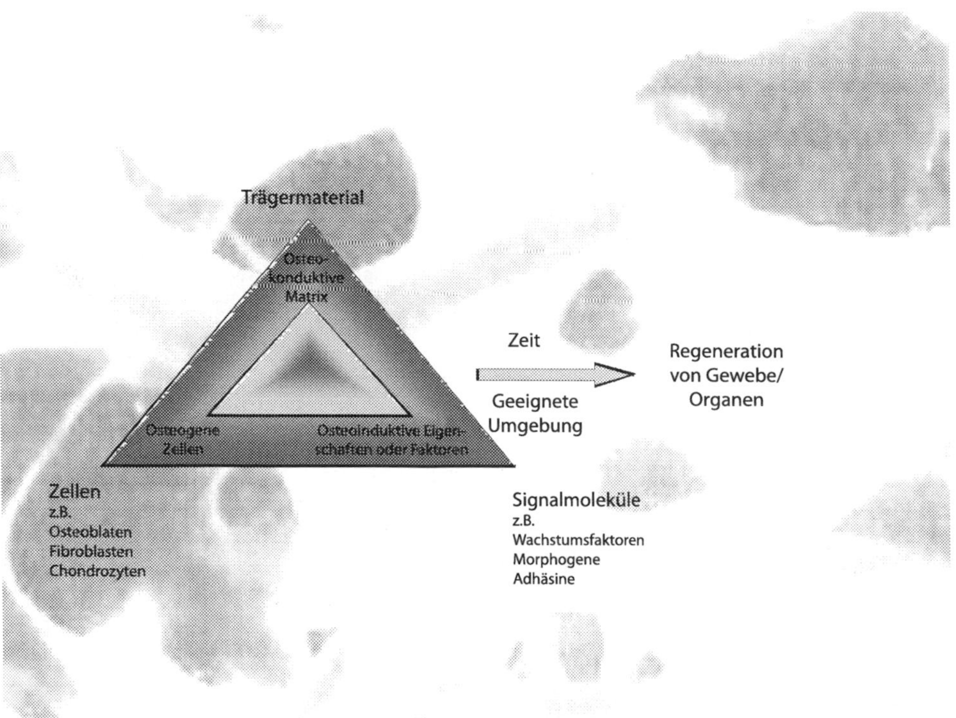

Abb. 4.7. Die Wirkung von Knochenersatzmaterial steht im Zusammenhang mit Eigenschaften des Trägermaterials, den Zellen im Einsatzgebiet und den Signalmolekülen zur Knochenbildung. (Mod. nach Samath et al. 2003; Sutherland u. Bostrom 2005; Lynch 2005)

- Bestrahlung
- Blutzellpotenzial und -eigenschaften
- Demografische Parameter
- Zellproliferation/-vitalität und -differenzierung
- Mischung von Materialien
- Integration und Ablauf des Remodelings
- Biodegradation, Oberfläche, Struktur des Ersatzmaterials

Ein weiteres wichtiges Anwendungskriterium ist die **Dosierung** bzw. die Fremdmaterialmenge, die in den Defektbereich eingebracht wird. Obwohl bei den rein mineralisch basierten Materialien wie Kalziumsulfaten, -phosphaten oder HA keine medikamentenähnliche Wirkung zu erwarten ist, stellt dennoch – etwa im Falle der resorbierbaren Produkte (resorbierbare Zemente, TCP u. a.) – die Degradation und dann die Lösung bzw. Resorption bei größeren Mengen ein Problem dar. Hier können durchaus Wundheilungsstörungen, eine lokale Irritation unter Umständen bis hin zur Inflammation oder auch eine erhöhte Wundsekretbildung auftreten.

Auch wenn die Verwendung und Dosierung von proteinbasierten Knochenersatzmaterialien (BMP, DBM, Kollagenmatrix) wenig problematisch gesehen wird [6], ist hier die Augmentatmenge kritischer zu sehen, da über Immunreaktionen gegen körperfremde Proteine [26] und dosisabhängige Ödembildungen, z. B. im Bereich der Wirbelsäule, berichtet wurde [41]. Es muss berücksichtigt werden, dass hier, gemessen an den natürlich vorkommende Dosierungen, ultrahohe Konzentrationen verwendet werden, um eine ausreichende Knochenbildung zu erzielen.

Beim Einsatz von DBM zur Knochenproduktion sind die z. T. enorm großen Schwankungen im **Gehalt an aktiven Signalproteinen**, wie z. B. den BMP, zu verzeichnen. Diese reichen annähernd von 0–100%. Große Unterschiede gibt es dabei innerhalb einzelner Produktionschargen, aber gerade auch zwischen den verschiedenen Produkten [20]. Neben diesem Knocheninduktionspotenzial spielen auch die Trägermaterialien, die Materialquelle und die z. T. sehr unterschiedliche Produktionsweise eine Rolle in der Knochenbildungsaktivität. Letztere ist vor allem für eine eventuelle Kontamination mit pathogenen Keimen entscheidend.

Die ausreichende **Gefäßversorgung** (Neovaskularisation) sollte mit der Knochenneubildung bei einem Ersatzmaterial einhergehen. Anders als bei den passiven Ersatzmaterialien enthalten DBM immer häufiger auch den aktiven »vasoendothelialgrowth factor« (VEGF), der neben anderen Signalproteinen eine wichtige Unterstützung bei der Gefäßneubildung im Defektbereich darstellt und damit die Perfusion und Versorgung sicherstellt [9], [10], [30].

Ein hiermit korreliertes Problem ist das **Volumen** des augmentierten Bereichs. Bei sehr großen, mehr oder weniger massiv gefüllten Defekten kommt es vor, dass die Kapillarisierung nur noch in den Randbereich erfolgt und knöchern durchbaut. Der weiter innenliegende Teil wird dann meist ohne weitere Knochenbildung nur noch bindegewebig umschlossen.

Oberfläche, Struktur und Porosität sind drei Parameter mit großer Bedeutung bei der Degradation von mineralisch basiertem Knochenersatzmaterial. Generell sind bei ausreichender Stabilität eine Mikro- und Makroporosität und eine große Oberfläche mit polygonaler Form (wegen der gegenseitigen Verankerung) gewünscht. Die Poren sollten interkonnektierend sein. Abgeleitet von den physiologischen Gegebenheiten wird ein Porendurchmesserbereich von 150–200µm als optimal auch für die Perfusion mit Zellen, Zellbestandteilen, Signalmolekülen und Nährstoffen angesehen [7]. Eine ladungsmodifizierte Oberfläche kann zusätzlich im Sinne der Attraktion verschiedener Stoffe der Knochenbildungskaskade förderlich sein [18].

Eine weitere Modifikation und ein weiteres Indikationsgebiet wird den Knochenersatzmaterialien durch die Rolle als zusätzlicher **Arzneimittelträger** zugewiesen. Hier haben vor allem antibiotisch wirksame Zusätze [17], [46], speziell Antibiotika mit einer Wirksamkeit gegen knocheninfektionsrelevante Keime wie etwa Staphylococcus aureus, eine immer größere Bedeutung. Gentamycin, Tobramycin, Teicoplanin und Vancomycin z. B. bekommen mit einer hohen lokalen Substanzkonzentration auch an sonst schlecht perfundierten Einsatzorten eine für den Knochenaufbau- und Heilungsprozess wichtige Funktion. Die Entwicklung von modular aufgebauten oder designten Knochenersatzmaterialen zeigen die Möglichkeit, diese Grundmaterialien je nach Keimnachweis individuell mit dem jeweils wirksamen Antibiotikum zu kombinieren. Die Problematik besteht dabei aber in der Findung einer geeigneten Bindung des keimrelevanten Antibiotikums an das Trägermaterial und in der Garantie für eine Stabilität bezüglich der Umgebungsbedingungen am Einsatzort.

Literatur

[1] Abjornson C, Lane JM (2006) Demineralized Bone Matrix and Synthetic Bone Graft Substitutes. In: bone grafts and bone graft substitutes, AAOS, 81–85

[2] Ackerman, SJ et al. (2002) Economic evaluation of bone morphogenetic protein versus autogenous iliac crest bone graft in single -level anterior lumbar fusion. SPINE 27, 167: 94–99

[3] Adler C-P (Hrsg) (2005) Knochenkrankheiten 3. Aufl. Springer Berlin Heidelberg New York Tokio, pp 8–11;

[4] Albert T et al. (2007) Biologics in lumbar spine fusion, aaos instructional course (270) Lecture Handout

[5] Attavia M et al. (2003) Cell-based approaches for bone graft substitutes. In: Laurencin, CT (ed). Bone graft substitutes. American Society for Testing & Materials (ASTM), pp 126–141

[6] Bagaria V, Prasada V (2005) Bone morphogenetic protein: current state of field and the road ahead. J Orthod 2(4): e3
[7] Blokhuis, T et al.(2000) Properties of Calcium Phosphate Ceramics in Relation to Their in Vivo Behaviour. The Journal of Trauma, Injury, Infection and Critical care 48(1): 179–186
[8] Burchardt H (1983) The biology of bone graft repair. Clin Orthop Relat Res 174: 28–42
[9] Carvalho RS et al. (2004) The role of angiogenesis in a murine tibial model of distraction osteogenesis. Bone 34: 849–861
[10] Chow KM, Rabie AB (2000) Vascular endothelial growth pattern of enchondral bone graft in presence of demineralized intamembranous bone matrix-quantitative analysis. Cleft Palate Craniofac J 37(4): 385–394
[11] De Boer HH (1988) The history of bone grafts. Clin Orthop Relat Res 226: 292–298
[12] Dowell TA, Hay Ph et al (1968) Inductive substrates for bone formation. Clin Orthop 59: 59–96
[13] Finkemeier CG (2002) Bone grafting and bone – graft substitutes. J Bone Joint Surg 84: 454–464
[14] Friedlaender GE et al. (2006): Bone graft decision making. In: Bone grafts and bone graft substitutes. American Academy of Orthopaedic Surgeons (AAOS) Monograph Series 32, Rosemont Il, USA, pp 81–85
[15] Goulet JA et al. (1997) Autogenous iliac crest bone graft: complications and functional assessment. Clin Orthop Relat Res 339: 76–81
[16] Greenwald AS et al. (2007) Bone graft substitutes: facts, fictions & applications. American Academy of Orthopaedic Surgeons (AAOS), San Diego, California, USA
[17] Hendrich C, Frommelt L, Eulert J (2004) Septische Knochen- und Gelenkchirurgie. Springer, Berlin Heidelberg New York Tokio
[18] Hing KA (2004) Bone repair in the twenty-first century: biology, chemistry or engineering? Phil Trans R Soc Lond A 362: 2821–2850
[19] Hyatt, GW (1950): Fundamentals in the use and preservation of homogenous bone. US Armed Forces Med J 1950: 841–852
[20] Hyun WB et al. (2006) Intervariability of bone mrphogenetic proteins in comercially available demineralized bone matrix products. Spine 31(12): 1299–1306
[21] Implantologie Journal 4/2008 und 1/2009, Oemus, Leipzig
[22] John St, Thomas A et al. (2003) Physical and monetary costs associated with autogenous bone graft harvesting. Am J Orthop 32(1): 18–23
[23] Kakar S, Einhorn T (2006) The role of bone morphogenetic proteins in skeletal repair. In: Friedlaender GE, Mankin HJ, Goldberg (eds). Bone grafts and bone graft substitutes. Monograph Series 32, AAOS: 2132
[24] Kübler, NR (2002) Osteoinduktion: Ein Beispiel für die Differenzierung mesenchymaler Stammzellen durch Bone Morphogenetic Proteins (BMP´s). Jahrbuch Heinrich-Heine-Universität Düsseldorf
[25] Laurencin C, Khan Y (2003) Bone grafts and bone graft substitutes: a brief history. In: Laurencin, CT (ed). Bone graft substitutes. American Society for Testing & Materials (ASTM) pp 3–7
[26] Lynch S (2005) In: Lieberman J, Friedlaender G (eds) Bone Reneration and Repair, p 385
[27] Lynn AK et al. (2004) Antigenicity and Immunogenicity of Collagen. J Biomed Mater Res Part B: Appl Biomater 71B: 343–354
[28] Müller Mai C (2003) Bioaktive Granulate in der Unfallchirurgie. In: VNM Science Publishing
[29] Oakes DA et al. (2003) An evaluation of human demineralized bone matrices in a rat femoral defekt model. Clin Orthop Relat Res 413: 281–290
[30] Pacicca DM et al. (2003) Expression of angiogenic factors during distraction osteogenesis. Bone 33: 889–898
[31] Parikh SN (2002) Bone graft substitutes: Past, Present, Future. J Postgrad Med 48: 142–148
[32] Péan JE (1894) De moyens prosthetiques destines a obtenir la reparation de parties osseuses, Gaz de Hôp 67, Paris 1894. Reprinted in Clin Orthop Relat Res 1973, pp 291–302
[33] Reddi AH (1998) Initiation of fracture repair by bone morphogenetic proteins. Clin Orthop and Rel Res 355S: 66–72
[34] Rueger JM (1998) Knochenersatzmaterial, Heutiger Stand und Ausblick. Der Orthopäde 2: 72–79
[35] Sampath TK, Reddi AH (2003). In: Laurencin CT (ed) Bone Graft Substitutes, ASTM, p 207
[36] Sanan A, Haines SJ (1997) Repairing holes in the head: a history of cranioplasty. Neurosurgery 40(3): 588–603
[37] Schmidt KH, Swoboda H (1995) Die Bedeutung matrixgebundener Zytokine für die Osteoinduktion und Osteogenese. Implantologie 2: 127–148
[38] Schnürer SM et al. (2003) Knochenersatzwerkstoffe. Der Orthopäde 1: 1–9
[39] Seiler JG, Johnson J (2000) Iliac crest aotogenous bone grafting: donor side complications. Journal South Ortop Assoc 9: 91–97
[40] Sfeir C et al. (2005) Fracture repair. In: Lieberman, JR, Friedlaender GE (eds). Bone regeneration and repair. Totowa, New Jersey
[41] Shields LBE et al. (2006) Adverse effects associated with high-dose recombinant human bone morphogenetic Protein-2, use in anterior cervical spine fusion. Spine 31(5): 542–547
[42] Sun W (2007) Porous silicon based biomaterials for bone tissue engineering dissertation. University of Rochester, New York
[43] Sutherland D, Bostrom M (2005) In: Lieberman J, Friedlaender G (eds) Bone Reneration and Repair, p 133
[44] Urist MR, Silverman B, Burning K et al (1967) The bone induction principle. Clin Orthop 53: 243–283
[45] Urist MR (1965) Bone: formation by autoinduction. Science 150: 893–899
[46] Walenkamp G (ed) (2007) Local antibiotics. In: Arthroplasty. Thieme, Stuttgart
[47] Wolff J (1863) Die Osteoplastik in ihren Beziehungen zur Chirurgie und Physiologie. Arch Klin Chir 4: 183–296

5 Osteoimmunologie und Osteoonkologie – Therapeutische Perspektiven der RANK-Ligand-Hemmung

5.1 Die Rolle des RANK/RANKL/OPG-Signalwegs im Knochenstoffwechsel

L. Hofbauer, T. Rachner

Grundlagen

Das Skelett ist ein metabolisch hochaktives Organ, das während der gesamten Lebensdauer einem kontinuierlichen Umbauprozess unterliegt. Dieser Umbauprozess erfolgt in einer komplexen, streng regulierten Abfolge von Resorptions- und Formationsschritten, die durch ein zentrales Regulationssystem koordiniert werden. Die Funktionsweise der knochenresorbierenden Osteoklasten und der knochenbildenden Osteoblasten ist dabei eng aneinander gekoppelt. Bereits kleine Veränderungen dieser Balance können über die Zeit massive funktionelle und strukturelle Auswirkungen haben, die sich in einer erhöhten Fragilität des Knochens äußern.

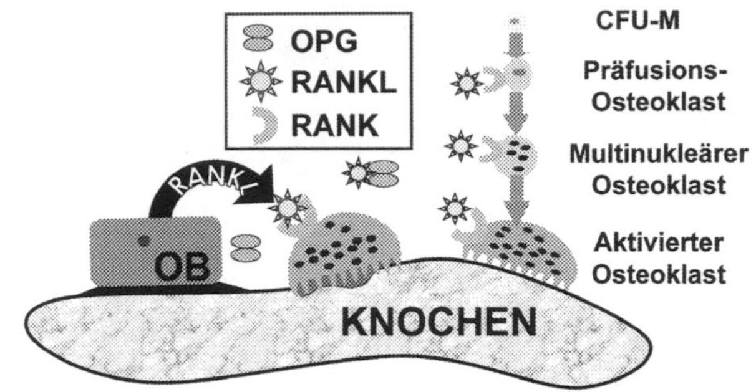

Abb. 5.1. Modulation der Osteoklastenfunktionen durch den RANKL/RANK/OPG-Signalweg. Wachstumsfaktoren, osteotrope Hormone und Zytokine stimulieren Osteoblasten (OB) zur Produktion von RANKL. RANKL aktiviert RANK von Osteoklastenvorläuferzellen (»colony forming unit-macrophage«, CFU-M), und fördert deren Fusion und Differenzierung zu reifen Osteoklasten, steigert die Aktivität der Osteoklasten und schützt diese vor der Apoptose. Diese Prozesse werden durch Osteoprotegerin (OPG) gehemmt, das ebenfalls von Osteoblasten sezerniert wird und RANKL neutralisiert [10]. Physiologischerweise besteht ein Gleichgewicht zwischen RANKL und OPG

Pathogenese der postmenopausalen Osteoporose

Ein bedeutender Modulator dieses Regulationssystems sind Östrogene, deren Mangel bei der Pathogenese der postmenopausalen Osteoporose im Vordergrund steht. Während prämenopausal der Knochenstoffwechsel durch ein ausreichendes Maß an zirkulierenden Östrogenen im dynamischen Gleichgewicht gehalten wird, kommt es mit zunehmender Einschränkung der Ovarialfunktion zu einem Überwiegen der osteoklastären Resorption. Zunächst dominiert ein primär trabekulärer, schneller Abbauprozess, der allerdings nach etwa 5–7 Jahren von einer zweiten langsameren und mehr generalisierten Phase abgelöst wird. Ein Skelettsystem im Östrogenmangel spricht generell vermehrt auf katabole Stimuli an und besitzt eine reduzierte Sensitivität auf mechanische Reize. Auch bei Männern sind Östrogene für eine Aufrechterhaltung der Skelettintegrität von entscheidender Bedeutung [16].

Im höheren Alter überwiegt dann jedoch ein sekundärer Hyperparathyreoidismus, der vor allem durch einen Vitamin-D-Mangel unterhalten wird und bis zu 90% aller älteren Menschen betrifft. Gerade institutionalisierte Patienten weisen oft einen extremen Vitamin-D-Mangel mit 25-Hydroxyvitamin-D-Spiegeln unter 10 ng/ml auf, was zudem auch die Sturzneigung begünstigt.

RANKL/RANK/OPG in der Pathogenese der postmenopausalen Osteoporose

Der RANKL/RANK/OPG-Signalweg gilt als zentrales System der Knochenresorption und besteht aus dem Mitglied der »Tumor necrosis factor«-(TNF-)Ligandenfamilie »receptor activator of nuclear factor-κB ligand« (RANKL) [11], seinem Rezeptor »receptor activator of nuclear factor-κB« (RANK) und seinem löslichen Rezeptorantagonisten Osteoprotegerin (OPG) [18].

RANKL fördert die Knochenresorption durch Steigerung der Anzahl und Aktivität funktionsfähiger Osteoklasten über die Aktivierung seines osteoklastären Rezeptors RANK [12] und Induktion der Osteoklastogenese durch Interaktion mit RANK auf monozytären Osteoklastenvorläuferzellen. Dieser Prozess kann durch seinen löslichen Antagonisten OPG gehemmt werden. Die Modulation der Produktion von RANKL und OPG durch verschiedene Faktoren (Abb. 5.1) erlaubt eine Feinregulation der Knochenresorption und des Knochenremodelings. Somit stellen RANKL und OPG essenzielle Faktoren der Regulation von Differenzierung, Fusion, Aktivierung und Apoptose von Osteoklasten dar, die als Initiatoren von Knochenumbauvorgängen gelten [19]. RANKL wird im Knochen und Knochenmark von verschiedenen skeletalen Zellen wie mesenchymalen Stromazellen, Osteoblasten, Periostzellen und Chondrozyten exprimiert. Andere nichtskeletale Zellen mit nachgewiesener RANKL-Expression sind Endothelzellen, T-Lymphozyten, Zellen des Zahnhalteapparates, synoviale Fibroblasten und verschiedene Tumorzellen. Der zellständige Rezeptor RANK wird am stärksten im Knochengewebe und im lymphatischen System exprimiert und findet sich in funktionell aktiver Form vor allem auf Osteoklasten, dendritischen Zellen, B- und T-Lymphozyten sowie auf Endothelzellen, Muskelzellen und malignen Zellen.

Das RANKL/RANK/OPG-System ist bei verschiedenen metabolischen Knochenerkrankungen massiv gestört, wobei der RANKL/OPG-Quotient entweder lokal oder systemisch meist deutlich gesteigert ist. Beispiele für eine generalisierte Erhöhung des RANKL/OPG-Quotienten sind die postmenopausale und glukokortikoidinduzierte Osteoporose, die rheumatoide Arthritis sowie das multiple Myelom [22]. Bei der postmenopausalen Osteoporose geht der Östrogenmangel mit einer Verminderung der Knochendichte einher. In-vitro- und Tiermodelle der postmenopausalen Osteoporose belegen sehr deutlich, dass Östrogene regulativ in die Expression sämtlicher Komponenten des RANKL/RANK/OPG-Systems eingreifen. So produzieren verschiedene Knochen- und Immunzellen im akuten Östrogenmangel mehr RANKL. Östrogene dagegen hemmen diese übermäßige RANKL-Expression und steigern die Sekretion von OPG. Die OPG-Serumspiegel sind positiv mit den Östrogenspiegeln korreliert und auch die Einnahme östrogenhaltiger Kontrazeptiva ist mit einer höheren OPG-Serumkonzentration assoziiert. Östrogene dämpfen auch die Sensibilität des auf Osteoklasten exprimierten Rezeptors RANK für RANKL [6]. Die parakrine Rolle von RANKL und OPG als Mediatoren des Östrogenmangels bzw. einer Therapie mit Östrogenrezeptoragonisten ist mittlerweile ebenfalls gut belegt.

Präklinische Daten zur Blockade von RANKL

Der Nachweis der Bedeutung des RANKL/RANK/OPG-Systems für die Pathogenese von chronisch-entzündlichen und malignen Knochenerkrankungen erfolgte zunächst über präklinische Tiermodelle. So entwickeln OPG-defiziente Mäuse eine Osteoporose mit ausgeprägter Minderung der gesamten Knochendichte und häufigen Spontanfrakturen [2]. OPG-transgene Mäuse hingegen zeigen von Geburt an einen osteopetrotischen Phänotyp und eine mit dem Alter zunehmende Knochenmasse und Knochendichte, die Folge eines Mangels funktionsfähiger Osteoklasten ist [18]. Analog zum Modell der OPG-Defizienz führt auch eine RANKL-Injektion zu einem rasant gesteigerten Knochenverlust mit massiver Abnahme der Masse und Festigkeit des Knochens [23]. Interessanterweise lassen sich die Veränderungen des Knochenstoffwechsels durch die Injektion eines OPG-Proteins komplett verhindern, ein »proof of principle« der Effektivität einer RANKL-Blockade und weiterer Hinweis auf die essenzielle Rolle von RANKL und OPG als zentrale Regulatoren der Osteoklasten [3]. Aber auch bei chronisch-entzündlichen Gelenk- und Knochenerkrankungen spielt RANKL als osteoimmunologisches Bindeglied eine wichtige Funktion. RANKL wird dabei vor allem von aktivierten T-Zellen im Rahmen der rheumatoiden Arthritis und anderen entzündlichen Arthritiden produziert. In Tiermodellen der rheumatoiden Arthritis und der Spondylarthropathien lässt sich eine Erhöhung des RANKL/OPG-Quotienten in osteodestruktiven Stadien nachweisen [8]. Durch die übermäßige Expression von RANKL auf T-Zellen kommt es nach Aktivierung von Osteoklasten lokal zur Knochendestruktion, wie im Falle der gelenknahen Osteoporose bei rheumatoider Arthritis [9]. Da T-Zellen auch eine lösliche RANKL-Form produzieren, kann auch eine systemische Osteoporose der Wirbelsäule entstehen.

Pathogenese der therapieinduzierten Osteoporose durch Aromatasehemmer und GnRH-Analoga

Zwei der wichtigsten malignen Tumoren, das Mammakarzinom der Frau und das Prostatakarzinom des Mannes weisen häufig eine Abhängigkeit ihrer Tumorbiologie von Sexualhormonen auf. Der Nachweis von Östrogenrezeptoren beim Mammakarzinom und von Androgenrezeptoren beim Prostatakarzinom erlaubt den adjuvanten Einsatz von Substanzen, welche die endogene Sexualhormonproduktion nahezu komplett unterdrücken. Dazu werden »Gonadotropin-releasing-hormone«-(GnRH-)Agonisten wie Buserelin oder Goserelin verwendet, welche die Gonadotropine LH und FSH hemmen und somit einen hypogonadotropen Hypogonadismus verursachen. Die Konversion adrenaler Androgene zu Östrogenen kann bei Frauen durch den Einsatz von Inhibitoren des dafür verantwortlichen Enzyms Aromatase (Aromataseinhibitoren) wie Anastrozol oder Letrozol gehemmt werden. Bei postmenopausalen Frauen leistet dieser Mechanismus normalerweise einen relevanten Beitrag zur Erhaltung einer Östrogenrestproduktion. Antiandrogene wie Flutamid oder Bicalutamid hemmen die periphere Wirkung von Androgenen am Androgenrezeptor. Diese sexualhormonablativen Verfahren werden mit großem Erfolg hinsichtlich des Überlebens eingesetzt, verursachen jedoch einen ausgeprägten Hypogonadismus mit den Folgen eines High-Turnover-Knochenverlustes und eines massiv gesteigerten Frakturrisikos.

Aufgrund des verlängerten Überlebens dieser Patientinnen und Patienten durch die multimodale onkologische Therapie nimmt das klinische Problem dieser Form der iatrogenen therapieassoziierten Osteoporose rasch zu. Für die Betroffenen ergeben sich nach einer scheinbar gut überstandenen Krebstherapie unerwartet neue klinische Probleme, welche die Lebensqualität deutlich beeinträchtigen können.

Pathogenese von Knochenmetastasen

Verbesserte adjuvante Therapiekonzepte sowie eine effektivere Früherkennung haben die Mortalitätsraten des Mamma- und Prostatakarzinoms senken können. Ihre ausgeprägte Tendenz zur ossären Metastasierung bleibt hingegen weiterhin ein klinisch relevantes Problem. Im Verlauf ihrer Erkrankung entwickeln bis zu 75% aller Patientinnen mit fortgeschrittenem Brustkrebs Knochenmetastasen [5]. Knochenmetastasen beeinträchtigen die Lebensqualität durch starke Schmerzen, neurologische Kom-

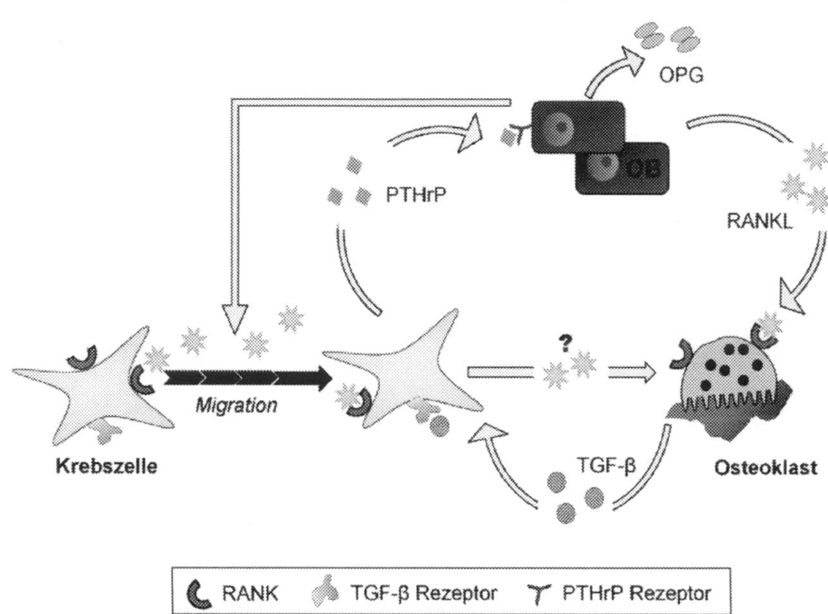

▣ Abb. 5.2. Interaktionen zwischen Tumorzellen, Osteoblasten und Osteoklasten durch das RANKL/RANK/OPG-System. Die hohe Expression von RANKL durch Osteoblasten (OB), fördert die ossäre Migration RANK-exprimierender Mammakarzinomzellen. Krebszellen sezernieren »parathyroid hormone related peptide« (PTHrP), das die osteoblastäre RANKL-Sekretion fördert. Gleichzeitig wird die OPG-Produktion gehemmt. Das veränderte RANKL/OPG-Verhältnis führt zur verstärkten Aktivierung der Osteoklasten. Das durch die Osteolyse freigesetzte TGF-β wirkt wiederum stimulierend auf die Krebszellen. Dadurch ergibt sich ein »Circulus vitiosus«.

plikationen und pathologische Frakturen und erfordern häufig Hospitalisierungen, Strahlentherapie oder operative Maßnahmen.

Zur erfolgreichen ossären Migration müssen eine Reihe essenzieller Schritte durchlaufen werden. Im ersten Schritt der Metastasierung lösen sich Krebszellen aus ihrem Zellverband. Hierfür werden vermehrt proteolytische Enzyme exprimiert; zusätzlich ist die Zahl zellulärer Adhäsionsmoleküle vermindert. Nach der Invasion in anliegende Blutgefäße zirkulieren die Tumorzellen und verlassen diese wieder im Bereich der Sinusoide des Knochenmarks. Die Adhäsion der Tumorzellen an der Basalmembran erfolgt mittels Laminin und E-Cadherin. Außerdem findet sich hier eine erhöhte Expression von Adhäsionsmolekülen, die das Andocken an die extrazelluläre Matrix ermöglicht. Ergänzend ist der Osteotropismus von Brustkrebszellen möglicherweise durch organspezifische chemotaktische Substanzen begründet. So konnte gezeigt werden, dass der Chemokinrezeptor CXCR4 eine hohe Expression in Mammakarzinomzellen aufweist, während sein Ligand SDF-1α in bevorzugt von Metastasen betroffenen Organen exprimiert wird, wie dem Knochen [14].

Eine etablierte Theorie der bevorzugten ossären Metastasierung von Prostata- und Mammakarzinom basiert auf dem »Seed-and-soil«-Konzept. Es postuliert, dass das spezielle Milieu des Knochens die ossäre Migration und Adhäsion hämatogen metastasierender Mamma- und Prostatakarzinomzellen begünstigt. Wachstumsfaktoren wie »transforming growth factor«-β sowie »insulin-like growth factor«-1 und -2 sind unter physiologischen Umständen in der Knochenmatrix in einer Speicherform gebunden, können aber durch osteoklastäre Knochenresorption freigesetzt werden und begünstigen dann die Proliferation und das Überleben von Tumorzellen [17]. Tumorzellen können auch selbst durch Expression von RANKL und anderen parakrinen Faktoren wie »parathyroid hormone-related peptide« (PTHrP) die Differenzierung und Aktivierung von Osteoklasten fördern. Diese sich gegenseitig verstärkenden Effekte zwischen Tumorzellen und Osteoklasten im Rahmen der Pathogenese osteolytischer Knochenmetastasen haben den Charakter eines »Circulus vitiosus« (▣ Abb. 5.2).

Bedeutung des RANKL/RANK/OPG-Signalwegs in der Pathogenese von Knochenmetastasen

Destruierende Effekte von Tumorzellen auf die Knochenstruktur werden nach aktuellem Verständnis überwiegend durch die Aktivierung von Osteoklasten vermittelt. Eine wesentliche Rolle kommt hier dem »parathyroid hormone-related peptide« (PTHrP) zu, das von bis zu 70% aller primären Mammakarzinome exprimiert wird und über Bindung an den PTH-Rezeptor-1 zu einem gesteigerten Knochenabbau führt. Des Weiteren konnte in einer großen Anzahl verschiedener maligner Tumorzellen eine RANKL-Expression und ein lokales Ungleichgewicht des RANKL/OPG-Quotienten beobachtet werden. Beim multiplen Myelom ist die RANKL-Expression im Knochen-/Knochenmarkkompartment deutlich gesteigert, OPG hingegen supprimiert [15]. Die Suppression von OPG beruht auf der Expression von Syndecan-1 auf der Oberfläche von Myelomzellen, das die Fähigkeit hat, OPG über seine heparinbindende Domäne zu binden und zu degradieren. Die Serumkonzentrationen von OPG und RANKL korrelieren mit den klinischen Parametern des multiplen Myeloms und die Bestimmung des RANKL/OPG-Quotienten dient als unabhängiger prognostischer Faktor [20].

Während es unklar bleibt, ob die von Mammakarzinomzellen sezernierte Menge an RANKL ausreicht, um Osteoklasten direkt zu aktivieren, können sie über eine Sekretion von PTHrP die RANKL-Produktion lokal über die Osteoblasten deutlich steigern. Die daraus resultierende lokale Aktivierung von Osteoklasten führt zur Freisetzung von in der Knochenmatrix gespeicherten Wachstumsfaktoren wie TGF-β (◘ Abb. 5.2). Dieses interagiert wiederum mit den Tumorzellen und führt zu einer weiteren Steigerung der Expression proosteolytischer Substanzen wie PTHrP [21].

Die Bedeutung von RANKL für die Entstehung von Knochenmetastasen konnte in mehreren Mausmodellen belegt werden. In einem Mausmodell des ossär metastasierten Mammakarzinoms zeigte sich eine deutlich erhöhte RANKL-Konzentration im metastasierten Knochen im Vergleich zum tumorfreien Knochen. Dies wurde als ursächlich für die lokal gesteigerte Osteoklastogenese und Osteolyse interpretiert, zumal der osteolytische Prozess durch rekombinantes OPG-Fc-Fusionsprotein gehemmt werden konnte [4]. Auch in einem Mausmodell des ossär metastasierten Kolonkarzinoms konnte das Ausmaß osteolytischer Knochenläsionen durch exogene OPG-Gabe deutlich reduziert werden [13].

Neben der herausragenden Bedeutung von RANKL für die Regulation des physiologischen und pathologischen Knochenumbaus konnte gezeigt werden, dass die Aktivierung des RANK/RANKL-Signalwegs auch die Migration von Brustkrebszellen zum Knochen fördert [7]. Die bevorzugte skeletale Metastasierung RANK-positiver Tumorzellen könnte hier im lokalen Milieu des Knochengewebes mit seiner hohen RANKL-Expression begründet sein. Ähnliche Effekte konnten auch bei Prostatakarzinomzellen beobachtet werden [1]. Auch in diesem Fall konnte die Blockade von RANKL die Migration effektiv verhindern.

Literatur

[1] Armstrong AP, Miller RE, Jones JC, Zhang J, Keller ET, Dougall WC (2008) RANKL acts directly on RANK-expressing prostate tumor cells and mediates migration and expression of tumor metastasis genes. Prostate 68: 92–104

[2] Bucay N, Sarosi I, Dunstan CR et al. (1998) Osteoprotegerin-deficient mice develop early onset osteoporosis and arterial calcification. Genes Dev 12: 1260–1268

[3] Burgess T, Qian YX, Kaufman S et al. (1999) The ligand for osteoprotegerin (OPGL) directly activates mature osteoclasts. J Cell Biol 145: 527–538

[4] Canon JR, Roudier M, Bryant R, Morony S, Stolina M, Kostenuik PJ, Dougall WC (2008) Inhibition of RANKL blocks skeletal tumor progression and improves survival in a mouse model of breast cancer bone metastasis. Clin Exp Metastasis 25: 119–129

[5] Coleman RE (2001) Metastatic bone disease: clinical features, pathophysiology and treatment strategies. Cancer Treat Rev 27: 165–176

[6] Hofbauer LC, Schoppet M (2004) Clinical implications of the osteoprotegerin/RANKL/RANK system for bone and vascular diseases. JAMA 292: 490-495

[7] Jones DH, Nakashima T, Sanchez OH et al. (2006) Regulation of cancer cell migration and bone metastasis by RANKL. Nature 440: 692–696

[8] Kearns AE, Khosla S, Kostenuik PJ (2008) Receptor activator of nuclear factor kB ligand and osteoprotegerin regulation of bone remodeling in health and disease. Endocr Rev 29: 155–192

[9] Kong YY, Feige U, Sarosi I et al. (1999) Activated T cells regulate bone loss and joint destruction in adjuvant arthritis through osteoprotegerin ligand. Nature 402: 304–309

[10] Kostenuik PJ (2005) Osteoprotegerin and RANKL regulate bone resorption, density, geomatry and strength. Curr Opin Pharmacol 5: 618–625

[11] Lacey DL, Timms E, Tan H-L et al. (1998) Osteoprotegerin (OPG) ligand is a cytokine that regulates osteoclast differentiation and activation. Cell 93: 165–176

[12] Li J, Sarosi I, Yan X-Q et al. (2000) RANK is the intrinsic hematopoietic cell surface receptor that controls osteoclastogenesis and regulation of bone mass and calcium metabolism. Proc Natl Acad Sci (USA) 97: 1566–1571

[13] Morony S, Capparelli C, Sarosi I, Lacey DL, Dunstan CR, Kostenuik PJ (2001) Osteoprotegerin inhibits osteolysis and decreases skeletal tumor burden in syngeneic and nude mouse models of experimental bone metastasis. Cancer Res 61: 4432–4436

[14] Müller A, Homey B, Soto H et al. (2001) Involvement of chemokine receptors in breast cancer metastasis. Nature 410: 50–56

[15] Pearse RN, Sordillo EM, Yaccoby S et al. (2001) Multiple myeloma disrupts the TRANCE/osteoprotegerin cytokine axis to trigger bone destruction and promote tumor progression. Proc Natl Acad Sci 98: 11581–11586

[16] Riggs BL, Khosla S, Melton LJ (1998) A unitary model for involutional osteoporosis: estrogen deficiency causes both type I and type II osteoporosis in postmenopausal women and contributes to bone loss in aging men. J Bone Miner Res 13: 763–773

[17] Roodman GD (2004) Mechanisms of bone metastasis. N Engl J Med 350: 1655–1664

[18] Simonet WS, Lacey DL, Dunstan CR et al. (1997) Osteoprotegerin: A novel secreted protein involved in the regulation of bone density. Cell 89: 309–319

[19] Suda T, Takahashi N, Udagawa N, Jimi E, Gillepsie MT, Martin TJ (1999) Modulation of osteoclast differentiation and function by the new members of the tumor necrosis factor receptor and ligand families. Endocr Rev 20: 345–357

[20] Terpos E, Szydlo R, Apperley JF et al. (2003) Soluble receptor activator of nuclear factor κB ligand-osteoprotegerin ratio predicts survival in multiple myeloma: proposal for a novel prognostic index. Blood 102: 1064–1069

[21] Thomas RJ, Guise TA, Yin JJ, Elliott J, Horwood NJ, Martin TJ, Gillespie MT (1999) Breast cancer cells interact with osteoblasts to support osteoclast formation. Endocrinology 140: 4451–4458

[22] Vega D, Maalouf NM, Sakhaee K (2007) The Role of RANK/RANKL/OPG: Clinical Implications. J Clin Endocrinol Metab 92: 4514–4521

[23] Yuan YY, Lau AG, Kostenuik PJ, Morony S, Adamu S, Asuncion F, Bateman TA (2005) Soluble RANKL has detrimental effects on cortical and trabecular bone volume, mineralization and bone strength in mice. J Bone Miner Res 20: 161–162

5.2 RANK-Ligand-Hemmung in der Therapie der Osteoporose

U. Stumpf, W.J. Fassbender

5.2.1 Grundlagen

Die klinisch relevanten, häufigsten Osteoporoseformen entstehen aufgrund einer exzessiv gesteigerten osteoklastären Knochenresorption. Hierfür kann es verschiedene Ursachen geben. Mögliche Störungen können in der Entstehung (Osteoklastendifferenzierung aus den Vorläuferzellen) und in der Aktivität (Fusionsstörung, Hemmung der Apoptoseinduktion) der Osteoklasten auftreten. Das RANK/RANKL/OPG-System ist in seiner Intaktheit für ein ausgeglichenes »bone remodeling« verantwortlich und damit der Garant einer stabilen Knochenstruktur.

Die Aufklärung der Schlüsselrolle von RANK-Ligand und Osteoprotegerin (OPG) im Knochenumbauprozess hat zu Untersuchungen der RANK-Ligand-Hemmung als therapeutischem Ansatz bei Erkrankungen mit übermäßiger Knochenresorption geführt. Die Aktivität von RANKL wird gezielt durch die hohe Affinität und Spezifität von Denosumab gehemmt, einem neuen vollhumanen monoklonalen Antikörper des Immunglobulin-Isotyps IgG2, der subkutan appliziert wird. Denosumab hemmt die Bindung von RANK-Ligand an RANK und liefert damit einen neuen therapeutischen Ansatz der Osteoporose und anderer Erkrankungen mit Knochenmasseverlust.

Die Wirksamkeit und Sicherheit von Denosumab wurde in einem umfassenden Studienprogramm an bisher mehr als 20.000 Patienten in der Behandlung osteologischer Erkrankungen wie Osteoporose, therapieinduziertem Knochenmasseverlust und rheumatoider Arthritis sowie zur Prävention und Therapie von Knochenmetastasen untersucht. Dabei zeigte Denosumab eine sehr hohe Affinität und Spezifität für RANKL, ohne an andere mögliche Zielmoleküle wie TNFα, TNFβ, TRAIL oder CD40L zu binden, die z. B. in Wechselwirkung mit OPG treten [1], [7]. Es wurden bisher keine neutralisierenden Antikörper gegen Denosumab in den klinischen Studien nachgewiesen.

5.2.2 Klinische Studien Phase I und II

Phase-I-Studie

In der Phase-I-Studie (Dosisfindung) an 49 gesunden postmenopausalen Frauen zeigte sich eine Dosierung von 60 mg Denosumab s.c. alle 6 Monate als effektive Dosis. Die Pharmakokinetik von Denosumab verläuft nichtlinear mit der Dosierung [1]. Die Gabe von 60 mg Denosumab führt zu einer schnellen Reduktion des Knochenabbaus innerhalb von 12 h , der über 6 Monate erhalten bleibt, was mit dem Verlauf des Knochenabbaumarkers CTx (C-terminales Typ-I-Kollagen-Telopeptid) im Serum korreliert [1]. Die mittlere Halbwertszeit beträgt bei dieser Dosierung ca. 30–45 Tage [1], [7]. Der Knochenanbau, gemessen durch den Knochenanbaumarker BSAP (»bone specific alkaline phosphatase«), verringert sich mit einer zeitlichen Verzögerung von 14 Tagen und fällt dann langsamer ab [1].

Phase-II-Studie

Die Wirksamkeit und Sicherheit von Denosumab bei postmenopausalen Frauen mit niedriger Knochendichte wurde in einer randomisierten Placebo-/aktivkontrollierten klinischen Studie der Phase II an 412 Patientinnen (Durchschnittsalter 63 Jahre; BMD T-Score ≤-1,8 und >-4,0 an der LWS sowie≤-1,8 und >-3,5 an Schenkelhals und Hüfte (gesamt)) untersucht [7]. Die Patientinnen wurden randomisiert und erhielten doppelblind entweder Denosumab s.c. alle 3 Monate (6, 14 oder 30 mg), Denosumab s.c. alle 6 Monate (14, 60, 100 oder 210 mg) oder Placebo bzw. »open-label Alendronat« p.o. 70 mg 1-mal wöchentlich [7].Alle Patientinnen erhielten eine tägliche Supplementierung von 1000 mg Kalzium und 400 I.U. Vitamin D_3 (◘ Abb. 5.3).

Der primäre Studienendpunkt war die prozentuale Änderung der Knochenmineraldichte an der LWS innerhalb von 12 Monaten. Hier ergab sich unter Denosumab eine dosisabhängige Zunahme von +3,0–6,7%, unter Alendronat von +4,6% sowie unter Placebo eine Abnahme von –0,8% [7]. Eine Suppression des Knochenumbaus konnte innerhalb von 3 Tagen nach der Denosumab-Applikation durch eine signifikanten Senkung des Abbaumarkers CTx im Serum gezeigt werden. Bei höheren Dosierungen von Denosumab konnte dabei eine größere Abnahme beobachtet werden, was eine Dosisabhängigkeit belegt [7]. Die BSAP-Spiegel im Serum verbleiben bei allen Denosumab-Gruppen ungefähr 2 Wochen auf dem Ausgangswert, bevor eine dosisabhängige Abnahme beginnt [7].

Nach einer initialen 24-monatigen Beobachtungsphase wurde die Studie in einer nächsten Phase um weitere 24 Monate verlängert. Im Konzept der Studie wurde dabei Behandlungsgruppen und Therapiepausen sowie im vierten Jahr eine Wiederaufnahme der Therapie mit Denosumab durchgeführt:

- Alle Patientinnen, die vorher Dosierungen von 6, 14, 60 oder 100 mg Denosumab erhalten hatten, bekamen nun 60 mg Denosumab s.c. alle 6 Monate.
- Patientinnen mit einer vorherigen Dosierung von 210 mg Denosumab erhielten nun für 2 Jahre Placebo (Therapiepause).
- Patientinnen mit einer vorherigen Dosierung von 30 mg Denosumab erhielten für 1 Jahr Placebo, dann ein Jahr 60 mg Denosumab alle 6 Monate (Therapieunterbrechung und -wiederaufnahme) (◘ Abb. 5.4) [6], [7], [8].

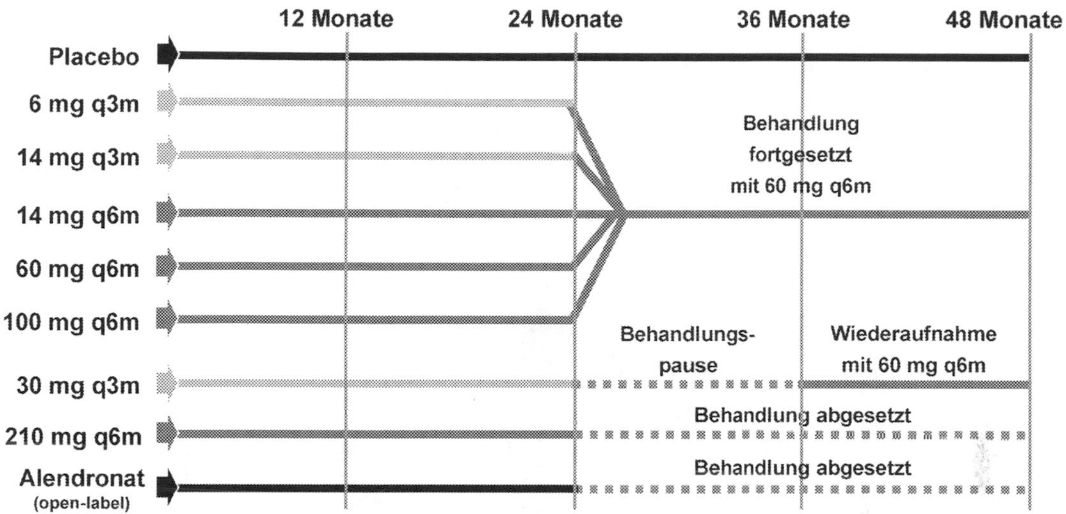

Abb. 5.3. Studiendesign der Phase-II-Studie mit Dosisänderung nach 24 Monaten. die Denosumab-Gruppen 6 bzw. 14 mg q3m und 14, 60 bzw. 100 mg q6m erhielten von Monat 24–48 jeweils 60 mg q6m. Die Denosumab-Gruppe 210 mg q6m setzte die Therapie nach 24 Monaten ab. Die Denosumab-Gruppe 30 mg q3m setzte die Therapie von Monat 24–36 aus und wurde von Monat 36–48 mit Denosumab 60 mg q6m behandelt; *q3m* Applikation alle 3 Monate, *q6m* Applikation alle 6 Monate, *qw* wöchentliche Applikation. (Mod. nach Miller et al. 2008)

Ergebnisse

Nach 48 Monaten ergab sich bei den Gruppen unter kontinuierlicher Behandlung mit Denosumab eine dosisabhängige Zunahme der Knochenmineraldichte an der LWS von +9,4–11,8% sowie unter Placebo eine Abnahme von -2,4% [8]. Es erfolgte ebenfalls eine entsprechende signifikante Zunahme der Knochendichte an der Hüfte (+4,0–6,1%) sowie dem distalen Radius (+1,0–1,7%) [8].

Die kontinuierliche Therapie mit Denosumab führte laborchemisch zu einer gleichmäßig anhaltenden Senkung der Knochenumbaumarker über die gesamten 48 Monate.

Das Absetzen der Denosumab-Therapie (30-mg- und 210-mg-Behandlungsgruppen) war assoziiert mit einer Rückkehr der Werte für die Knochendichte sowie die Knochenumbaumarker auf das Ausgangsniveau vor Behandlungsbeginn innerhalb von 12 Monaten nach der letzten Injektion [8].

Eine Wiederaufnahme der Denosumab-Therapie (die 30-mg-Behandlungsgruppe wurde nach einem Jahr Therapiepause für 1 Jahr mit Denosumab 60 mg alle 6 Monate behandelt) führte zu einem Wiederanstieg der Knochenmineraldichte an der LWS und Hüfte (gesamt), der vergleichbar war zu den Gruppen mit kontinuierlicher Denosumab-Behandlung (nach 48 Monaten +9,0% an der LWS und +3,9% an der Hüfte (gesamt) gegenüber »baseline«) [8]. Analog verhalten sich die Knochenumbaumarker, die bei Wiederaufnahme der Denosumab-Therapie vergleichbar stark abnehmen wie bei kontinuierlicher Therapie [8]. Insgesamt zeigte sich in diesen klinischen Studien der Phase II über insgesamt 48 Monate sowie in einer weiteren Studie der Phase III an postmenopausalen Frauen über 24 Monate unter Denosumab gegenüber Placebo eine signifikante Erhöhung der Knochendichte an LWS, Hüfte und distalem Radius sowie eine signifikante Senkung der Knochenabbaumarker. Knochendichte und Knochenumbaumarker kehrten nach Absetzen der Therapie auf Ausgangswerte zurück, eine Toleranzentwicklung bei Wiederaufnahme der Therapie konnte nicht beobachtet werden [2], [6], [7], [8].

Nebenwirkungen

Nebenwirkungen waren mit wenigen Ausnahmen ähnlich häufig in allen Studienteilen in den Denosumab-, Alendronat- und Placebo-Gruppen [6], [7], [8]. Im ersten Studienjahr war Dyspepsie häufiger in der Alendronat-Gruppe als unter Placebo [7]. In den ersten beiden Studienjahren waren Hochdruck und Harnweginfektionen häufiger unter Denosumab als unter Placebo zu verzeichnen, Dyspepsie und Osteoarthritis waren dagegen häufiger unter Alendronat als unter Denosumab [6]. Die Inzidenz schwerer Nebenwirkungen und maligner Neubildungen war vergleichbar zwischen den Behandlungsgruppen. Es traten keine Fälle symptomatischer Hypokalzämie auf [6], [7], [8].

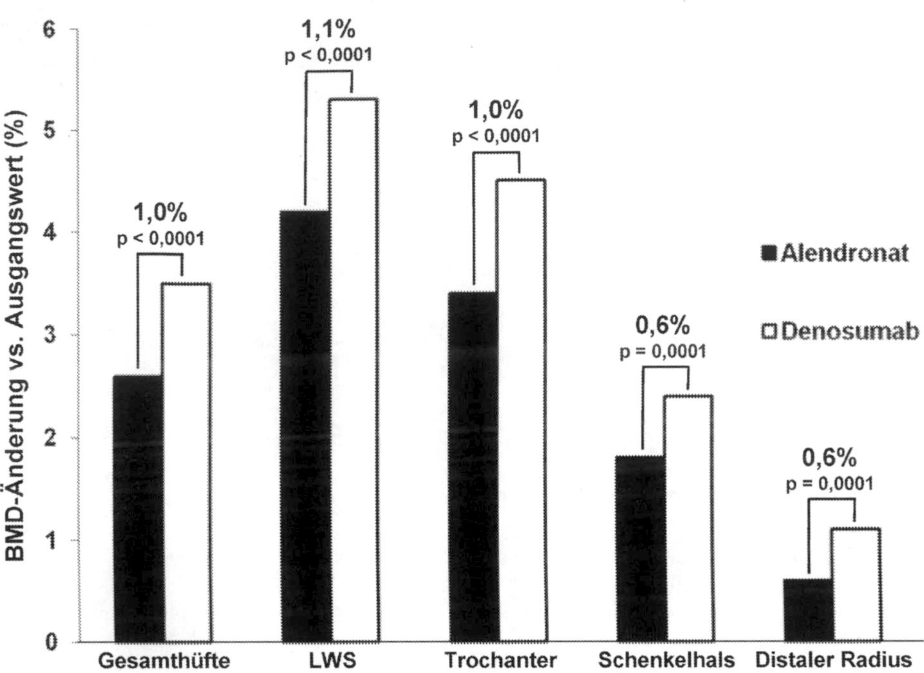

Abb. 5.4. Prozentuale Änderung der Knochendichte an allen gemessenen Skelettlokalisationen nach 12 Monaten. (Mod. nach Brown et al. 2009)

5.2.3 Phase-III-Studien

DECIDE

In der DECIDE-Studie (»Determining Efficacy: Comparison of Initiating Denosumab« vs. Alendronate) [3], einer multizentrischen, doppelblinden Phase-III-Studie wurde die Wirksamkeit und Sicherheit von Denosumab und Alendronat bei postmenopausalen Frauen mit niedriger Knochendichte verglichen. Es wurden 1189 postmenopausale Frauen mit einem T-Score ≤-2,0 an der LWS oder Hüfte (gesamt) im Verhältnis 1:1 randomisiert und erhielten subkutane Injektionen Denosumab (60 mg alle 6 Monate q6m) plus orales Placebo 1-mal wöchentlich (n=594) oder Alendronat 1-mal wöchentlich 70 mg p.o. plus subkutane Placeboinjektionen q6m (n=595). Die Ausgangsparameter der beiden Behandlungsgruppen nach Randomisierung waren vergleichbar.

Primäre Studienendpunkte waren die Änderungen der Knochenmineraldichte an der Hüfte (gesamt), am Oberschenkelhals, am Trochanter, an der LWS sowie am distalen Radius im Verlauf nach 6 und 12 Monaten. Bestimmung der Knochenumbaumarker erfolgten regelmäßig nach1, 3, 6, 9 und 12 Monaten. Die Sicherheit wurde durch die Aufnahme von Nebenwirkungen und Laborwerten evaluiert.

Ergebnisse

Die Anwendung von Denosumab führte zu einer signifikant höheren Zunahme der Knochenmineraldichte an der Hüfte (gesamt) als primärem Endpunkt nach 12 Monaten verglichen mit Alendronat (3,5% vs. 2,6%; p <0,0001). Auch an allen anderen gemessenen Lokalisationen wurde eine höhere Zunahme der Knochenmineraldichte unter Denosumab beobachtet (Unterschiede nach 12 Monaten: Oberschenkelhals um 0,6%; Trochanter um 1,0%; LWS um 1,1%; distaler Radius um 0,6%; p≤0,0002 an allen gemessenen Stellen) (Abb. 5.4). Unter Denosumab kam es zu einer signifikant stärkeren Reduktion der Knochenumbaumarker verglichen mit Alendronat. Insgesamt waren Nebenwirkungen und Laborwerte vergleichbar für Patientinnen unter Denosumab- und Alendronat-Therapie. Eine mögliche Senkung der Inzidenz von Frakturen ließ sich aufgrund der Fallzahl nicht statistisch auswerten.

STAND

In der STAND-Studie (»Study of Transitioning from Alendronate to Denosumab«) [5], einer multizentrischen, doppelblinden Phase-III-Studie wurde die Wirksamkeit und Sicherheit von Denosumab und Alendronat bei postmenopausalen Frauen verglichen, die bereits mit Alendronat (Original oder Generikum) mindestens 6 Monate vor Studienbeginn vorbehandelt worden waren. Es wurden 504 postmenopausale Frauen mit einem Alter von ≥55 Jahren und einem T-Score zwischen ≤-2,0 und ≥-4,0 an der LWS oder Hüfte (gesamt) im Verhältnis 1:1 randomisiert und erhielten subkutane Injektionen Denosumab (60 mg alle 6 Monate q6m) plus orales Placebo 1-mal wöchentlich (n=253) oder weiterhin Alendronat 1-mal wöchentlich

70 mg p.o. plus subkutane Placeboinjektionen q6m (n=251). Die Ausgangsparameter der beiden Behandlungsgruppen nach Randomisierung waren vergleichbar.

Die primären Endpunkte waren auch hier die Änderungen der Knochenmineraldichte an der Hüfte (gesamt), am Oberschenkelhals, am Trochanter, an der LWS sowie am distalen Radius nach 6 und 12 Monaten. Knochenumbaumarker im Serum wurden nach den Monaten 1, 3, 6, 9 und 12 bestimmt. Die Sicherheit wurde durch die Aufnahme von Nebenwirkungen und Laborwerten evaluiert.

Ergebnisse

Die Applikation von Denosumab führte zu einer signifikant höheren Zunahme der Knochenmineraldichte an der Hüfte (gesamt) als primärem Endpunkt nach 12 Monaten verglichen mit Alendronat (1,9% vs. 1,1%; p<0,0001). Auch an allen anderen gemessenen Lokalisationen wurde eine höhere Zunahme der Knochenmineraldichte unter Denosumab beobachtet (Unterschiede nach 12 Monaten: Oberschenkelhals um 1,0%; Trochanter um 1,1%; LWS um 1,2%; distaler Radius um 0,7%; p≤0,0121 an allen gemessenen Stellen). Des weiteren kam es zu einer signifikanten Reduktion der Knochenumbaumarker unter Denosumab verglichen mit Alendronat. Nebenwirkungen und Laborwerte waren vergleichbar für Patientinnen unter Denosumab- und Alendronat-Therapie. Die Größe der Studiengruppen war nicht ausreichend für eine vergleichende Analyse der Frakturratensenkungen.

Die Zunahme der Knochenmineraldichte am Radius unter Denosumab-Therapie lässt darauf schließen, dass Denosumab auch einen positiven Effekt auf die Knochenmineraldicht im Bereich der Kortikalis haben könnte. Dies konnte durch die Untersuchung der volumetrischen Knochendichte per QCT sowie durch Daten der Hüftstrukturanalyse innerhalb einer kleineren Phase-III-Studie gestützt werden [2].

FREEDOM

In der FREEDOM-Studie (»Fracture Reduction Evaluation of Denosumab in Osteoporosis Every 6 Months«) [4], einer multizentrischen, doppelblinden, Placebo-kontrollierten Phase-III-Frakturstudie wurde die Wirksamkeit und Sicherheit von Denosumab bei postmenopausalen Frauen mit einem Alter zwischen 60 und 90 Jahren untersucht. Es wurden 7868 postmenopausale Frauen mit einem T-Score zwischen ≤-2,5 und ≥-4,0 an der LWS oder Hüfte (gesamt) im Verhältnis 1:1 randomisiert und erhielten subkutane Injektionen Denosumab (60 mg alle 6 Monate q6m) für 36 Monate oder Placebo. Die Ausgangsparameter der beiden Behandlungsgruppen nach Randomisierung waren vergleichbar.

Alle Frauen erhielten eine tägliche Supplementierung von mindestens 1000 mg Kalzium. Patientinnen mit einem Serumspiegel an 25-Hydroxyvitamin-D unter 12 ng/ml wurden von der Studie ausgeschlossen; Patientinnen mit einem Serumspiegel zwischen 12 und 20 ng/ml erhielten mindestens 800 I.U. Vitamin D_3 täglich, und diejenigen mit einem Serumspiegel über 20 ng/ml erhielten mindestens 400 I.U. Vitamin D_3 täglich.

Primärer Endpunkt waren neu aufgetretene vertebrale Frakturen. Sekundäre Endpunkte waren neu aufgetretene nichtvertebrale und Hüftfrakturen. Weiterhin wurden auch die Änderungen der Knochenmineraldichte und der Knochenumbaumarker untersucht. Die Sicherheit wurde durch Diagnostik von Nebenwirkungen und Messung von Laborparametern evaluiert.

Ergebnisse

Im Vergleich zu Placebo reduzierte Denosumab das relative Risiko für neue radiologisch gesicherte vertebrale Frakturen nach 36 Monaten um 68% (kumulative Inzidenz von 2,3% in der Denosumab-Gruppe versus 7,2% in der Placebo Gruppe), für nichtvertebrale Frakturen um 20% (kumulative Inzidenz von 6,5% in der Denosumab-Gruppe vs. 8,0% in der Placebo-Gruppe) sowie für Hüftfrakturen um 40% (p=0,036; kumulative Inzidenz von 0,7% in der Denosumab-Gruppe vs. 1,2% in der Placebo-Gruppe) (◘ Abb. 5.5).

Die Risikoreduktion für neue vertebrale Frakturen war bereits nach einem Jahr signifikant und damit vergleichbar innerhalb jedes Jahres im Verlauf (◘ Abb. 5.6).

Insgesamt waren Nebenwirkungen und Kontrolllaborwerte der Patientinnen unter Denosumab und Placebo vergleichbar. Es zeigte sich kein erhöhtes Risiko für Tumoren, Infektionen, kardiovaskuläre Erkrankungen, verzögerte Frakturheilung oder Hypokalzämie. Es zeigten sich weiterhin keine Fälle von Osteonekrosen im Kieferbereich oder Akutreaktionen auf die Injektion von Denosumab.

5.2.4 Denosumab in der Behandlung der postmenopausalen Osteoporose

Die aktualisierten S3-Leitlinien des Dachverbandes Osteologie (DVO) zur Diagnostik und Therapie der Osteoporose [10] beinhalten ein erweitertes Spektrum an therapeutischen Optionen an A-klassifizierten Medikamenten. Zur Behandlung der postmenopausalen Osteoporose stehen die Bisphosphonate Alendronat, Ibandronat, Risedronat und Zoledronat sowie Raloxifen (SERM) als antiresorptive Substanzen, mit einem dualen Wirkmechanismus Strontiumranelat und als osteoanabole Substanzen Teriparatid (Parathormon 1-34) und Parathormon (1-84) zur Verfügung. Weiterhin sind Östradiol und das synthetische Steroidhormon Tibolon zur Behandlung von klimakterischen Beschwerden in der Kombination mit der Osteoporoseprophylaxe erwähnt [10]. Vergleicht man die vorliegende

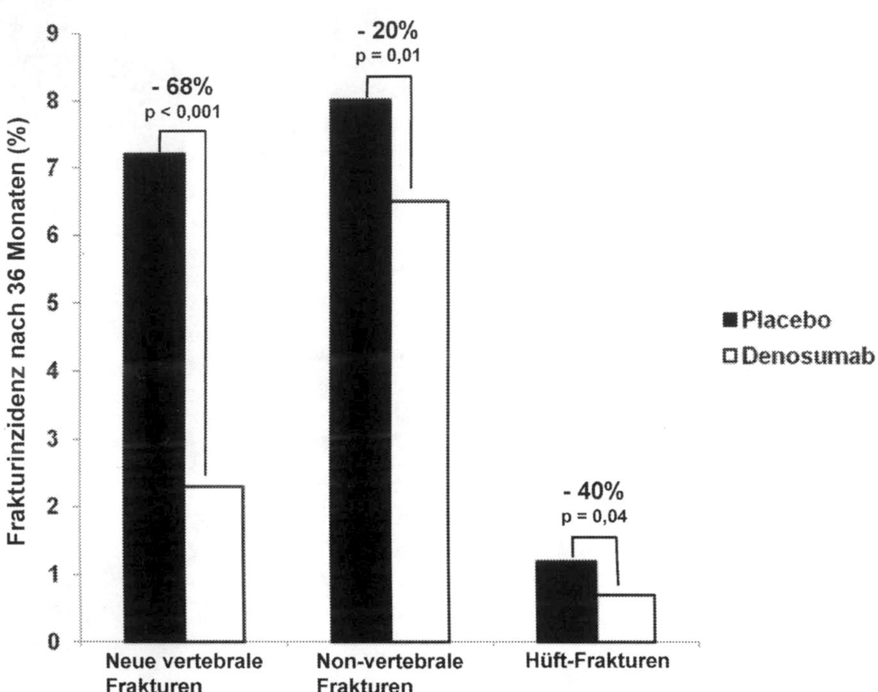

Abb. 5.5. Reduktion der Frakturinzidenz unter Denosumab vertebral, nonvertebral und an der Hüfte. (Mod. nach Cummings et al. 2009)

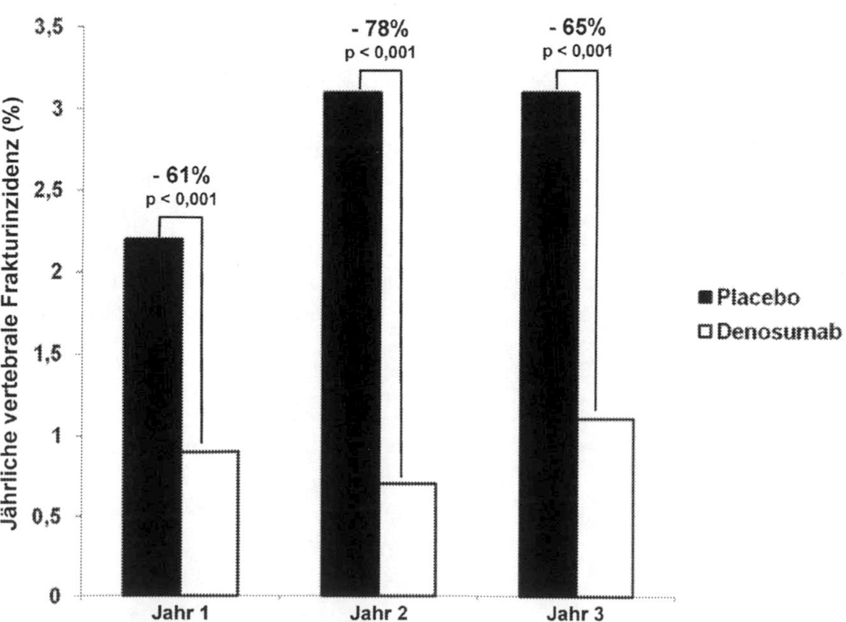

Abb. 5.6. Effekt von Denosumab auf neue vertebrale Frakturen – jährliche Analyse. (Mod. nach Cummings et al. 2009)

Studienlage der A-klassifizierten Medikamente zum Zeitpunkt der Aktualisierung der DVO-Leitlinien mit der Studienlage von Denosumab hinsichtlich der Wirksamkeit zur Risikoreduktion von osteoporotisch bedingten Frakturen, so lässt sich Denosumab als ähnlich potente Substanz im Kontext dieser Medikamente sehen. Möglicherweise könnte Denosumab in einer noch zu erfolgenden Bewertung durch die Kommission der DVO-Leitlinien in einer weiteren Aktualisierung den Status eines A-klassifizierten Medikamentes hinsichtlich der Verminderung von Wirbelkörperfrakturen sowie von nonvertebralen Frakturen erhalten.

Die Entdeckung des RANK-/RANKL-/OPG-Signalwegs ist ein entscheidendes »Puzzlestück« im Verständnis des »großen Puzzles« Knochenstoffwechsel. Die vorliegenden Studienergebnisse zeigen, dass die gezielte Beeinflussung dieses Signalweges durch Denosumab ein neuer Ansatz zur Behandlung des Knochenmasseverlustes und damit zur Frakturrisikoreduktion sein könnte. Denosumab verringert das Risiko der klinisch relevanten Frakturen und hat durch den Modus der halbjährlichen subkutanen Injektion ein hohes Potenzial der Therapietreue. Hierzu ist eine Studie an 8822 Osteoporosepatientinnen unter Bisphosphonat-Medikation zu sehen, in der eine Compliance der Einnahme der Medikation (ermittelt über die »Medication Possession Ratio«) von weniger als 80% zu einer Zunahme des Frakturrisikos um 45% führt, im Vergleich zu einer Einnahmetreue von >80%. Patientinnen mit einer Einnahmetreue <50% hatten in dieser Studie keinen Frakturschutz [9]. Die Entwicklung von Therapieoptionen in der Behandlung der Osteoporose mit einem hohen Potenzial an Einnahmetreue durch die Patienten ist deshalb ein Schwerpunkt der jüngeren Forschung.

Denosumab befindet sich derzeit (Stand: 01/2010) im europäischen Zulassungsverfahren der europäischen Zulassungsbehörde (»European Medicines Agency«, EMEA) für die Behandlung der postmenopausalen Osteoporose.

Literatur

[1] Bekker PJ et al. (2004) A Single-Dose Placebo-Controlled Study of AMG 162, a Fully Human Monoclonal Antibody to RANKL, in Postmenopausal Women. J Bone Miner Res 19: 1059–1066

[2] Bone HG et al. (2008) Effects of Denosumab on Bone Mineral Density and Bone Turnover in Postmenopausal Women. J Clin Endocrin Metab 93: 2149–2157

[3] Brown JP et al. (2009) Comparison of the Effect of Denosumab and Alendronate on BMD and Biochemical Markers of Bone Turnover in Postmenopausal Women With Low Bone Mass: A Randomized, Blinded, Phase 3 Trial. J Bone Miner Res 24: 153–161

[4] Cummings SR et al. (2009) Denosumab for Prevention of Fractures in Postmenopausal Women with Osteoporosis. N Engl J Med 361: 756–765

[5] Kendler DL et al. (2009) Effects of Denosumab on Bone Mineral Density and Bone Turnover in Postmenopausal Women Transitioning from Alendronate Therapy. J Bone Miner Res epub, doi: 10.1359/jbmr.090716

[6] Lewiecki EM et al. (2007) Two-Year Treatment With Denosumab (AMG 162) in a Randomized Phase 2 Study of Postmenopausal Women With Low BMD. J Bone Miner Res;22:1832–1841

[7] McClung MR et al. (2006) Denosumab in Postmenopausal Women with Low Bone Mineral Density. New Engl J Med 354: 821–831

[8] Miller PD et al. (2008) Effect of denosumab on bone density and turnover in postmenopausal women with low bone mass after long-term continued, discontinued, and restarting of therapy: A randomized blinded phase 2 clinical trial. Bone 43: 222–229

[9] Penning-can Beest FJA et al. (2008) Loss of treatment benefit due to low compliance with bisphosphonate therapy. Osteoporos Int 19: 511–517

[10] S3-Leitlinien des Dachverbandes Osteologie (DVO) zur Diagnostik und Therapie der Osteoporose (2009) http://www.dv-osteologie.org/dvo_leitlinien/dvo-leitlinie-2009. Gesehen Jan. 2010

5.3 RANK-Ligand-Hemmung bei tumortherapieinduzierter Osteoporose und ossärer Metastasierung – therapeutische Aspekte

5.3.1 Diagnostik und therapeutische Optionen bei aromatasehemmer-induzierter Osteoporose

P. Hadji

Mammakarzinom und Osteoporose gehören zu den häufigsten Erkrankungen der Frau und haben einen entscheidenden Einfluss auf Lebensqualität und Lebenserwartung. Von der multifaktoriell bedingten Erkrankung Osteoporose sind zurzeit in Deutschland ca. 7,8 Mio. Menschen betroffen [27], für das Mammakarzinom ist derzeit mit ca. 55.000 Neuerkrankungen sowie ca. 20.000 Todesfällen pro Jahr zu rechnen. Neben vielen anderen Risikofaktoren spielen bei beiden Erkrankungen gewebsspezifische Wirkungen der Östrogene eine entscheidende Rolle. Sie wirken nicht nur auf das Brustdrüsengewebe, sondern üben auch einen entscheidenden Einfluss auf die Regulation des Knochenstoffwechsels aus. Hierbei stehen direkte rezeptorvermittelte Wirkungen auf Osteoblasten und Osteoklasten sowie indirekte Wirkungen über die Produktion von Zytokinen und weiteren Mediatoren, wie z. B. »Insulin-like-growth-factor-1« (IGF-1), Interleukin-1 und -6 (IL-1, IL-6), »Transforming-growth-factor-β« (TGF-ß), Leptin, Neuropeptid Y (NPY) sowie »Tumor-nekrose-factor« (TNF) im Vordergrund. Aufgrund der wichtigen Rolle von Östrogenen bei der Pathogenese des Mammakarzinoms und der Osteoporose besteht somit ein enger Zusammenhang zwischen beiden Erkrankungen.

Einfluss endogener Östrogene auf die Knochendichte und das Frakturrisiko

Der physiologische, postmenopausale Östrogenmangel ist ein vom fortschreitenden Lebensalter unabhängiger entscheidender Risikofaktor für die Entwicklung einer Osteoporose. Hierdurch kommt es zu einem individuell sehr unterschiedlich ausgeprägten, diskontinuierlichen und verstärkten Knochenmasseverlust, der in den ersten 10–15 Jahren nach der Menopause besonders stark ausgeprägt ist. Postmenopausal wird ein Mineralsalzverlust um 1–2% pro Jahr als physiologisch angesehenen. Bei einem Teil der Frauen kommt es jedoch zu einem erheblich größeren, diskontinuierlichen Knochenmasseverlust von bis zu 5% pro Jahr. In Bezug auf postmenopausale endogene Serumöstrogenspiegel zeigen die Ergebnisse einer großen, prospektiven Kohortenstudie (Study of Osteoporotic Fractures, SOF 2009 [38]), dass Frauen mit einer Ausgangskonzentration des Östradiolspiegels zwischen 5 und 25 pg/ml im Vergleich zu denjenigen mit einem Östradiolspiegel <5 pg/ml eine um 4,9%, 9,6%, 7,3% und 6,8% höhere Knochendichte am Schenkelhals, am Calcaneus, am proximalen Radius sowie an der Wirbelsäule aufwiesen [13]. In Bezug auf die Frakturinzidenz konnten Fallkontrollstudien zeigen, dass ein inverses Verhältnis zwischen der Höhe des endogenen Östrogenserumspiegel und der Inzidenz von vertebralen sowie Hüftfrakturen besteht. In einer weiteren Auswertung der SOF-Studie wurden diesbezüglich die Ausgangskonzentrationen des endogenen Östradiolserumspiegels von Frauen, die im Verlauf der Studie an Wirbelkörper- oder Schenkelhalsfrakturen erkrankten, mit den Serumkonzentrationen einer adjustierten Kontrollgruppe verglichen. Frauen mit einem Östradiolspiegel von 5 bis >9 pg/ml hatten im Vergleich zu Frauen mit einem Östradiolspiegel von <5 pg/ml ein um 50–70% signifikant niedrigeres relatives Risiko (RR) für Hüft- und Wirbelkörperfrakturen (◘ Abb. 5.7; [13]).

Die Auswirkungen einer Aromatasehemmer-Therapie auf den Knochenstoffwechsel

Im Rahmen der adjuvanten Therapie des hormonsensitiven Mammakarzinoms bei postmenopausalen Frauen führt eine hormonablative Therapie mit Aromatasehemmern (AI) zu einer signifikanten Zunahme der Abbaumarker des Knochenstoffwechsels [10], [28] sowie zu einer signifikanten Abnahme der Knochendichte bereits nach einem Jahr [10]. Dies ist pathophysiologisch durch die AI bedingte Senkung der endogenen Östradiolspiegel auf Werte deutlich unter 5 pg/ml erklärbar. Die Relevanz der relativ hohen Verlustrate der Knochenmineraldichte nach bereits 1 Jahr wird in den veröffentlichten Frakturdaten deutlich. So lag die klinische Frakturinzidenz in einer 5-jährigen Studie zur adjuvanten Brustkrebstherapie bei Frauen unter Anastrozol bei 11%, d. h. etwa jede 10. Frau erlitt unter einer 5-jährigen Anastrozoltherapie eine Fraktur [30]. Diese Frakturinzidenz liegt um mehr als das doppelte höher als in einem altersentsprechendem Vergleichskollektiv ohne eine entsprechende Erkrankung bzw. Behandlung. Auch für eine Letrozol-Therapie bei Frauen mit Brustkrebs konnte sich eine entsprechende signifikante Abnahme der Knochendichte sowie eine erhöhte Frakturrate nachgewiesen werden [18], [22], [34], [39]. Die negativen Effekte einer adjuvanten Brustkrebstherapie mit dem steroidalen AI Exemestan auf den Knochenstoffwechsel waren in präklinischen Studien – sowie in Bezug auf die Veränderungen des Knochenstoffwechsels und der Knochendicht in klinischen Studien – weniger stark ausgeprägt [6], [9], [16], [18], [25], [26], [32], [33]. Hierbei zeigte sich in der finalen Auswertung der TEAM-Studie, die den adjuvanten Einsatz von Exemestan vs. Tamoxifen/Exemestan untersuchte, ein insgesamt geringerer, jedoch trotzdem signifikant erhöhter Frakturunterschied unter Exemestan [31]. Die Auswirkungen der AI auf das Frakturrisiko sind in ◘ Abb. 5.8 dargestellt.

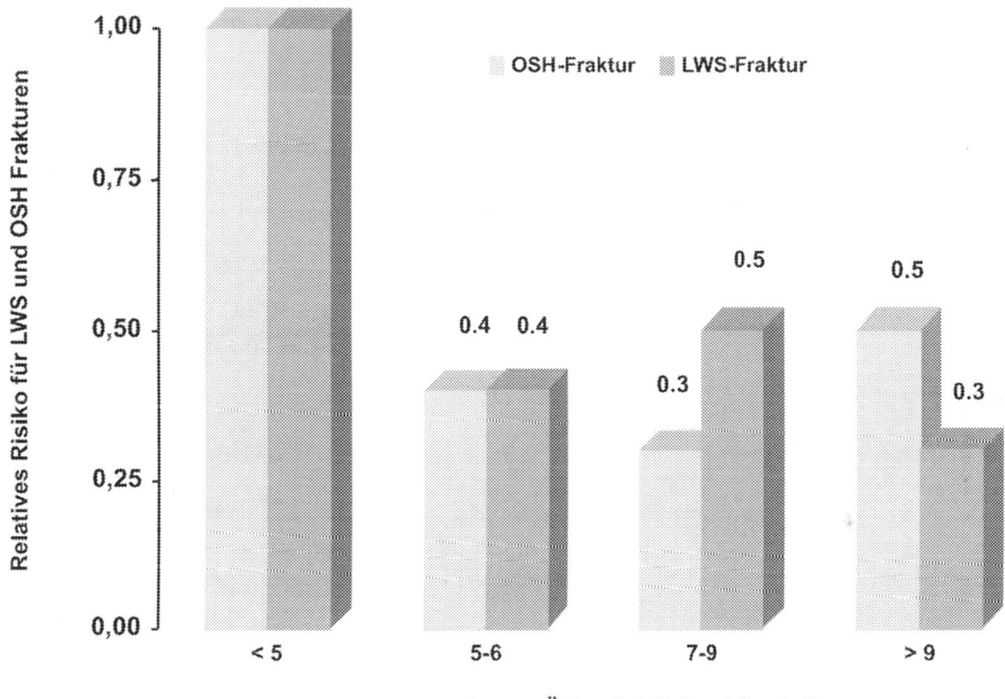

Abb. 5.7. Einfluss des postmenopausalen, endogenen Serum Östradiolspiegels auf das altersadjustierte Risiko für LWS und das Oberschenkelhals-(OSH-)Frakturrisiko bei postmenopausalen Frauen. Ergebnisse der SOF-Studie [13]

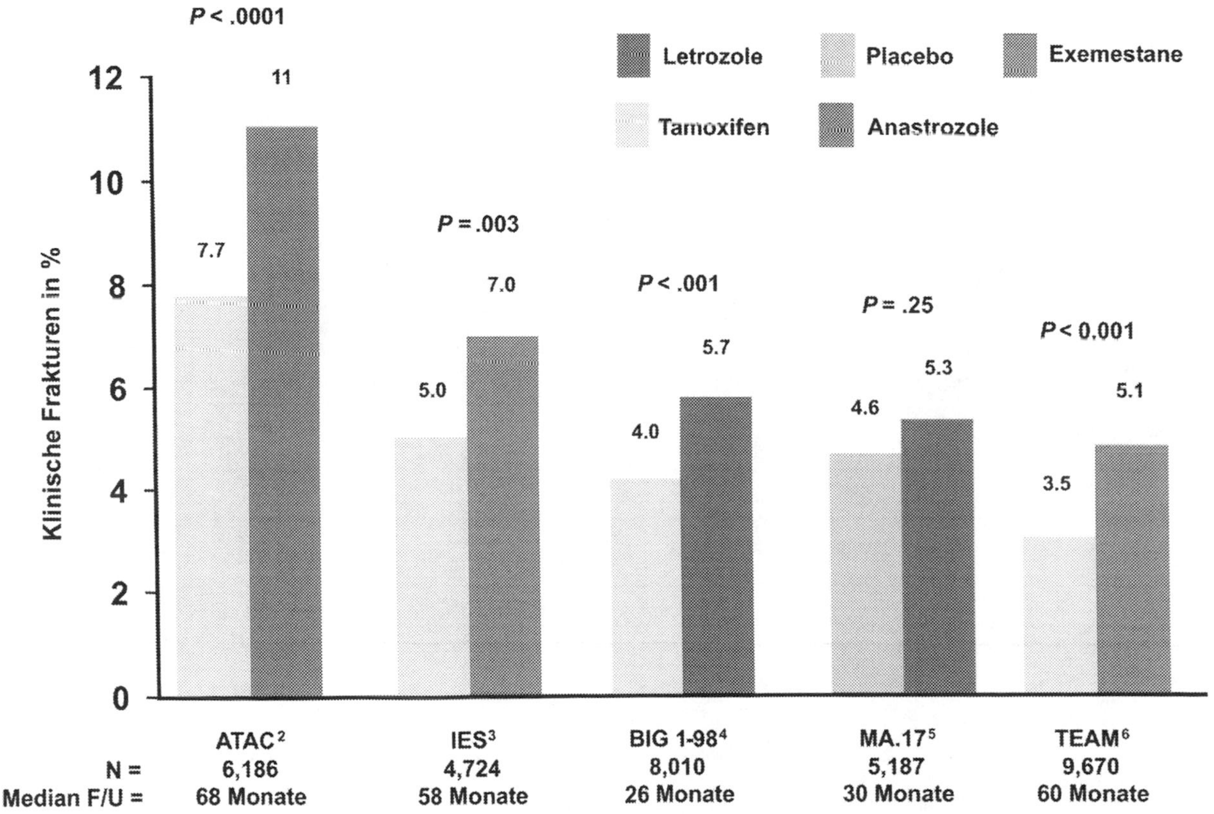

P < .0001
11
7.7
P = .003
7.0
5.0
P < .001
5.7
4.0
P = .25
5.3
4.6
P < 0.001
5.1
3.5
Letrozole
Placebo
Exemestane
Tamoxifen
Anastrozole
Klinische Frakturen in %
12
10
8
6
4
2
0

	ATAC[2]	IES[3]	BIG 1-98[4]	MA.17[5]	TEAM[6]
N =	6,186	4,724	8,010	5,187	9,670
Median F/U =	68 Monate	58 Monate	26 Monate	30 Monate	60 Monate

Abb. 5.8. Auswirkungen der hormonablativen Therapie mit AI auf das Frakturrisiko bei postmenopausalen Frauen; [2] [29]; [3] [7]; [4] [4], [5]; [5] [20]; [6] [35]

Diese negativen Auswirkungen einer adjuvanten AI-Therapie beim hormonsensitiven Mammakarzinom machen insbesondere angesichts einer notwendigen Dauertherapie mit diesen Substanzen über mindestens 5 Jahre und darüber hinaus, eine frühzeitige osteoprotektive Begleittherapie erforderlich.

Stellenwert der Bisphosphonate in der adjuvanten Brustkrebstherapie

Die Wirksamkeit von Bisphosphonaten zur Senkung des Frakturrisikos ist für die postmenopausale Osteoporose hinreichend belegt. Daher lag es nahe, auch im Rahmen der adjuvanten Brustkrebstherapie Bisphosphonate im Hinblick auf ihren osteoprotektiven Effekt zu überprüfen.

Für orale Bisphosphonate gilt die Datenlage derzeit allerdings als nicht ausreichend, um sie für diese Indikation zu empfehlen. Die aussagekräftigsten Daten liegen zu Zoledronat vor. In 4 kontrollierten Studien bei insgesamt über 4000 prä- und postmenopausalen Frauen mit Brustkrebs im Frühstadium wurde belegt, dass eine Therapie mit Zoledronat 4 mg i.v. alle 6 Monate den AI-induzierten Verlust an Knochenmasse verhindern können (◘ Abb. 5.9; [15], [36], [37]). Zoledronat wurde in den Studien gut vertragen [1], [3], [22]. Reaktionen an der Injektionsstelle und grippeähnliche Beschwerden waren die häufigsten transienten Nebenwirkungen. Bei einer der insgesamt 2195 Patientinnen wurde eine Kieferosteonekrose (ONJ) durch die ONJ-Consensus-Gruppe bestätigt. Bei 3 Patienten trat im Zusammenhang mit der Zoledronat-Therapie eine Verschlechterung der Nierenfunktion auf.

Stellenwert der RANKL-Inhibition bei der Therapie der AI-induzierten Osteoporose postmenopausaler Frauen

Ebenso wie in der Pathogenese der postmenopausalen Osteoporose ist auch unter AI-Therapie aufgrund der Senkung der Östrogenspiegel die RANKL (»receptor activator of nuclear factor-κB ligand«)-Sekretion der Osteoblasten erhöht sowie deren Osteoprotegerin-(OPG-)Expression erniedrigt. Der erhöhte RANKL/OPG-Quotient führt in beiden Situationen zu einer erhöhten Osteoklastenaktivität und damit zu einer verminderten Knochenmasse. Dies ließ vermuten, dass eine Hemmung von RANKL auch bei AI-induzierter Osteoporose eine therapeutische Option dar-

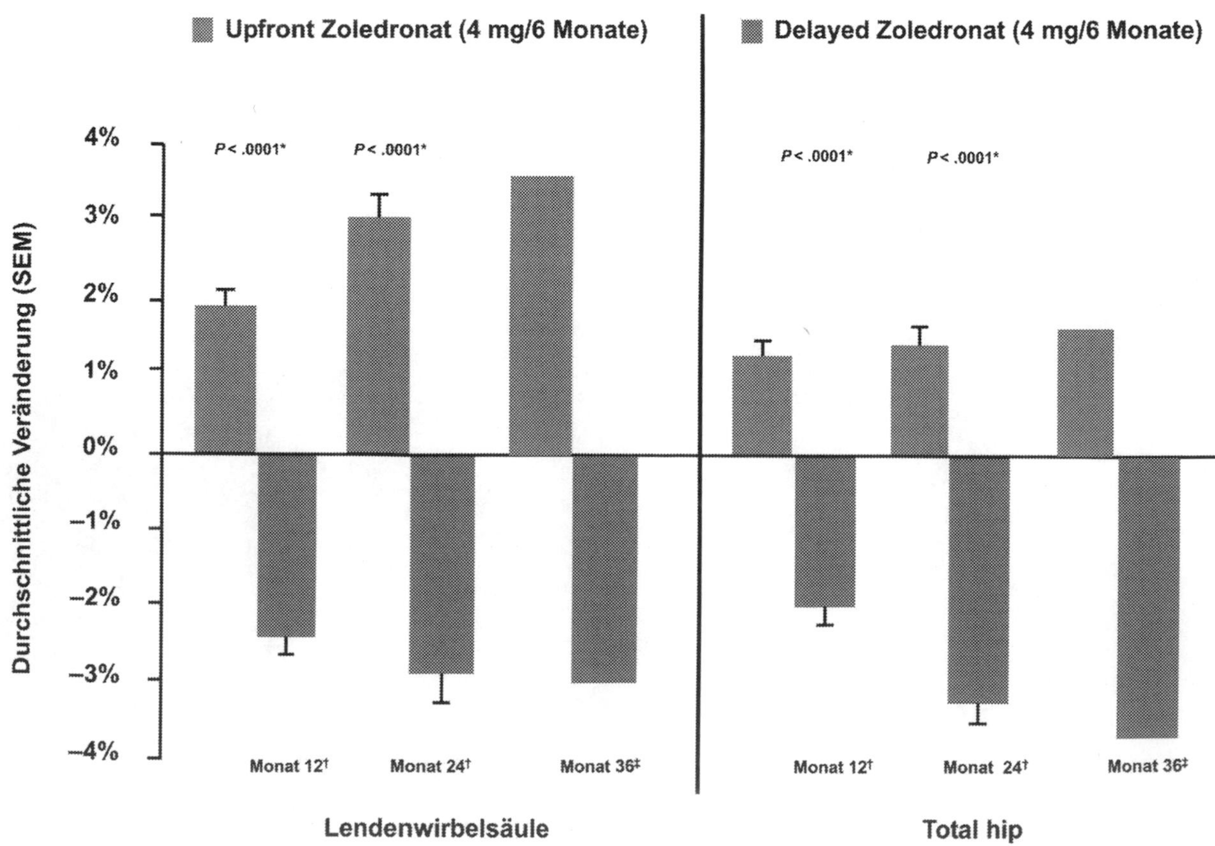

◘ **Abb. 5.9.** Einfluss von Letrozol bzw. Letrozol + Zoledronat (4 mg alle 6 Monate) auf die Knochendichte an der LWS und am Oberschenkel. Ergebnisse der Z-Fast-Studie

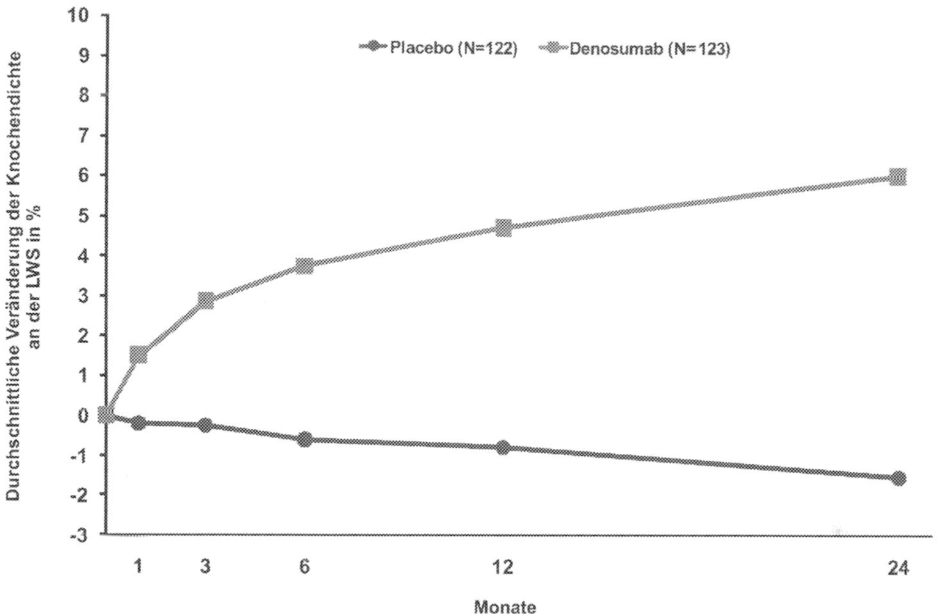

Abb. 5.10. Einfluss von Denosumab und Placebo über 24 Monate auf die Knochendichte an der LWS bei postmenopausalen Frauen unter einer endokrinen Therapie mit einem AI. (Mod. nach Ellis et al. 2008)

stellen könnte. In einer von Ellis et al. publizierten Studie [11] konnte bei 252 postmenopausalen Mammakarzinompatientinnen unter AI-Therapie durch eine Therapie mit Denosumab, einem vollhumanen monoklonalen Antikörper gegen RANKL, ein Knochendichteanstieg nach 12 und 24 Monaten von 5,5% bzw. 7,6% erzielt werden (Abb. 5.10; [11]). Dies ist entsprechend dem spezifischen Wirkmechanismus von Denosumab auf eine unmittelbar einsetzende und über den Beobachtungszeitraum anhaltende massive Suppression der Osteoklastenaktivität zurückzuführen.

Bei postmenopausalen Frauen mit Osteoporose ist unter Denosumab auch eine Senkung des Risikos für alle klinisch relevanten Frakturen (vertebrale Frakturen, nonvertebrale Frakturen, Hüftfrakturen) gezeigt worden. Somit scheint mit Denosumab eine wirkungsvolle Alternative zu Bisphosphonaten zur Prävention und Therapie der AI-induzierten Osteoporose zu existieren.

Empfehlungen zur Prävention und Therapie des AI-induzierten Knochenverlustes

Da unter einer adjuvanten AI-Therapie des Mammakarzinoms mit einer erhöhten Inzidenz von Osteoporose und Frakturen gerechnet werden muss, sollten **vor** AI-Therapieeinleitung eine Knochendichtemessung und eine osteoporosespezifische Anamneseerhebung erfolgen [21], [23].

Alle Patientinnen sollten entsprechend den Empfehlungen einer internationalen onkologischen Konsensusleitlinie, der Arbeitsgemeinschaft gynäkologische Onkologie (AGO) »Komission Mamma« sowie des Dachverbandes Osteologie (DVO) eine Kalzium- und Vitamin D-Substitution erhalten [8], [12], [24].

Liegen keine Frakturrisikofaktoren vor, sind keine weiteren Maßnahmen notwendig. Risikostatus und Knochendichte sollten bei diesen Patientinnen jedoch jährlich überprüft werden.

Bei Frakturrisikopatientinnen empfiehlt sich allerdings eine Frakturprävention mittels parenteraler Bisphosphonat-Therapie oder RANKL-Hemmung durch Denosumab. Frakturrisikopatientinnen sind Frauen, deren T-Score bereits vor Therapieeinleitung <-2,0 beträgt oder die mehr als zwei der folgenden Frakturrisikofaktoren aufweisen: T-Score <-1,5, Alter >65 Jahre, niedriger BMI von <20 kg/m², Hüftfraktur in der Familienanamnese, Fragilitätsfraktur nach dem 50. Lebensjahr, orale Kortikoidtherapie länger als 6 Monate, Raucherin. Neben dem Beginn einer spezifischen präventiven Therapie mit Denosumab oder einem Bisphosphonat (i.v.) sollte bei diesen Risikopatientinnen die Knochendichte alle 2–3 Jahre kontrolliert werden (Tab. 5.1, Abb. 5.11).

Es ist jedoch anzumerken, dass **weder** Zoledronat **noch** Denosumab zur Prävention des AI-induzierten Knochenverlustes in Deutschland zugelassen ist. Auch wenn sich die Therapie in den hier dargestellten Studien bei prä- und postmenopausalen Frauen mit Mammakarzinom als effektiv erwiesen hat, handelt es sich bei einem entsprechenden Einsatz derzeit immer um einen »off label use«. Selbstverständlich besteht bei dieser Patientengruppe auch die Möglichkeit einer konventionellen Bisphosphonattherapie entsprechend den DVO-Leitlinien zur speziellen Pharma-

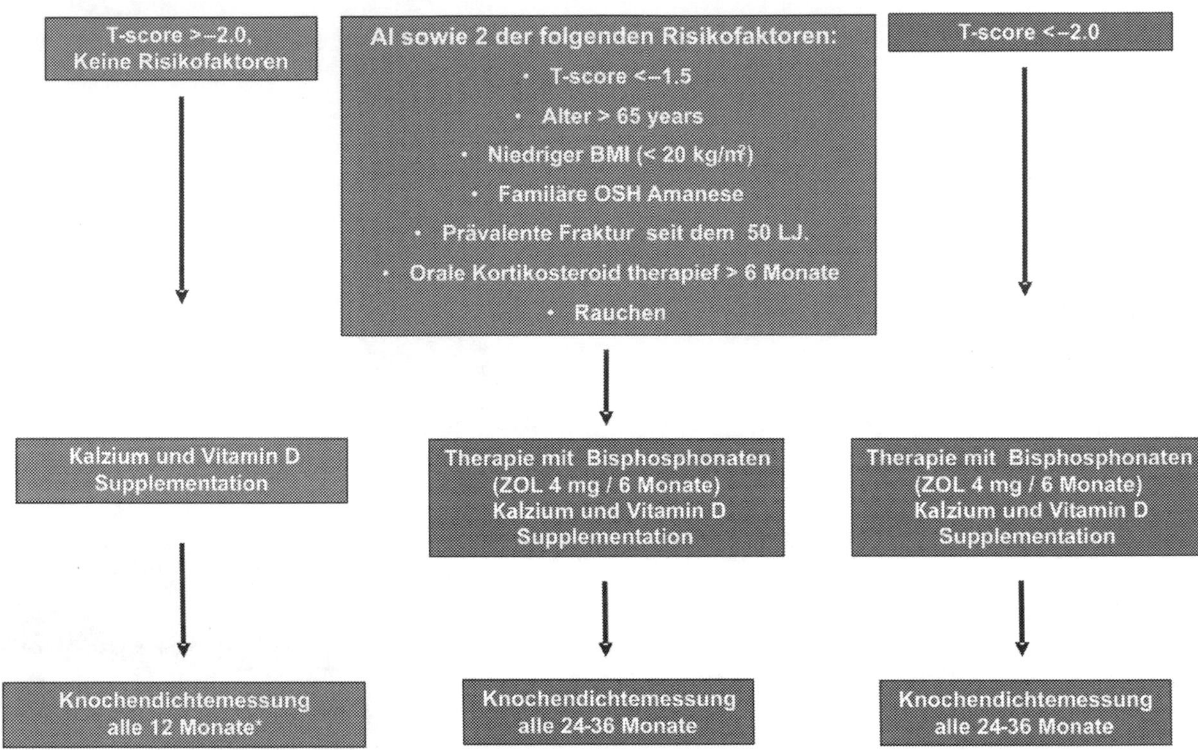

Abb. 5.11. Präventionsstrategien zur AI-induzierten Osteoporose. (Mod. nach Hadji et al. 2008)

Tab. 5.1. AGO-Leitlinien zur Prävention und Therapie des tumortherapieinduzierten Knochenverlustes. (Mod. nach Empfehlungen gynäkologische Onkologie der Arbeitsgemeinschaft Gynäkologische Onkologie e. V. 2009)

	Oxford/AGO LoE/GR		
– Knochendichtemessung wird empfohlen	2b	B	+
– Bisphosphonate	1b	B	+
– RANK-Ligand Antikörper	2b	B	+
– HT (unabhängig von ER-Status von Brustkrebs)	5	D	–
Angepasst an Daten der glukokortikoidinduzierten Osteoporose [14]			
– Physikalische Aktivität	4	C	++
– Kalzium- und Vitamin-D-Substitution	4	C	++
– Vermeidung eines BMI <18	3b	C	++

kotherapie der Osteoporose der Frau. Hierzu gibt es allerdings bislang keine Ergebnisse aus größeren Studien, die die Effektivität unter AI belegen.

Literatur

[1] Brufsky A et al. (2006) Breast Cancer Res Treat 100 (Suppl 1): S233

[2] Brufsky A, Bosserman L, Caradonna R, et al. (2007) The effect of zoledronic acid on aromatase inhibitor-associated bone loss in postmenopausal women with early breast cancer receiving adjuvant letrozole: the Z-FAST study 36 month follow-up. Presented at the 30th Annual San Antonio Breast Cancer Symposium. San Antonio, TX, December 13-16, Abstract 27

[3] Brufsky A, Harker WG, Beck JT et al. (2007) Zoledronic acid inhibits adjuvant letrozole-induced bone loss in postmenopausal women with early breast cancer. J Clin Oncol 25: 829–836

[4] Coates AS, Keshaviah A, Thurlimann B et al. (2007) Five years of letrozole compared with tamoxifen as initial adjuvant therapy for postmenopausal women with endocrine-responsive early breast cancer: Update of study BIG 1-98. J Clin Oncol 25: 486-492

[5] Coates A et al. (2007) JCO 353: 2747–2757

[6] Coleman RE BL, Hall E et al. (2004) Intergroup exemestane study: 1 year results of the bone sub-protocol. Breast Cancer Res Treat 88: S35 (Suppl 1, Abstr 401)

[7] Coleman RE, Banks LM, Girgis SI et al. (2007) Skeletal effects of exemestane on bone-mineral density, bone biomarkers, and fracture incidence in postmenopausal women with early breast cancer participating in the Intergroup Exemestane Study (IES): A randomised controlled study. Lancet Oncol 8:119–127

[8] Collaborative Group on Hormonal Factors in Breast Cancer Breast (1997) Breast cancer and hormone replacement therapy: collabo-

rative Reanalysis of data from 51 epidemiological studies of 52.705 women with breast cancer and 108.411 women without breast cancer. The Lancet 350: 1047–1059

[9] Coombes RC, Hall E, Gibson LJ et al. (2004) A randomized trial of exemestane after two to three years of tamoxifen therapy in postmenopausal women with primary breast cancer. N Engl J Med 350: 1081–1092

[10] Eastell R, Hannon RA, Cuzick J, et al. (2002) Effect of anastrozole on bone densityand bone turnover: results of the »Arimidex« (anastrozole), Tamoxifen, Alone or in Combination (ATAC) study (Abstr 1170). J Bone Miner Res 17: S165

[11] Ellis G K, Bone HG, Chlebowski R, Paul D, Spadafora S, Smith J, Fan M, Jun S (2008) Randomized Trial of Denosumab in Patients Receiving Adjuvant Aromatase Inhibitors for Nonmetastatic Breast Cancer. JCO 26: 4875–4882

[12] Empfehlungen gynäkologische Onkologie der Arbeitsgemeinschaft Gynäkologische Onkologie e. V. (2009) http://www.ago-online.de/_download/unprotected/g_mamma_09_1_0_22_bone_metastases.pdf. Gesehen am 20. Nov. 2009

[13] Ettinger B, Pressman A, Sklarin P, Bauer DC, Cauley JA, Cummings SR (1998) Associations between low levels of serum estradiol, bone density, and fractures among elderly women: :The Study of Osteoporotic Fractures. J Clin Endocrinol Metab 83: 2239–2243

[14] Fischer M (1999) Leitlinie für die Radionuklidtherapie bei schmerzhaften Knochenmetastasen. Nuklearmedizin 38: 270–272

[15] Gnant, M FX, Mlineritsch B, Luschin-Ebengreuth G et al. (2007). Zoledronic Acid Prevents Cancer Treatment-Induced Bone Loss in Premenopausal Women Receiving Adjuvant Endocrine Therapy for Hormone-Responsive Breast Cancer: A Report From the Austrian Breast and Colorectal Cancer Study Group. JCO 25: 820–828

[16] Goss PE, Grynpas MD, Josse R (2001) The effects of the steroidal aromatase inactivator exemestane on bone and lipid metabolism in the ovariectomized rat (Abstract 132). Breast Cancer Res Treat 69: 224

[17] Goss PE, Cheung AM, Lowery C et al. (2002) Comparison of the effects of exemestane, 17-hydroexemestane and letrozole on bone and lipid metabolism in the ovariectomized rat (Abstract 415). Breast Cancer Res Treat 76 (Suppl 1): 107

[18] Goss P, Thompsen T, Banke-Bochita J (2002) A randomized, placebo-controlled, explorative study to investigate the effect of low estrogen plasma levels on markers of bone turnover in healthy postmenopausal women during the 12-week treatment with exemestane or letrozole. Breast Cancer Res Treatment 76 (Suppl 1): S76 (Abstract 267, Updated January 2003)

[19] Goss PE, Ingle JN, Martino S et al. (2003) A randomized trial of letrozole in postmenopausal women after five years of tamoxifen therapy for early-stage breast cancer. N Engl J Med. 349: 1793–1802

[20] Goss PE Ingle JN, Martino S et al. (2005) Randomized Trial of Letrozole Following Tamoxifen as Extended Adjuvant Therapy in Receptor-Positive Breast Cancer: Updated Findings from NCIC CTG MA.17. J Nat Cancer Inst 97: 1262–1271

[21] Hadji P (2008) Menopausal symptoms and adjuvant therapy-associated adverse events. Endocrine-Related Cancer 15: 73–90

[22] Hadji P (2009) Aromatase inhibitor-associated bone loss in breast cancer patients is distinct from postmenopausal osteoporosis. Critical Reviews in Oncology/Hematology 69: 73–82

[23] Hadji P, Bundred N (2007) Reducing the risk of cancer treatment-associated bone loss in patients with breast cancer. Semin Oncol 34 (Suppl 4): S4–10

[24] Hadji P, Body JJ, Aapro MS et al. (2008) Practical guidance for the management of aromatase inhibitor-associated bone loss. Ann Oncol 19(8): 1407–1416

[25] Hadji P, Ziller M, Kieback DG et al. (2009) Effects of exemestane and tamoxifen on bone health within the Tamoxifen Exemestane Adjuvant Multicentre (TEAM) trial: results of a German, 12-month, prospective, randomised substudy. Ann Oncol 20: 1203–1209

[26] Hadji P, Ziller M, Kieback DG et al. (2009) The effect of exemestane or tamoxifen on markers of bone turnover: results of a German sub-study of the Tamoxifen Exemestane Adjuvant Multicentre (TEAM) trial. Breast 18(3): 159–164

[27] Haussler B, Gothe H, Göl D, Glaeske G, Pientka L, Felsenberg D (2007) Epidemiology, treatment and costs of osteoporosis in Germany – the BoneEVA Study. Osteoporos Int 18(1): 77–84

[28] Heshmati HM, Khosla S, Robins SP et al. (2002) Role of low levels of endogenous estrogen in regulation of bone resorption in late postmenopausal women. J Bone Miner Res 17(1): 172–178

[29] Howell A, Cuzick J, Baum M et al. (2005) Results of the ATAC (Arimidex, Tamoxifen, Alone or in Combination) trial after completion of 5 years'adjuvant treatment for breast cancer. Lancet 365: 60–62

[30] Howell A et al. (2004) Breast Cancer Res Treat 88 (Suppl 1): S7

[31] Jones SE et al. (2009) Cancer Res 69 (2 Suppl): Abstract 15

[32] Lønning et al. (2004) American Society of Clinical Oncology P581

[33] Lønning et al. (2005) American Society of Clinical Oncology P531

[34] Perez EA, Josse RG, Pritchard KI et al. (2004) Effect of letrozole versus placebo on bone mineral density in women completing ≥ 5 years (yrs) of adjuvant tamoxifen: NCIC CTG MA.17b. Breast Cancer Res Treat 88 (Suppl 1): S36

[35] Rea D et al. (2009) SABCS San Antonio, TX, Abstract 15

[36] Siris ES et al. (2004) Bone Mineral Density Thresholds for Pharmacological Intervention to Prevent Fractures. Arch Intern Med 164: 1108–1112

[37] Siris ES, Brenneman SK, Barrett-Connor E et al. (2006) The effect of age and bone mineral density on the absolute, excess, and relative risk of fracture in postmenopausal women aged 50–99: results from the National Osteoporosis Risk Assessment (NORA). Osteoporos Int 17: 565–574

[38] Study of Osteoporotic Fractures, SOF (2010) http://sof.ucsf.edu/Interface. Gesehen 11. Jan. 2010)

[39] Thürlimann et al. (2005) Präsentation auf dem St. Gallen Breast Cancer Symposium

5.3.2 Therapeutische Optionen bei hormonablativinduziertem Knochenverlust – RANK-Ligand-Hemmung als neuer Therapieansatz

A. Stenzl

Prostatakrebs ist weltweit die häufigste Krebsart bei Männern [1]. In den USA und Europa ist das Prostatakarzinom (PCa) mit rund 25% aller Krebsfälle die vorherrschende Krebsart [3], [7]. »First-Line«-Therapie des metastasierenden Prostatakarzinoms ist die hormonablative Behandlung mittels bilateraler Orchiektomie oder einer Androgendeprivationstherapie z. B. durch die Gabe von GnRH-Agonisten [5], [9]. Letztere werden auch häufig zur Therapie des nichtmetastasierten Prostatakarzinoms sowie als adjuvante Therapie bei Patienten mit PSA-Anstieg nach Primärtherapie eingesetzt [3].

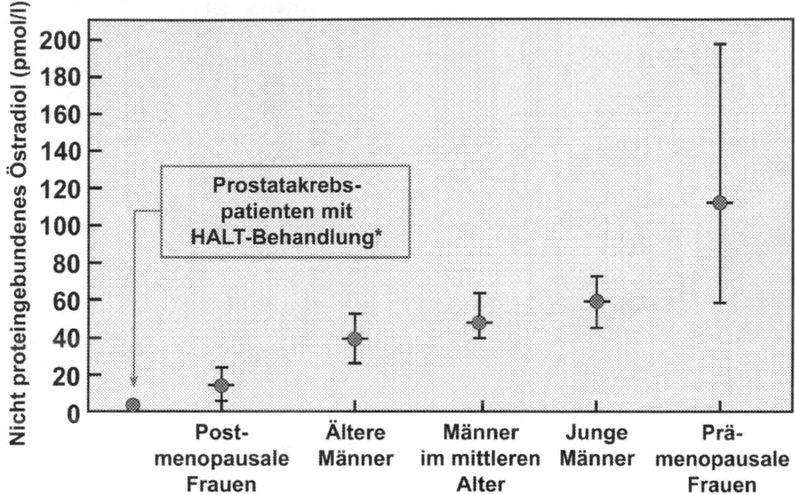

Abb. 5.12. Östrogenkonzentrationen. * Basierend auf Daten von Smith et al. 2002. (Mod. nach Smith et al. 2002; Khosla et al. 2001)

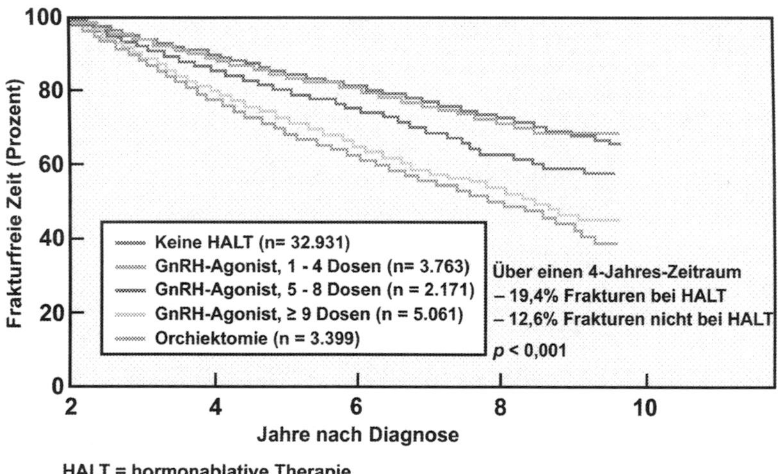

Abb. 5.13. Frakturrisiko bei Männern mit Prostatakrebs in Abhängigkeit der Dauer der hormonablativen Therapie, in diesem Fall einer antiandrogenen Therapie; *HALT* hormonablative Therapie, *GnRH* Gonadoliberin. (Mod. nach Shahinian et al. 2005)

Auswirkungen der hormonablativen Therapie (HALT) auf den Knochenstoffwechsel

Eine hormonablative Therapie unterdrückt signifikant die Produktion von Androgenen, die das Tumorwachstum fördern. Dadurch wird die Tumorprogression gebremst. Für den Knochenstoffwechsel bedeutsam ist jedoch, dass auch die Östrogenproduktion durch eine hormonablative Therapie unterdrückt wird, da die Östrogene durch enzymatische Umwandlung (Aromatase) aus Androgenen gebildet werden.

Wie aus ◘ Abb. 5.12 ersichtlich ist, liegt der Östrogen-(Östradiol-)spiegel bei Männern mit einer hormonablativen Therapie sogar unter dem von postmenopausalen Frauen.

Die hormonablative Therapie bei Männern mit PCa führt ebenso wie bei Frauen mit Brustkrebs zu vermehrter Knochenresorption und dadurch zu einem Rückgang der Knochenmineraldichte (BMD) sowie zu einem erhöhten Frakturrisiko [6], [2], [4], [9], [11]. Mit zunehmender Therapiedauer steigt das Frakturrisiko, das als wichtiger Morbiditätsfaktor der hormonablativen Therapie gilt [2], [9]. (◘ Abb. 5.13)

Die Nebenwirkungen einer hormonablativen Therapie beinhalten neben Hitzewallungen, Libidoverlust, Müdigkeit, Blutarmut einen Rückgang der Knochenmineraldichte (BMD) [12]. Insbesondere für ältere Männer stellt der durch eine hormonablative Therapie induzierte Knochenverlust ein schwerwiegendes Problem dar, denn die Mortalitätsrate nach einer Fraktur ist bei ihnen doppelt so hoch wie bei Frauen. Trotzdem wird dieser Knochenverlust bei Männern häufig übersehen oder nicht adäquat therapiert [13]. Da der durch eine hormonablative Therapie induzierte Knochenverlust außerdem relativ asymptomatisch verläuft, bleibt er bei vielen Patienten bis zum Auftreten einer Fraktur unerkannt. Obwohl ein Großteil der Wirbelfrakturen ohne klinische Symptomatik bleibt,

Abb. 5.14. Kumulative Inzidenz neuer Wirbelfrakturen nach 12, 24 und 36 Monaten pro Studiengruppe. Das relative Risiko für eine Wirbelfraktur betrug in der Denosumab-Gruppe (n=679) im Vergleich zur Placebogruppe (n=673) 0,15 nach 12 Monaten, 0,31 nach 24 Monaten und 0,38 nach 36 Monaten. (Mod. nach Smith et al. 2009)

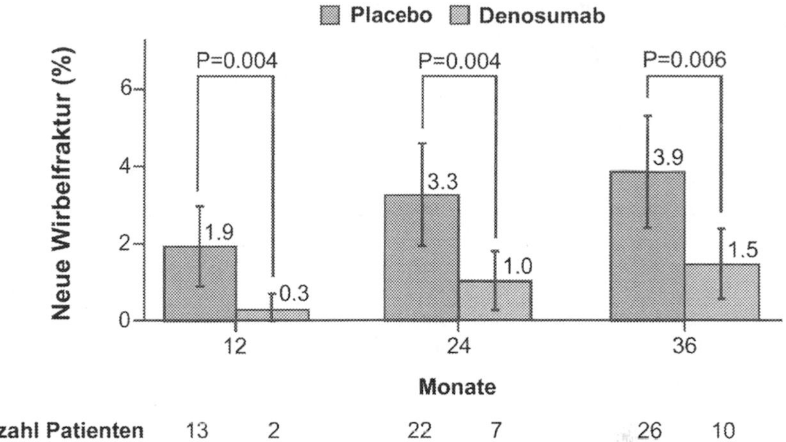

hat dieser schwerwiegende funktionelle Folgen, wie z. B. Verringerung der Körpergröße, anomale Krümmung der Wirbelsäule und beeinträchtigte Atemmechanik [2].

Stellenwert der Bisphosphonate in der Therapie des Knochenschwundes beim Prostatakarzinom

Wird ein durch eine hormonablative Therapie induzierter Rückgang der BMD beobachtet, empfehlen die aktuellen Richtlinien des »National Comprehensive Cancer Network« (NCCN) Männern mit langzeitantihormoneller Therapie die Einnahme von Kalzium und Vitamin D, obwohl jüngste Studien belegen, dass eine Nahrungsergänzung nicht ausreichend ist, um einen Verlust der BMD durch Hormonentzug aufzuhalten. Zudem geben die NCCN-Richtlinien an, dass besonders bei Männern mit geringer Knochenmasse oder Osteoporose eine Bisphosphonat-Therapie infrage kommt bzw. Bisphosphonate indiziert sind, wenn das absolute Frakturrisiko eine medikamentöse Therapie rechtfertigt [11]. Europäische und internationale Richtlinien haben sich bislang nicht mit dem Problem des Knochenverlusts unter einer hormonablativen Therapie befasst. In den deutschen Osteoporoseleitlinien des Dachverbandes Osteologie e. V. (DVO) wurde allerdings eine antiandrogene Therapie als wesentlicher Risikofaktor für Frakturen erfasst und in einem Algorithmus zur Einleitung einer Osteoporose-Basis-Diagnostik bzw. einer Therapie mit spezifischen Osteoporosemedikamenten berücksichtigt [1].

Obwohl verschiedene Wirkstoffe, einschließlich der Bisphosphonate, in Studien eine präventive Wirksamkeit gegenüber einem durch eine hormonablative Therapie induzierten Knochenverlust gezeigt haben, stehen Belege für präventive Effekte hinsichtlich des Frakturrisikos aus [4], [10], [5], [7], [10], [11].

Stellenwert der RANKL-Inhibition bei hormonablativ-induziertem Knochenverlust

Aufgrund der Senkung der Östrogenspiegel ist auch beim Prostatakarzinom, ebenso wie in der Pathogenese der postmenopausalen Osteoporose, unter einer Androgendeprivationstherapie die RANKL-(»**r**eceptor **a**ctivator of **n**uclear factor-κB **l**igand«-)Sekretion der Osteoblasten erhöht sowie deren Osteoprotegerin-(OPG-)Expression erniedrigt. Der erhöhte RANKL/OPG-Quotient führt in beiden Situationen zu einer erhöhten Osteoklastenaktivität und damit zu einer verminderten Knochenmasse. Dies lässt vermuten, dass die Hemmung von RANKL auch bei durch eine hormonablative Therapie induziertem Knochenverlust eine therapeutische Option darstellen könnte [12].

In einer von Smith et al. 2009 publizierten 36-monatigen Studie erhielten 1468 Patienten den monoklonalen Antikörper Denosumab bzw. Placebo [6]. Dabei wurde unter Denosumab ein Knochendichteanstieg von 5,6% gegenüber einem Knochenverlust von 1% unter Placebo verzeichnet (p<0,001). Diese signifikante Differenz zwischen den beiden Gruppen trat bereits ab dem 1. Therapiemonat auf. Außerdem nahm unter Denosumab die Inzidenz von vertebralen Frakturen gegenüber Placebo ab (1,5% vs. 3,9%; p=0,006) (Abb. 5.14).

Entsprechend des spezifischen Wirkmechanismus von Denosumab sind diese Resultate auf eine massive Suppression der Osteoklastenaktivität zurückzuführen. Denosumab scheint folglich eine wirkungsvolle Alternative zu Bisphosphonaten in der Behandlung des durch eine hormonablative Therapie induzierten Knochenverlustes zu sein.

Literatur

[1] DVD-Leitlinie (2009) Zur Prophylaxe, Diagnostik und Therapie der Osteoporose bei Erwachsenen. http://www.dv-osteologie.org/uploads/leitlinien/DVO-Leitlinie%202009%20Langfassung%2015.10.2009.pdf. Gesehen am 14. Jan. 2009

[2] Ebeling PR (2008) Clinical practice: osteoporosis in men. N Engl J Med 358: 1474–1482

[3] Ferlay J, Autier P, Boniol M et al. (2007) Estimates of the cancer incidence and mortality in Europe in 2006. Ann Oncol 18(3): 581–592

[4] Greenspan SL, Nelson JB, Trump DL, Resnick NM (2007) Effect of once-weekly oral alendronate on bone loss in men receiving androgen deprivation therapy for prostate cancer: a randomized trial. Ann Intern Med 146: 416–424

[5] Heidenreich A, Aus G, Bolla M et al. (2008) EAU guidelines on prostate cancer. Eur Urol 53: 68–80

[6] Higano CS (2008) Androgen-deprivation therapy-induced fractures in men with nonmetastatic prostate cancer: what do we really know? Nat Clin Pract Urol 5: 24–34

[7] Jemal A, Siegel R, Ward E et al. (2008) Cancerstatistics, 2008. CA Cancer J Clin 58: 71–96

[8] Khosla S, Melton LJ 3rd, Atkinson EJ et al. (2001) Relationship of serum sex steroid levels to longitudinal changes in bone density in young versus elderly men. J Clin Endocrinol Metab 86(8): 3555–3561

[9] Loblaw DA, Virgo KS, Nam R et al. (2007) Initial hormonal management of androgensensitive metastatic, recurrent, or progressive prostate cancer: 2006 update of an American Society of Clinical Oncology practice guideline. J Clin Oncol 25: 1596–1605

[10] Michaelson MD, Kaufman DS, Lee H et al. (2007) Randomized controlled trial of annual zoledronic acid to prevent gonadotropin-releasing hormone agonist-induced bone loss in men with prostate cancer. J Clin Oncol 25: 1038–1042

[11] NCCN Clinical Practice Guidelines in Oncology (2009). Prostate Cancer. V.2.2009/http://www.nccn.org/professionals/physician_gls/PDF/prostate.pdf. Gesehen 2. Mär. 2009

[12] Nelson WG, Carter HB, DeWeese TL, Eisenberger MA (2008) Prostate Cancer. In: Abeloff MD (ed) Abeloff's Clinical Oncology. 4th ed. London: Livingston, Churchill

[13] Parkin DM, Bray F, Ferlay J, Pisani P (2005) Global cancer statistics, 2002. CA Cancer J Clin 55: 74–108

[14] Shahinian VB, Kuo YF, Freeman JL, Goodwin JS (2005) Risk of fracture after androgen deprivation for prostate cancer. N Engl J Med 352:154–164

[15] Sharifi N, Gulley JL, Dahut WL (2005) Androgen deprivation therapy for prostate cancer. JAMA 294: 238–244

[16] Smith MR (2004) Contribution of androgen deprivation therapy to elevated osteoclast activity in men with metastatic prostate cancer. Clin Cancer Res 10: 2705–2708

[17] Smith MR, Eastham J, Gleason DM, Shasha D, Tchekmedyian S, Zinner N (2003) Randomized controlled trial of zoledronic acid to prevent bone loss in men receiving androgen deprivation therapy for nonmetastatic prostate cancer. J Urol 169: 2008–2012

[18] Smith MR, Egerdie B, Toriz NH et al. (2009) Denosumab in Men Receiving Androgen-Deprivation Therapy for Prostate Cancer. N Engl J Med 361: 745–755

[19] Smith MR, Fallon MA, Lee H, Finkelstein JS (2004) Raloxifene to prevent gonadotropin-releasing hormone agonist-induced bone loss in men with prostate cancer: a randomized controlled trial. J Clin Endocrinol Metab 89: 3841–3846

[20] Smith MR, Finkelstein JS, McGovern FK (2002) Changes in body composition during androgen deprivation therapy for prostate cancer. J Clin Endocrinol Metab 87(2): 599–603

[21] Smith MR, Lee WC, Brandman J, Wang Q, Botteman M, Pashos CL 2005) Gonadotropin-releasing hormone agonists and fracture risk: a claims-based cohort study of men with nonmetastatic prostate cancer. J Clin Oncol 23: 7897–7903

[22] Smith MR, Malkowicz SB, Chu F et al. (2008) Toremifene increases bone mineral density in men receiving androgen deprivation therapy for prostate cancer: interim analysis of a multicenter phase 3 clinical study. J Urol 179: 152–155

[23] Smith MR, McGovern FJ, Zietman AL et al. (2001) Pamidronate to prevent bone loss during androgen-deprivation therapy for prostate cancer. N Engl J Med 345: 948–955

[24] Stenzl A (2010) RANK Ligand: A Key Role in Bladder Cancer – induced Bone destruction. Eur Urol Suppl. (Im Druck)

[25] Wright VJ (2006) Osteoporosis in men. J Am Acad Ortho Surg 14: 347–353

5.3.3 RANK-Ligand-Hemmung beim ossär metastasierten Mammakarzinom

I. J. Diel

Epidemiologie und Klinik der Knochenmetastasierung

Knochenmetastasen sind häufige Komplikationen im Verlauf maligner Erkrankungen. Beim Mammakarzinom liegt die Prävalenz in Deutschland bei ca. 40.000 Fällen (geschätzte Mortalität beim Mammakarzinom 2010: n=18.000, durchschnittliche Überlebenszeit 36 Monate). Knochenmetastasen gehen mit typischen Komplikationen einher, die für die Lebensqualität der Patientinnen von entscheidender Bedeutung sind. Neben Knochenschmerzen zählen dazu: pathologische Frakturen, spinale Kompressionssyndrome, Verdrängungsmyelopathie und Hyperkalzämie. In klinischen Studien zur antiosteolytischen Therapie werden allerdings skelettale Ereignisse bewertet (»skeletal related events«, SRE). Dazu zählen: Frakturen, spinale Kompressionssyndrome sowie die Notwendigkeit einer strahlentherapeutischen und/oder operativen Intervention als Surrogatmarker für Knochenschmerz und drohende Frakturen; in manchen Studien werden auch hyperkalzämische Ereignisse mitbewertet.

Zerstörung des Knochens durch metastatische Zellen

Zum Verständnis der Wirkmechanismen antiosteolytischer Therapien soll nochmals kurz die Zerstörung des Skeletts durch metastatische Zellen dargestellt werden. Wie in einem »Circulus vitiosus« unterstützen sich Tumorzellen und Osteoklasten und stehen in einem ständigen »malignen« Dialog miteinander (■ Abb. 5.15). In ihrer Proliferation nicht mehr eingeschränkte metastatische Zellen sezernieren osteoklastenaktivierende Substanzen. Die bekannteste ist das parathormonähnliche Peptid (PTHrP).

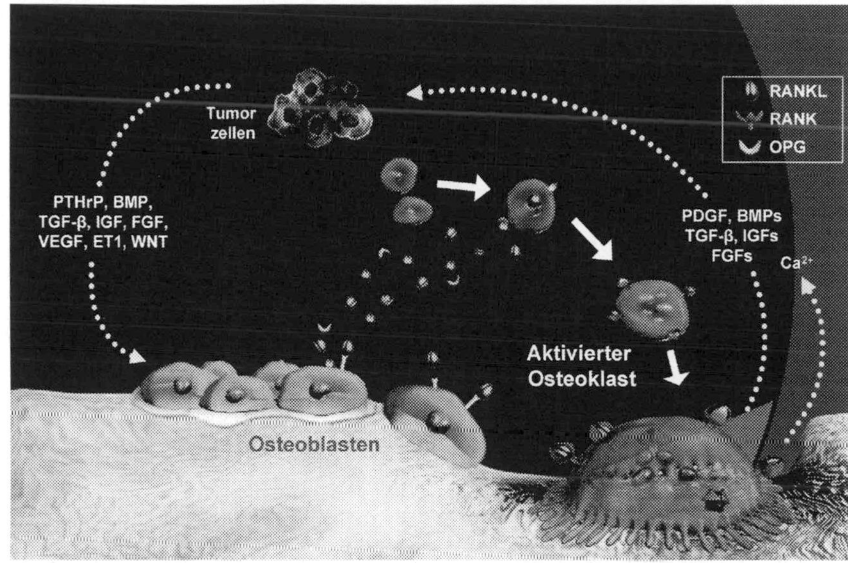

Abb. 5.15. Der »Teufelskreis« der Knochendestruktion bei Knochenmetastasen. (Mod. nach Roodman 2004)

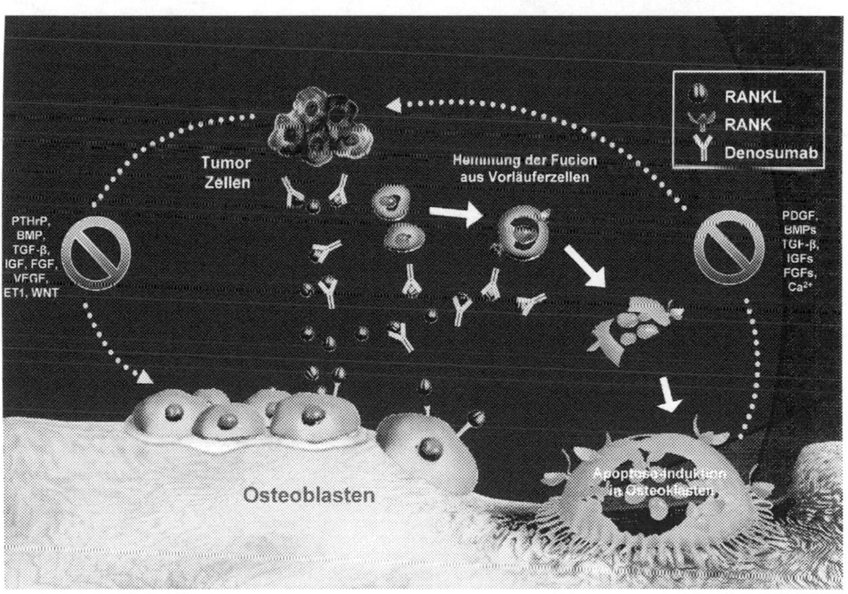

Abb. 5.16. Inhibition der tumorinduzierten Knochendestruktion durch Denosumab. (Mod. nach Roodman 2004)

PTHrP bindet an den PTH-Rezeptor des Osteoblasten. Dieser wiederum gibt RANK-Ligand ab, der an RANK (»**r**eceptor **a**ctivator of **n**uclear factor-κB«) am Osteoklasten bindet und die Fusion und Tätigkeit der knochenabbauenden Zellen steigert [3], [4]. Gleichzeitig ist der regulierende Einfluss von Osteoprotegerin (OPG) herabgesetzt. Beim Abbau der Knochenmatrix werden zuvor eingelagerte Wachstumsfaktoren freigesetzt (z. B. TGF-Beta, IGF, PDGF u. v. a.), die einen proliferationsfördernden Einfluss auf die metastatischen Zellen haben. Auf diese Art und Weise verschafft sich die Metastase den Raum, in den sie sekundär infiltrieren kann.

Antiosteolytische Therapie von Knochenmetastasen

Die Behandlung von Knochenmetastasen setzt ein hohes Maß an Erfahrung voraus, um alle vorhandenen Therapieoptionen zum richtigen Zeitpunkt einsetzen zu können. Zu den lokalen Behandlungsmöglichkeiten zählen Strahlentherapie und operative Methoden, zu den systemischen gehören Chemo- und endokrine Therapie (inkl. zielgerichteter Antikörper/»Small Molecules«), Radioisotopen, Analgetika und letztendlich die antiosteolytische Behandlung mit Bisphosphonaten und RANK-Ligand-Antikörper. Bisphosphonate, die nach ihrer Applikation an die mineralisierte Matrix des Knochens angelagert werden, können durch die Osteoklasten zusammen mit Mikrosequestern inkorporiert werden. Als Folge davon kommt es zu apoptotischen Effekten in der Zelle und zu einer Reduktion der Aktivität der Osteoklasten und der daraus resultierenden verzögerten Zerstörung des Skeletts (Reduktion der SREs! ► oben). Die Therapie mit Bisphosphonaten ist mit zahlreichen seltenen und wenig häufigen Nebenwirkungen verbunden, mit allerdings großen Unterschieden für die einzelnen Substanzen und Applikationsformen. Häufig sind Akute-Phase-Reaktionen, weitaus seltener das Auftreten von renalen Nebenwirkungen und Kieferosteonekrosen (ONJ); orale Bisphosphonate können zu gastrointestinalen Beschwerden führen.

Der vollhumane RANK-Ligand-Antikörper Denosumab wirkt wie Osteoprotegerin. Das heißt, er unterbricht die Signalübertragung zu RANK am Osteoklasten und an den monozytären Vorläuferzellen. Dadurch wird die Fusion von Osteoklasten gehemmt und die Aktivität der ausgereiften mehrkernigen Riesenzellen gehemmt. Durch diesen Wirkmechanismus wird der »Circulus vitiosus« der metastaseninduzierten Knochenzerstörung unterbrochen (◘ Abb. 5.16).

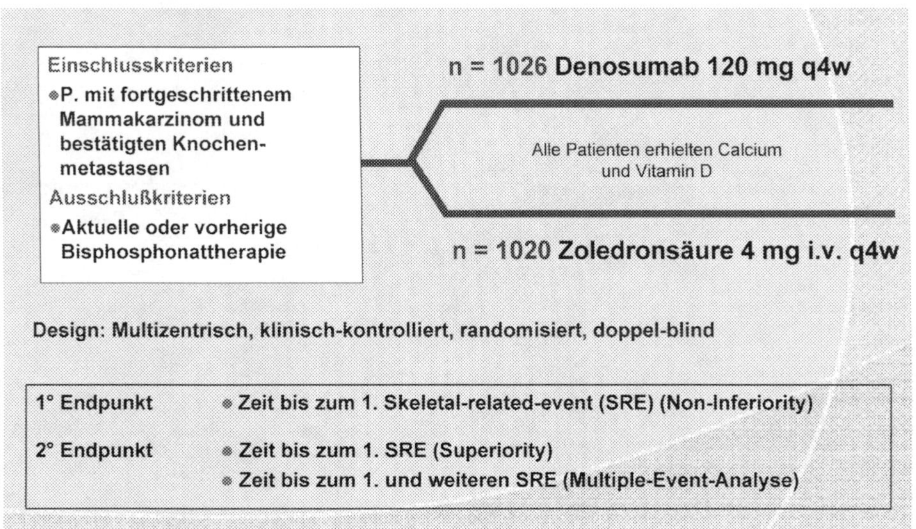

◘ Abb. 5.17. Denosumab in der Behandlung des ossär metastasierten Mammakarzinoms (Studiendesign). (Stopeck et al. 2009)

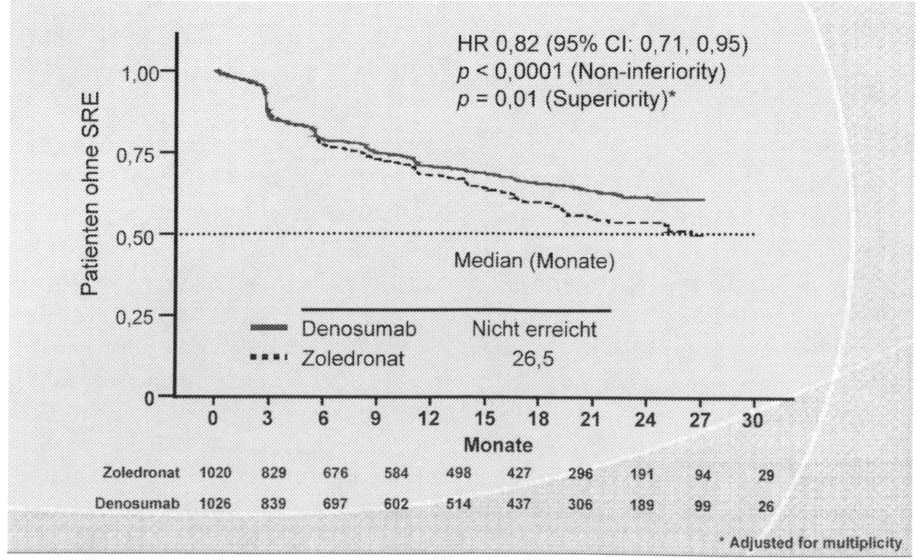

◘ Abb. 5.18. Denosumab in der Behandlung des ossär metastasierten Mammakarzinoms, Zeitraum bis zur ersten skelettalen Komplikation. (Stopeck et al. 2009)

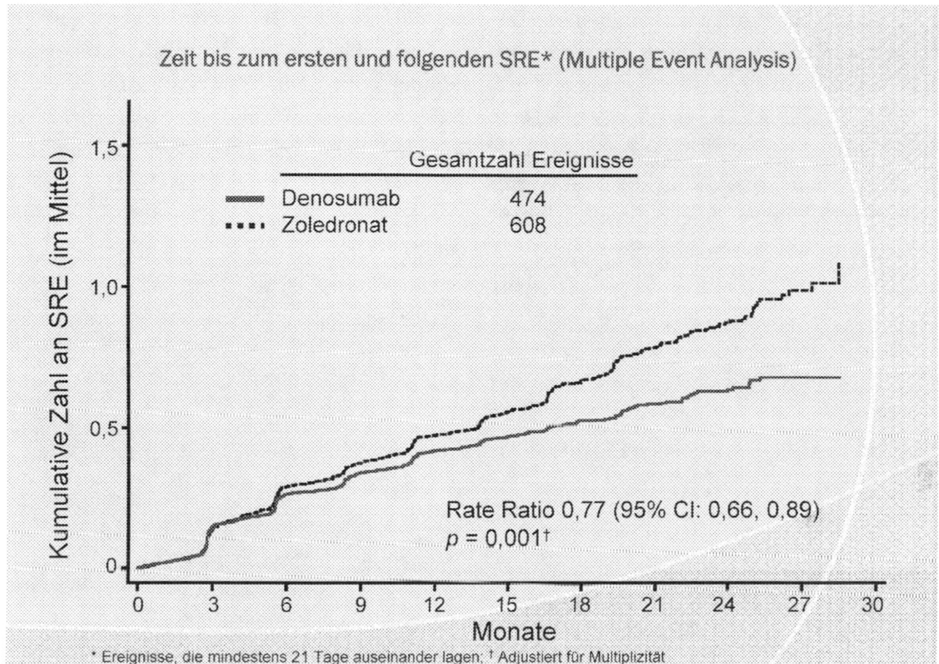

Abb. 5.19. Denosumab in der Behandlung des ossär metastasierten Mammakarzinoms

Einsatz von Denosumab beim ossär metastasierten Mammakarzinom

In Phase-II-Studien zur Dosisfindung wurden 120 mg alle 4 Wochen als sicher und effektiv getestet [1], [2], [5]. Daher wurde auch beim ossär metastasierten Mammakarzinom Denosumab in der Phase-III-Zulassungsstudie in einer Dosierung von 120 mg s.c. alle 4 Wochen (n=1026) gegen Zoledronat 4 mg i.v. alle 4 Wochen (n=1020) getestet (Abb. 5.17).

Zielkriterium war die Reduktion der skelettalen Komplikationen in den jeweiligen Behandlungsarmen. Nach einer medianen Nachbeobachtungszeit von 17 Monaten erfolgte die erste Analyse der Resultate [6], [7]. Patientinnen, die mit Denosumab behandelt wurden, hatten im Vergleich zu den Frauen, die mit dem Bisphosphonat behandelt wurden, signifikant seltener eine skelettale Komplikation (HR 0,77, p=0,001) und ein verlängertes Zeitintervall bis zum Auftreten des ersten Ereignisses (HR 0,82, p=0,01) (Abb. 5.18).

Besonders deutlich zeigte sich die Überlegenheit des Antikörpers in der »Multiple-Event-Analysis«, bei der nicht nur die erste Komplikation, sondern auch alle weiteren bewertet wurden (Abb. 5.19).

In der Denosumab-behandelten Gruppe traten nur 474 Ereignisse auf im Vergleich zur Zoledronat-behandelten Gruppe mit 608 bewerteten Komplikationen. Allerdings wurden keine Unterschiede für die Gesamtüberlebenszeit gefunden (HR 0,95, p=0,49). Die Bewertung der unerwünschten Wirkungen zeigte eine Verminderung der

Tab. 5.2. Denosumab in der Behandlung des ossär metastasierten Mammakarzinoms, klinisch relevante unerwünschte Ereignisse. (Mod. nach Stopeck et al. 2009)

Unerwünschte Ereignisse (UE) n (%)	Zoledronat (n=1013)	Denosumab (n=1020)
Infektionen	494 (48,8)	473 (46,4)
Schwerwiegende Infektionen	83 (8,2)	71 (7,0)
Akutphase Reaktionen	277 (27,3)	106 (10,4)
Potenzielle renale Toxizität UEs[a]	86 (8,5)	50 (4,9)
Nierenversagen	25 (2,5)	2 (0,2)
Akutes Nierenversagen	7 (0,7)	1 (<0,1)
Kumulative Inzidenz der ONJ[b]	14 (1,4)	20 (2,0)
Jahr 1	5 (0,5)	8 (0,8)
Jahr 2	12 (1,2)	19 (1,9)
Neoplasien	5 (0,5)	5 (0,5)

[a] Definiert als: erhöhtes Serumkreatinin, Nierenversagen, akutes Nierenversagen, Proteinurie, Niereninsuffizienz, Anurie, Oligurie, Azotämie, Hyperkreatinämie, reduzierte renale Kreatinin-Clearance, chronisches Nierenversagen, abnormes Serumkreatinin.
[b] *ONJ* Kieferosteonekrosen, p=0,39.

Zahl Akute-Phase-Reaktionen bei Patientinnen unter Denosumab (10,4%), gegenüber den mit Zoledronsäure Behandelten (27,3%). Auch renale Komplikationen traten unter der Antikörper-Therapie seltener auf (4,9%) gegenüber der Bisphosphonattherapie (8,5%). Erstaunlicherweise gab es auch im Denosumab-Kollektiv Frauen mit Kieferosteonekrosen (2%) in vergleichbarer, signifikant nicht unterschiedlicher Häufigkeit wie im Bisphosphonatkollektiv (1,4%) (◘ Tab. 5.2). Erstaunlich deshalb, weil die bis dahin aufgestellte Theorie zur Entstehung von Osteonekrosen stark an den Wirkmechanismus der Bisphosphonate ausgerichtet war. Zumindest zeigt die Studie zum ersten Mal prospektiv, dass die Inzidenz von Kieferosteonekrosen über median 17 Monate zwischen 1% und 2% liegt.

Fazit

Denosumab zeigte in einer großen Vergleichsstudie eine signifikant verbesserte Effektivität in der Reduktion skelettaler Ereignisse im Vergleich zu Zoledronat bei Patientinnen mit ossär metastasiertem Mammakarzinom. Die Behandlung mit dem Antikörper ging auch mit einer verminderten Häufigkeit typischer unerwünschter Wirkungen einher, die für eine Behandlung mit Zoledronsäure typisch sind. Kein Unterschied zeigte sich in beiden Gruppen für das Auftreten einer Kieferosteonekrose, einer seltenen, aber schwerwiegenden Komplikation. Denosumab unterscheidet sich von den Bisphosphonaten durch einen schnelleren Wirkungseintritt und eine rasche Reversibilität des Effekts. Außerdem kann in der monatlichen subkutanen Injektion ein Vorteil gegenüber der intravenösen Infusionsbehandlung von BPs gesehen werden. Denosumab kann in Zukunft eine sinnvolle Ergänzung im Armentarium der Behandlung von Knochenmetastasen sein und möglicherweise langfristig die Therapie mit Bisphosphonaten ersetzen.

Literatur

[1] Body JJ, Facon T, Coleman RE et al. (2006) A study of the biological receptor activator of nuklear factor-kappa B ligand inhibitor, denosumab in patients with multiple myeloma or bone metastases from breast cancer. Clin Cancer Res12:1221–1228

[2] Fizazi K, Lipton A, Mariette X et al. (2009) Randomized Phase II trial of denosumab in patients with bone metastases from prostate cancer, breast cancer, or other neoplasms after intravenous bisphophonates. J Clin Oncol 27: 1564–1571

[3] Hofbauer LC, Heufelder AE (2001) Role of receptor activator of nuklear factor-kappa B ligand and osteoprotegerin in bone cell biology. J Mol Med 79: 243–253

[4] Hofbauer LC, Schoppet M (2004) Clinical implications of the osteoprotegerin/RANKL/RANK system for bone and vascular diseases. JAMA 292: 490–495

[5] Lipton A, Steger GG, Figueroa J et al. (2007) Randomized active-controlled Phase II study of denosumab efficacy and safety in patients with breast cancer-related bone metastases. J Clin Oncol 25: 4431–4437

[6] Stopeck A, Body JJ, Fujiwara Y et al. (2009) Denosumab versus zoledronic acid for the treatment of breast cancer patients with bone metastases: results of a randomized phase 3 study. Eur J Cancer Suppl 7(3): 2LBA

[7] Stopeck A, de Boer R, Fujiwara Y et al. (2009) A comparison of denosumab versus zoledronic acid for the prevention of skeletal-related events in breast cancer patients with bone metastases. Cancer Res 69: Suppl 24, abstract 22

Stichwortverzeichnis

A

B

C

D

E

F

G

H

I

K

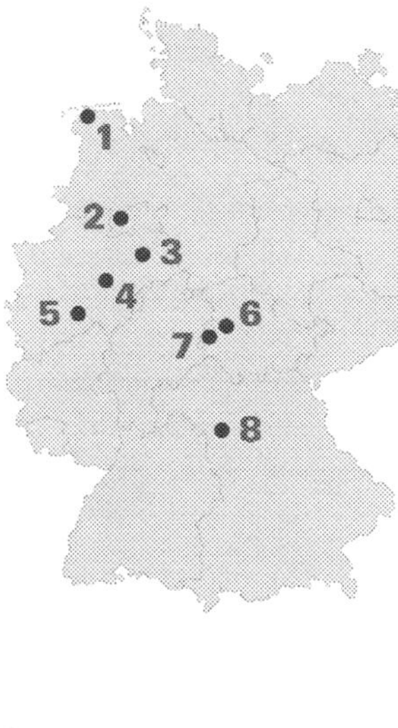

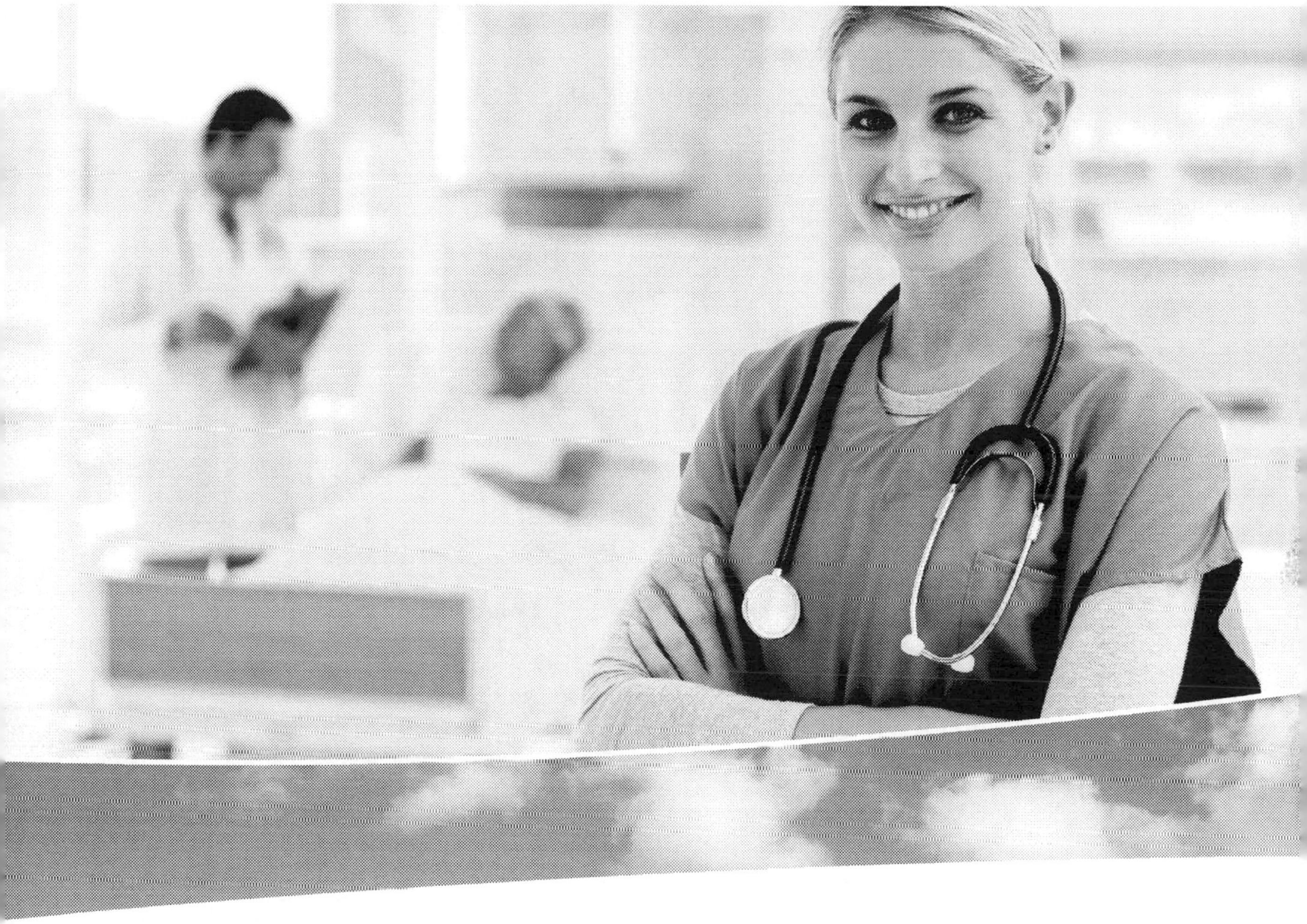

Printing and Binding: Stürtz GmbH, Würzburg